P. ALQUIER & J. TANTON

L'APPAREILLAGE DANS LES FRACTURES DE GUERRE

MASSON & Cie
Editeurs. PARIS

L'APPAREILLAGE

DANS LES FRACTURES

DE GUERRE

L'APPAREILLAGE DANS LES FRACTURES DE GUERRE

PAR

Paul ALQUIER   et   J. TANTON

Ancien Interne des Hôpitaux   Médecin Principal,
de Paris.   Professeur agrégé du Val-de-Grâce.

Avec 182 figures

MASSON ET CIE, ÉDITEURS
LIBRAIRES DE L'ACADÉMIE DE MÉDECINE
120, BOULEVARD SAINT-GERMAIN, PARIS-VIe
1917

L'APPAREILLAGE
DANS LES FRACTURES
PAR PROJECTILES DE GUERRE

INTRODUCTION

En raison même de son importance et de sa difficulté, de la complexité des cas auxquels on doit satisfaire, le problème de l'immobilisation des membres fracturés a suscité un tel nombre de solutions, qu'il devient déjà difficile de faire, non pas la critique, mais la simple énumération de tous les appareils qui ont vu le jour.

Chargés d'un service de fractures largement alimenté, nous avons eu, en ce qui nous concerne, un certain nombre de difficultés à vaincre. Les appareils que nous avons employés nous ont donné satisfaction. Ils ont subi, sous la leçon quotidienne de l'expérience, un certain nombre de modifications successives qui les ont amenés aux types que nous décrirons. Bien loin de nous, d'ailleurs, l'idée de prétendre que ce soit là le type définitif d'un appareil, ou même un type d'appareils définitifs. Toutefois, quelques-uns de nos maîtres, puis, plusieurs de nos collègues, nous ayant fait l'honneur, soit de venir voir nos appareils, soit de nous en demander des modèles afin d'en faire construire de similaires ; un enseignement technique d'appareillage ayant été organisé dans notre service, et, enfin, le Service de Santé militaire ayant décidé, à la demande du Dr Fresson, de faire construire en séries un de nos appareils de cuisse, nous avons pénsé être utiles en donnant ici la description de nos divers appareils et la technique de leur application.

CHAPITRE I

LE TRAITEMENT ORTHOPÉDIQUE
DANS LES FRACTURES DIAPHYSAIRES

CONSIDÉRATIONS GÉNÉRALES

Nous avons en vue exclusivement, dans ce travail, l'immobilisation des fractures ouvertes par projectiles de guerre. Du fait même de l'existence d'une plaie des parties molles, le problème devient complexe, car l'appareil doit laisser cette plaie à découvert, pour en permettre l'examen et le pansement.

En dehors de quelques cas de fractures par balles, avec orifices cutanés punctiformes, dans lesquelles l'abstention opératoire est toujours de mise, car l'évolution aseptique y est à peu près la règle, toutes les fractures par projectiles de guerre doivent, à l'heure actuelle, être l'objet d'une intervention chirurgicale aussi *précoce* que possible, *méthodique*, *unique* et *complète*.

Cette intervention est une intervention prophylactique, de désinfection chirurgicale.

Elle a pour but : la transformation d'une lésion infectée, — l'infection y étant apportée par le projectile et les débris de vêtements qu'il a entraînés avec lui, — en une lésion aseptique.

Elle a comme moyens : l'exérèse des orifices d'entrée et de sortie et du trajet du projectile dans les parties molles, l'hémostase de cette plaie, l'ablation des esquilles libres, le curettage de la moelle des esquilles adhérentes et des extrémités diaphysaires, l'ablation des caillots sanguins, le curettage large du tissu spongieux des épiphyses et, bien entendu, l'extraction du projectile et des débris vestimentaires.

A ces conditions, et sans qu'il soit question d'utiliser un topique quelconque, les plaies osseuses évolueront, dans la grande majorité des cas, d'une façon cliniquement aseptique, car on peut mettre en fait que, si la désinfection chirurgicale n'est pas absolument complète, l'antiseptique que l'on ajoutera n'empêchera pas l'infection, et que, si cette désinfection est suffisante, l'antiseptique est au moins inutile.

Il y aurait beaucoup à dire sur la technique de ces interventions, en particulier sur la conduite à tenir vis-à-vis des esquilles et des extrémités fragmentaires ; nous nous bornerons à quelques mots seulement, pour ne pas sortir du cadre de notre sujet.

La crainte de la nécrose des esquilles, de l'ostéomyélite des fragments, de la suppuration prolongée et de la septicémie, la crainte des cals pathologiques avec foyers d'ostéite persistante, séquestres invaginés dans l'os nouveau et fistules interminables, la crainte du retentissement qu'ont ces lésions sur les systèmes musculaire et articulaire du membre lésé, a conduit certains chirurgiens, et non des moindres, à pratiquer l'*esquillectomie primitive totale sous-périostée.*

Toutes les esquilles doivent être enlevées, parce que vouées à la nécrose, les extrémités fragmentaires régularisées, telle est la formule ; quant à la fonction, elle se trouve sauvegardée, au moins en principe, par la conservation du périoste. Et ce traitement doit être appliqué dès que le blessé arrive au chirurgien.

Reconnaissons, tout d'abord, qu'il n'est pas nouveau, et qu'il semble vraiment qu'à chaque événement du même ordre, l'esprit humain subisse la même évolution. L'esquillectomie primitive complète a été largement appliquée déjà pendant la guerre de Sécession et, plus près de nous, dans la guerre Russo-Japonaise. Il ne semble pas, d'ailleurs, qu'elle ait donné des résultats bien satisfaisants. Nous y reviendrons dans un instant.

Acceptable, sinon nécessaire, dans les premières périodes de cette guerre, alors que le blessé n'arrivait au chirurgien qu'au 3e ou 4e jour de sa blessure, alors que l'infection était déjà développée dans le foyer de fracture, et que le seul moyen d'enrayer cette infection était l'ablation des esquilles atteintes d'ostéite et le large drainage du foyer, l'esquillectomie primitive totale n'est plus de mise actuellement, alors que les blessés arrivent au chirurgien dans les 10 à 12 premières heures, et qu'une intervention de désinfection, avec esquillectomie économique, se restreignant à l'ablation des esquilles libres ou en très grande partie dépériostées, permet de voir la lésion évoluer d'une façon cliniquement aseptique, et la réparation se faire dans d'excellentes conditions.

Non seulement l'esquillectomie totale primitive n'est plus de mise, mais nous l'estimons dangereuse, car elle expose à des *pseudarthroses*. Déjà, dans la guerre de Sécession, Otis avait signalé la fréquence des pseudarthroses après les résections diaphysaires primitives. Dans la guerre Russo-Japonaise, Hashimoto et Sô ont observé de nombreuses pseudarthroses consécutives à des esquillectomies primitives imprévoyantes. Dans la guerre actuelle, de semblables résultats ont déjà été observés. Dans un article tout récent, Blake écrit que, chez les blessés qu'il a observés, « la consolidation ne s'est faite dans aucun des cas où le foyer de fracture avait été réséqué. D'ailleurs, ajoute-t-il, nous n'avons pas encore vu un seul bon résultat fonctionnel après une résection primitive étendue au foyer de la fracture, avec l'ablation de toutes les esquilles, soit à l'épaule, soit au coude, soit dans la continuité de la diaphyse ; toutes ont donné des pseudarthroses, et un bras absolument inerte[1] ».

Il est à craindre, croyons-nous, que le nombre de ces pseudarthroses n'augmente dans de singulières proportions, lorsque les statistiques intégrales seront publiées.

On nous objectera que ces esquillectomies ont été faites sans souci du périoste, en arrachant les esquilles au lieu de les ruginer soigneusement avec une rugine tranchante, comme l'enseignait Ollier. Le fait est probable. Cependant, nous avons eu nous-mêmes l'occasion de constater des absences complètes de régénération osseuse après des esquillectomies primitives totales pour des fractures de la diaphyse fémorale, et cela, malgré une rigoureuse conservation du périoste (fig. 1 et 2).

Il est en effet très difficile, dans une résection *précoce*, de libérer complètement le périoste, en raison de sa minceur, de ses nombreuses déchirures, de son adhérence aux petites esquilles. Même alors qu'on le détache avec de minutieuses précautions, sa couche ostéogène profonde reste en partie adhérente au tissu osseux, si bien qu'Ollier avait été amené à proscrire les résections diaphysaires traumatiques immédiates, et qu'il recom-

---

1. Blake : La suspension avec extension dans le traitement des fractures des membres. *Arch. de Méd. et de Pharm. militaires*, septembre 1916, p. 291.

mandait de ne pas faire d'esquillectomie sous-périostée avant le 4ᵉ jour au moins, le 15ᵉ si possible, de façon à opérer sur un périoste congestionné et déjà épaissi.

Faire une esquillectomie primitive sous-périostée totale dans les premières heures qui suivent la blessure nous paraît donc une pratique à rejeter, parce qu'exposant le blessé à la pseudarthrose souvent (fig. 1 et 2 et fig. 15, p. 15), à un raccourcissement, parfois considérable, dans les meilleurs cas.

L'intervention *primitive* doit se borner à l'ablation des esquilles libres, à la désinfection du foyer, et à l'établissement d'un large drainage des sécrétions. Elle doit être au premier chef, *économique*, tout en restant cependant *suffisante*, *modérée*, mais non *parcimonieuse*.

La résection immédiate systématique des extrémités fragmentaires dénudées nous paraît également devoir être proscrite, car il est fréquent, sinon habituel, de voir, à la faveur de l'évolution aseptique du foyer de fracture, ces extrémités fragmentaires se recouvrir de bourgeons charnus.

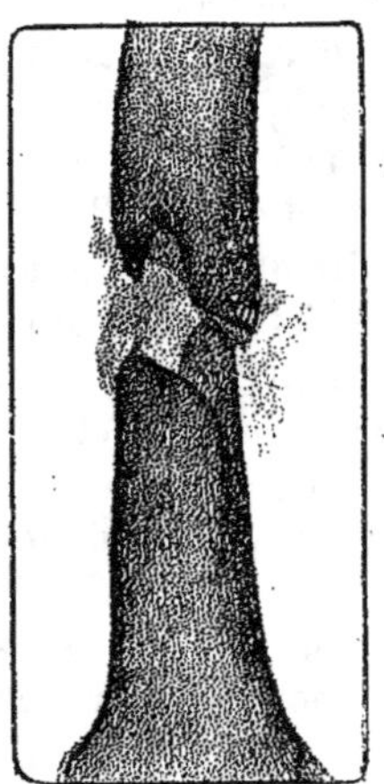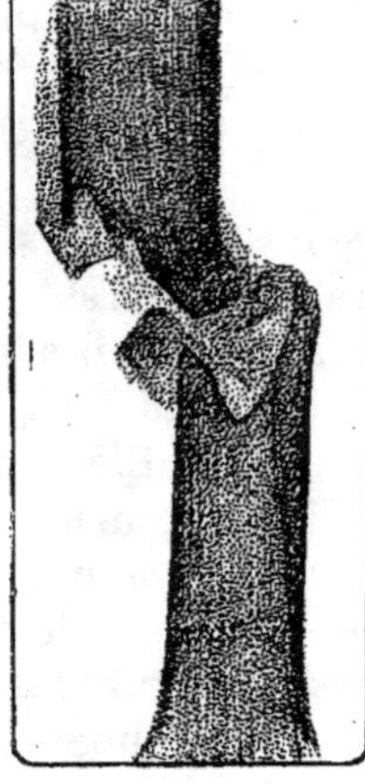

Fig. 1.   Fig. 2.

Fig. 1. — Fracture du fémur au tiers inférieur. Esquillectomie primitive totale sous-périostée. Pseudarthrose fibreuse (6 mois) (Face).

Fig. 2. — La même, vue de profil.

A la doctrine de l'esquillectomie primitive totale s'oppose celle de la *conservation primitive systématique* de toutes les esquilles. D'après Calot qui l'a défendue, « la conservation des esquilles est le meilleur traitement préventif des pseudarthroses, alors que leur enlèvement systématique équivaut, pour beaucoup de malades, à une condamnation à une infirmité grave, ou au sacrifice ultérieur du membre ».

L'une et l'autre de ces deux méthodes, de par leur simplicité, au moins « intellectuelle », ont fait de nombreux adhérents. Il est infiniment plus simple, dans une esquillectomie, d'enlever toutes les esquilles, ou de toutes les respecter, que de discerner quelles sont celles qui doivent être enlevées, et quelles sont celles qui doivent être respectées; la vérité se trouve entre ces deux extrêmes. On peut dire toutefois, que si l'esquillectomie totale est critiquable, nous avons montré pourquoi, la conservation pure et simple est dangereuse et condamnable.

En effet, si l'esquillectomie primitive totale expose à la pseudarthrose par agénésie périostique, la réduction de l'intervention primitive à un simple drainage du foyer de fracture, sans toucher aux esquilles, est singulièrement plus grave. En dehors de quelques fractures par balles, avec orifices cutanés punctiformes, l'infection du foyer osseux est la règle dans les fractures par projectiles de guerre, et ces fracas comminutifs s'accompagnent très rapidement d'infections gangréneuses et sphacéliques, de septicémies à évolution suraigüe, qui obligent à une amputation hâtive pour sauver la vie du blessé, quand on y réussit.

Toute fracture du squelette par projectile de guerre, — en dehors des exceptions précitées, — nécessite impérieusement l'ouverture large du foyer, sa mise à l'air et sa désinfection chirurgicale, désinfection dont nous avons précisé les termes. L'ablation des esquilles libres est une nécessité. On doit même savoir, dans quelques cas, sacrifier une esquille adhérente pour permettre le curettage de la cavité médullaire des extrémités osseuses et son drainage, car c'est de la moëlle infectée que vient le danger : ceci est affaire d'expérience et de discernement.

L'intervention précoce de désinfection chirurgicale, dont nous avons précisé les termes, peut échouer et l'infection se se développer dans le foyer de fracture. Mais alors, en raison même du large drainage du foyer qu'aura réalisé cette intervention primitive, les phénomènes infectieux évolueront sans grand fracas et sans compromettre, ni la vie du blessé, ni la conservation du membre, ni la vitalité du périoste. L'ablation du plus grand nombre, sinon de la totalité, des esquilles primitivement conservées pourra, à un certain moment, devenir nécessaire, voire même indispensable, par suite de leur nécrose secondaire, mais cette intervention pourra n'être faite

que tardivement, à une époque où, sous l'influence de l'irritation d'origine inflammatoire partie de la face profonde des
esquilles, le périoste se sera considérablement épaissi et aura
déjà sécrété à sa face profonde, un manchon d'os nouveau qui
le sépare de l'os mort. Rien n'est alors plus facile que de

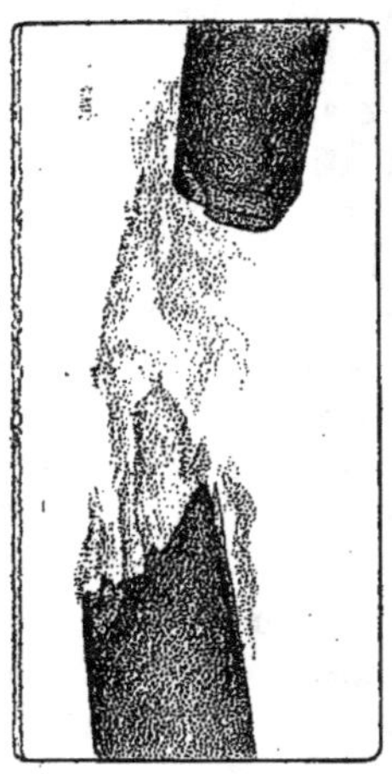

Fig. 5. — Fracture du fémur au
tiers moyen par éclat d'obus.
Esquillectomie   secondaire.
Régénération osseuse importante au 24ᵉ jour.

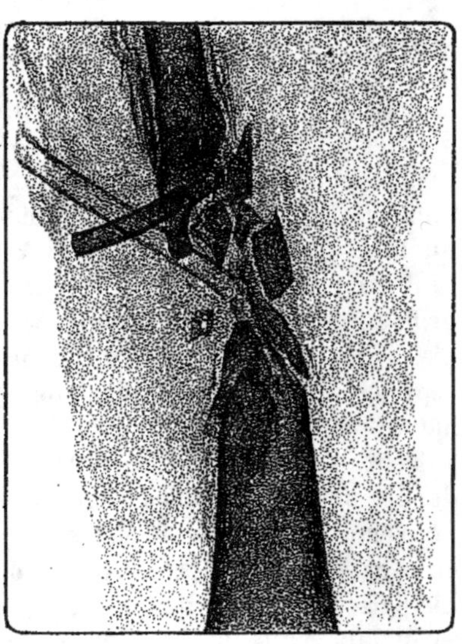

Fig. 4. — Fracture comminutive du fémur
droit par balle, infectée.

décoller en totalité ce périoste d'un coup de rugine, en conservant toute sa couche ostéogène, c'est-à-dire tous ses éléments
réparateurs, et d'obtenir, à la suite d'une semblable intervention un véritable manchon périostique à peu près continu, reproduisant dans sa forme le cylindre diaphysaire primitif et
susceptible de régénérer en presque totalité sa portion sacrifiée.

Dans les meilleures conditions, à la suite des esquillectomies
primitives totales, le sacrifice des esquilles, s'il ne nuit pas à
la consolidation de la fracture, aboutit, néanmoins, à une
diminution de la longueur du levier en rapport avec l'étendue
du foyer comminutif.

A la suite des esquillectomies *secondaires*, au contraire,
surtout lorsque ces esquillectomies ont pu être retardées jus-

qu'au voisinage de la période optima quant à la prolifération
périostique, c'est-à-dire du 12ᵉ au 20ᵉ jour, on peut assister,
en particulier chez les sujets jeunes, à des régénérations
osseuses extraordinaires, susceptibles de rétablir, non seulement la fonction, mais encore l'égalité de longueur des mem-

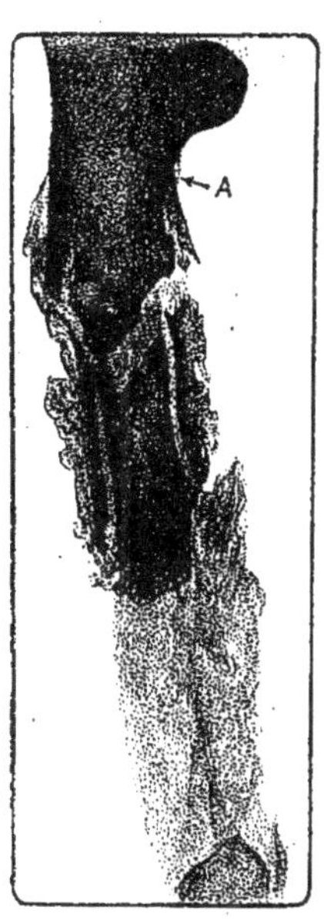

Fig. 5. — Le même blessé que
figure 4. Régénération d'une colonne osseuse de 11 centimètres
après esquillectomie sous-périostée totale secondaire retardée, au
40ᵉ jour. La fracture était double,
le fragment fémoral supérieur
est nécrosé. Ablation de ce fragment au 5ᵉ mois.

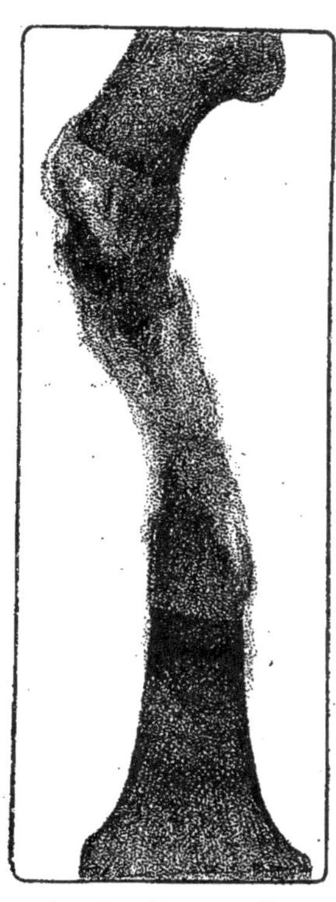

Fig. 6. — Le même blessé que figure 4 et 5,
après résection sous-périostée du fragment
supérieur nécrosé. Régénération d'une colonne osseuse de 21 centimètres après
10 mois. Raccourcissement : 5 centimètres.

bres, même après des esquillectomies étendues. Nous en donnons ici quelques exemples convaincants (fig. 3 à 10).

Tout autres sont les conditions et tout autre doit être la
ligne de conduite, lorsque les blessés arrivent en pleine infection, en *période intra-fébrile*, soit qu'ils aient été l'objet d'une

première intervention incomplète, insuffisante à prévenir l'évolution des phénomènes infectieux, soit que, du fait des circonstances, ils n'aient été vus que tardivement, au bout de 3 ou 4 jours par exemple.

L'infection établie dans le foyer de fracture y trouve des conditions favorables à son développement rapide. Des phénomènes locaux traduisent l'inflammation suppurative, parfois gangréneuse, des tissus; l'œdème du membre est considérable; la plaie d'entrée devient grisâtre, il s'en écoule du pus ou de la sanie fétide; il n'est pas rare de voir se développer des gaz dans les parties molles. Le foyer de fracture est le siège d'une ostéomyélite aiguë dont il faut craindre la diffusion rapide par la moelle; les esquilles, libres ou adhérentes, atteintes d'ostéite sont frappées de nécrose; les éléments ostéogènes du périoste peuvent être assez rapidement frappés de mort en raison de la virulence de l'infection. Enfin, des phénomènes généraux graves traduisent l'intoxication de l'organisme qu'entraîne la résorption des produits septiques.

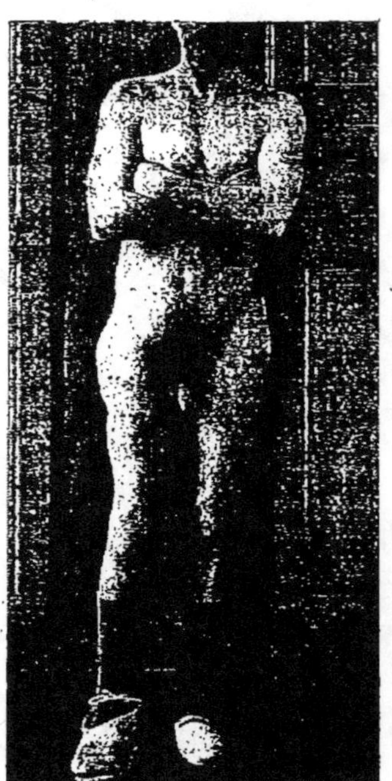

Fig. 7. — Le blessé des figures 4, 5 et 6
Après 10 mois.

La conduite à tenir s'impose alors, si l'on veut sauver la vie du blessé et conserver le membre : c'est le *déblaiement du foyer de fracture par l'esquillectomie totale*, que complètera la résection des portions dépériostées des extrémités fragmentaires. Cette esquillectomie secondaire précoce, ainsi pratiquée au 2ᵉ, 3ᵉ ou 4ᵉ jour, transforme le foyer de fracture en une cavité à parois lisses, largement ouverte et se drainant bien à l'extérieur; aussi, très rapidement, les phénomènes infectieux s'amendent. Elle devra être *rigoureusement sous-périostée,*

pour sauvegarder la fonction. Mais déjà, dans ces esquillectomies secondaires précoces, le périoste congestionné, épaissi,
est plus facile à respecter ; il se détache d'autant plus facilement que, souvent, la suppuration l'a en partie décollé des
esquilles, et si sa couche ostéogène résiste à l'infection, on

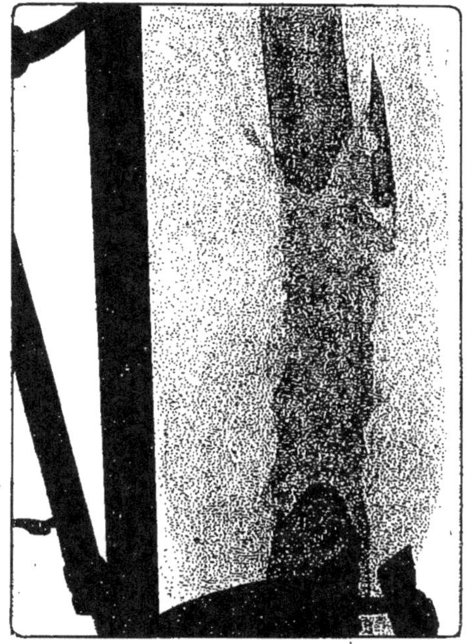

Fig. 8. — Fracture comminutive du fémur au tiers moyen, par éclat d'obus. Résection diaphysaire sous-périostée totale de 18 centimètres au 30ᵉ jour. Régénération d'une colonne osseuse de 13 centimètres après 4 mois.

peut espérer la production d'un cal solide et sain (fig. 11 et 12).
  Si bien que, pour nous résumer, nous pouvons dire :
  A l'intervention primitive précoce, anté-fébrile, pratiquée
dans les 10 à 12 premières heures convient l'esquillectomie
sous-périostée économique, mais suffisante, modérée, mais non
parcimonieuse ;
  A l'intervention secondaire, intra-fébrile, convient l'esquillectomie sous-périostée large, totale.

La généralisation de la *méthode aseptique*, en chirurgie de guerre, et la pratique de la chirurgie de *première intention*, ont conduit les chirurgiens à chercher la *fermeture primitive* des fractures, en particulier des fractures diaphysaires. Nous l'avons pratiquée nous-même, avec de nombreux succès. Néan-

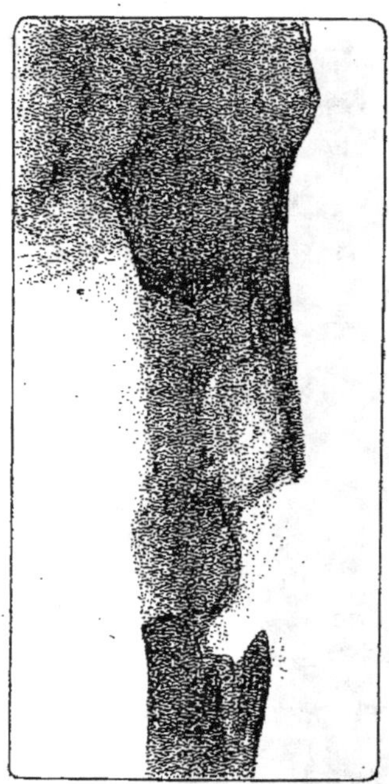

Fig. 9. — Fracture comminutive du fémur droit à l'union des tiers supérieur et moyen. Esquillectomie totale sous-périostée secondaire retardée (20° jour). Régénération d'une colonne osseuse de 10 centimètres après 5 mois.

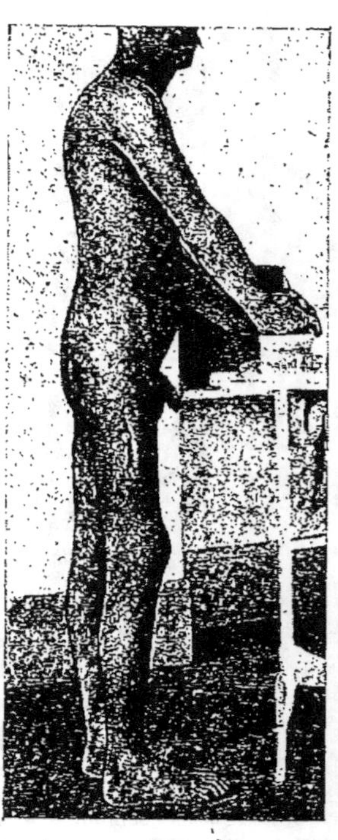

Fig. 10. — Le blessé de la figure 9. Après 6 mois.

moins, nous la déconseillons complètement, tout au moins comme méthode générale.

Excellente pour certains os, comme l'omoplate, la clavicule, les phalanges, le péroné, le radius ou le cubitus, et dans certains cas, surtout lorsqu'il est possible d'enlever *toutes* les esquilles sans nuire à la fonction, cette pratique devient *dangereuse* dès qu'on s'adresse aux grandes diaphyses, comme l'humérus, le tibia ou le fémur. Quelle que soit la minutie de l'exérèse chirurgicale, on ne peut affirmer que la désinfection de la plaie des parties molles et du foyer de fracture a été

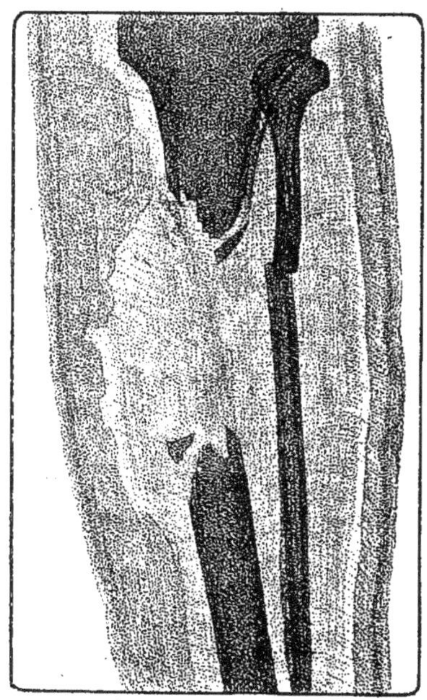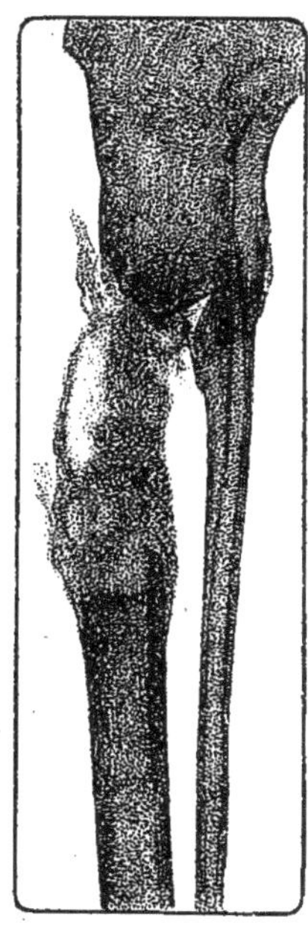

Fig. 11.   Fig. 12.

Fig. 11. — Fracture comminutive du tibia par éclat d'obus, avec fracture du péroné. Phlegmon gazeux. Séquestrotomie sous-périostée au 60° jour.

Fig. 12. — Le même blessé que figure 11. Régénération d'une colonne osseuse de 9 centimètres après 11 mois. Raccourcissement de 2 centimètres.

complète, et fermer complètement de tels foyers, c'est exposer son blessé aux infections gangréneuses ou à la septicémie.

Les succès, lorsque succès il y a, ne sont, bien souvent, que temporaires; on voit la plaie, primitivement réunie, se fistuliser, la fistule témoignant de l'existence d'une esquille nécrosée dans le foyer de fracture.

Et dans les cas les plus favorables, lorsque la fracture évolue aseptiquement, nous croyons cette méthode tout à fait désavantageuse au point de vue de la consolidation osseuse.

L'asepsie du foyer ne pourra s'obtenir qu'avec le sacrifice du plus grand nombre, sinon de la totalité des esquilles, avons-nous dit. C'est déjà là une condition défavorable pour la consolidation. En outre, l'absence de toute irritation périostique, conséquence de la fermeture du foyer et de son évolution aseptique, crée une condition également défavorable à la production du cal.

On a observé, depuis que la réduction sanglante et l'ostéo-synthèse ont pris place dans le traitement des fractures abritées, et malgré une juxtaposition parfaite des extrémités osseuses, d'assez nombreuses pseudarthroses. Et l'on en est arrivé à incriminer « les caractères les plus spécifiques du traitement opératoire lui-même, entre autres : la suppression de tout épanchement plastique entre les os et autour d'eux, du fait de l'incision et de la toilette des extrémités osseuses, et l'immobilisation absolue des fragments. »

Dans une fracture fermée, le sang épanché entre les fragments et autour d'eux agit comme agent irritatif sur la moëlle et sur le périoste : dans une fracture ouverte dont on tamponne le foyer, le corps étranger que représente le tampon irrite également le périoste, et c'est grâce à cette irritation que la consolidation est obtenue, parfois, malgré une esquillectomie totale ; mais l'association d'une esquillectomie totale ou subtotale, — avec les risques qu'elle comporte quant à la consolidation, — avec la fermeture primitive du foyer de fracture, conditions qui supposent la suppression de toutes les conditions favorables à la formation du cal, nous paraît mettre ces fractures dans les conditions les plus défavorables pour l'avenir fonctionnel du membre intéressé.

Pour toutes ces raisons, nous estimons que la fermeture primitive des fractures des grandes diaphyses ne doit pas être tentée.

Par contre, la *réunion secondaire*, après une évolution cliniquement aseptique, est infiniment préférable au point de vue de l'ostéogenèse, et c'est dans ce sens que les efforts nous paraissent devoir être portés.

Cette condamnation formelle de la fermeture primitive des fractures diaphysaires ne s'applique qu'à la fermeture considérée comme méthode générale de traitement. Dans certains cas d'espèce, elle peut être tentée, — nous avons dit précédemment l'avoir faite plusieurs fois avec succès, — mais nous estimons que ces tentatives doivent rester exceptionnelles.

Lorsque seront réunies certaines conditions, dont : la faible comminution du foyer de fracture, qui permet la conservation du plus grand nombre des esquilles (fractures transversales et fractures par contact), la très grande précocité de l'intervention (de 1 à 3 heures après la blessure), la possibilité d'une surveillance de tous les instants et de la conservation prolongée du blessé dans la formation où il a été opéré, on peut tenter cette pratique. Elle doit, en tous cas, rester l'apanage de chirurgiens expérimentés, et, même dans ces conditions, certaines interventions se sont jugées par des désastres : gangrènes gazeuses à évolution rapide, amenant la mort du blessé.

Les pseudarthroses consécutives aux esquillectomies pri-

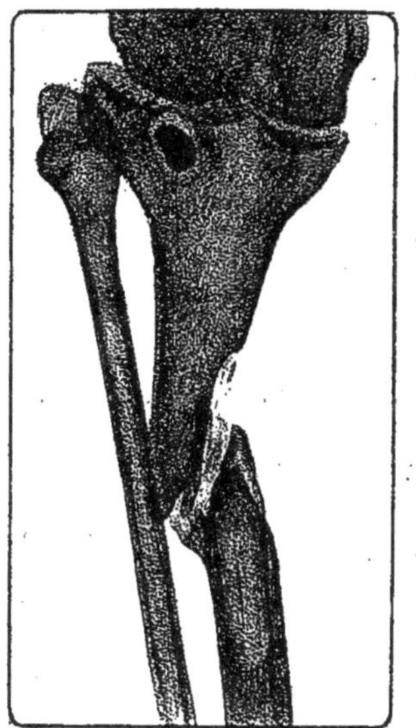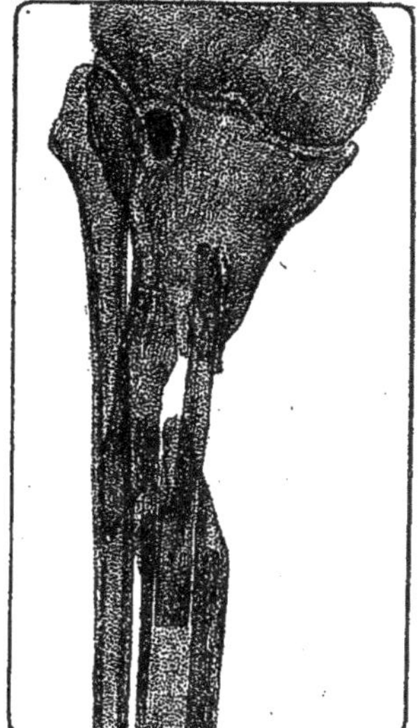

<table>
<tr><td>Fig. 13.</td><td>Fig. 14.</td></tr>
</table>

Fig. 13. — Fracture du tibia au tiers supérieur, par éclat d'obus. Esquillectomie primitive totale sous-périostée. Pseudarthrose fibreuse. (Vue de face).

Fig. 14. — La même que figure 13, après greffe osseuse massive. Transplantation d'un greffon prélevé sur le même tibia (méthode d'Albee) et glissé dans la gouttière antérieure. On voit, au-dessous du greffon, une partie de la gouttière obtenue par prélèvement de ce greffon.

mitives totales sont justiciables d'une intervention chirurgicale. Si l'on peut, à l'humérus, réséquer les extrémités en présence jusqu'en tissu osseux sain, vascularisé, jusqu'à l'ouverture du canal médullaire et du système de Havers, et obtenir la consolidation, dans la plupart des cas, après synthèse des fragments par une plaque de Lambotte, au fémur et au tibia, au contraire la résection, entraînant un raccourcissement considérable du levier, doit être proscrite. Nous appliquons actuellement, au traitement de ces pseudarthroses, la méthode d'Albee, c'est-à-dire la transplantation, dans une gouttière taillée latéralement sur l'os, d'un greffon osseux périosté, prélevé, soit sur le tibia, soit sur le péroné.

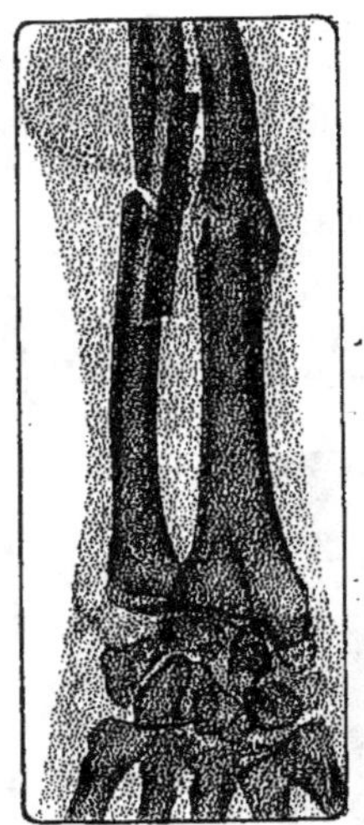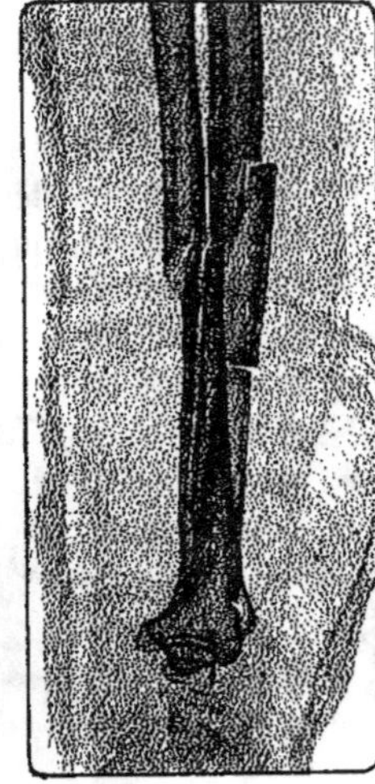

Fig. 15.   Fig. 16.

Fig. 15. — Fracture des deux os de l'avant-bras par éclat d'obus. Consolidation du radius. Pseudarthrose du cubitus.

Fig. 16. — La même que figure 15. Greffe osseuse massive sur le cubitus par la méthode d'Albee. Le greffon a été prélevé sur le tibia.

Dans les pseudarthroses du fémur, de l'humérus et des deux os de l'avant-bras, le greffon est emprunté au tibia ; dans les pseudarthroses du tibia, le greffon peut être emprunté, soit au tibia lésé lui-même (c'est le cas représenté dans la fig. 14), soit au tibia sain. Nous donnons ici deux radiographies de pseudarthrose du tibia et de pseudarthrose du cubitus traitées par greffe osseuse massive suivant la méthode d'Albee et terminées par consolidation (fig. 13 à 16).

Ceci dit, et supposant l'intervention opératoire pratiquée, abordons le *traitement orthopédique* des fractures.

Le traitement orthopédique d'une fracture fermée comporte deux termes.

1° La *réduction des déplacements* ;

2° La *contention des fragments*..

A ces deux termes s'en ajoute un troisième, dont l'importance a été mise en relief depuis une vingtaine d'années : le *rétablissement précoce des fonctions du membre*.

1° Réduction des déplacements.

Des trois termes précédents, le plus important, mais le plus rarement obtenu, il faut le reconnaître, tout au moins dans les fractures abritées, est la *réduction* des déplacements ; lorsque la réduction est parfaite, la contention est simple et facile. C'est donc à la réduction surtout que doivent aller tous les efforts du chirurgien.

Dans les fractures de guerre, l'importance des termes s'inverse.

D'une façon générale, — et nous envisageons surtout les fractures comminutives, qui sont l'immense majorité, — la réduction n'offre pas de difficultés spéciales, en raison même de la malléabilité du foyer comminutif.

Elle en offre d'autant moins que, le sacrifice des esquilles créant une perte de substance osseuse souvent considérable, le chevauchement disparaît de ce fait, et que le fragment inférieur, devenu très mobile, obéit facilement aux manœuvres de réduction.

Dans les fractures abritées, le sens d'action de la violence, la forme et la direction du trait, influent sur les déplacements fragmentaires ; dans les fractures par projectiles de guerre ces déplacements ressortissent presque uniquement à l'action musculaire.

L'expérience nous a appris que le principal agent du maintien et de la reproduction des déplacements fragmentaires, primitifs ou secondaires, — du chevauchement en particulier, — était, d'une part, la contractilité active des éléments musculaires, — qui se traduit normalement par leur tonicité et anormalement par leur contracture, — d'autre part, leur élasticité passive.

Elle nous a montré, en outre, que nous avions dans l'*extension continue* un moyen puissant de lutter contre cette action musculaire permanente, par suite, que cette extension continue était, à la fois, un moyen de *réduction* et de *contention*, puisque, réduisant le déplacement primitif, elle s'oppose, de façon permanente, à sa reproduction. Dans ces dernières années, d'ailleurs, l'extension continue est devenue une méthode générale de traitement que l'on a cherché à appliquer au plus grand nombre possible de fractures, au plus grand bénéfice de celles-ci.

Nous ne voulons pas dire qu'avec l'extension continue on réduira sûrement tous les déplacements. La clinique et la radiographie prouvent que, dans un grand nombre de cas, et surtout lorsqu'il s'agit de chevauchement, la réduction reste incomplète. Néanmoins, l'extension continue est encore, abstraction faite de la réduction sanglante, le procédé qui donne les meilleures réductions *cliniques*, et, par suite, les meilleurs résultats fonctionnels.

Dans les fractures comminutives par projectiles de guerre, le facteur réduction, avons-nous dit, sauf dans certains cas sur lesquels nous reviendrons, passe au second plan. Néanmoins, il y a intérêt à conserver au membre, autant que faire se peut, sa longueur primitive, et, par suite, à lutter contre la rétraction musculaire. L'extension continue trouvera là une indication.

D'autre part, dans ces fractures par projectiles de guerre, les esquilles — et nous ne parlons ici que des esquilles adhérentes — se trouvent excentriquement refoulées, et souvent partiellement désorientées. En tendant le manchon musculaire auquel elles sont adhérentes, on rapprochera ces esquilles du centre du foyer de fracture, on les réappliquera tant bien que mal en leur place primitive (fig. 17); l'extension se trouve donc agir, dans cette variété de fractures, à la fois comme agent de réduction et de contention.

Enfin, dans les cas où l'on a dû pratiquer une esquillectomie totale, l'extension continue tend la gaine périostique conservée, c'est-à-dire le moule dans lequel se fera la régénération osseuse.

Toutes ces raisons plaident en faveur de l'emploi de l'extension continue comme procédé général de réduction et de contention des fractures de guerre comme des fractures abritées.

D'ailleurs, dans certains cas (fractures sous-trochantériennes de l'humérus et du fémur, par exemple), où l'action musculaire impose au fragment supérieur des déplacements souvent considérables, l'atrophie musculaire, qui survient très rapidement, fait que ces déplacements cèdent assez vite à une extension continue, même de faible puissance.

En pratique, la force extensive peut être demandée, soit à des poids, soit à l'élasticité des ressorts ou du caoutchouc. La contre - extension est réalisée, soit par une force passive, une résistance — le poids du corps du blessé, par exemple, dans le cas de fracture du membre inférieur, ou la butée du point d'appui supérieur, — soit par une force active agissant en sens inverse de la première : un deuxième poids tirant à l'extrémité opposée du membre, le ressort refoulant simultanément, et en sens inverse, ses points d'appui.

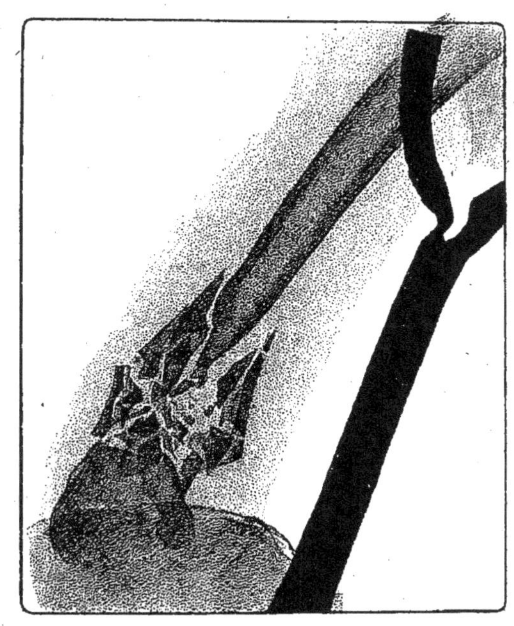

Fig. 17. — Fracture supra-condylienne comminutive de l'humérus, par balle. Extension au poids, figée par le béquillon d'Alquier. Les esquilles sont « axées ».

C'est l'élasticité du ressort qu'utilisent les appareils de Delbet pour les fractures de l'humérus et du fémur. La tension du ressort réalise l'extension et la contre-extension. On augmente progressivement cette extension jusqu'à ce que la réduction soit obtenue.

A quel procédé s'adresser ?

L'extension aux poids est à rejeter en chirurgie de guerre. La première des conditions que doit remplir l'appareil est de permettre le transport du blessé à une distance quelconque, tout en maintenant rigoureusement l'immobilisation des fragments et le bénéfice de la réduction. C'est dire que l'appareil doit réaliser lui-même, et à la fois, l'extension et la contre-extension. Cela suffit à faire rejeter l'extension aux poids.

L'extension au caoutchouc est peut-être dangereuse à mettre entre toutes les mains. En outre, il n'est pas toujours facile d'avoir du leucoplaste de bonne qualité, bien adhésif, non irritant, et, chez certains grands infectés, la fragilité des téguments est telle, qu'on observe la production d'escarres sous les bandelettes adhésives.

L'extension au ressort, par contre, remplit les conditions exigées. Comme on le verra, à propos de la description de nos différents appareils, nous en avons, cependant, restreint l'application dans notre pratique et pour les appareils que nous construisons nous-mêmes, parce que le ressort est difficile à fabriquer et à régler, et demande, pour être utilisé, un outillage de précision. Sa force extensive est difficile à doser, et, par suite, expose fréquemment à des escarres aux points d'appui. Nous l'avons remplacée par une traction à la vis, traction que nous estimons beaucoup plus douce et beaucoup plus facile à graduer. C'est le procédé que nous avons adopté dans notre appareil pour fractures de cuisse; la contre-extension s'y trouve réalisée par une résistance : la butée du point d'appui proximal.

En résumé, dans les fractures ouvertes par projectiles de guerre, le problème de la *réduction* se réduit, sauf exceptions que nous préciserons, à la conservation de la longueur du membre, et surtout au *maintien de son axe*, et l'extension continue est le procédé de choix pour l'obtention de ce résultat.

2° *Contention des fragments*.

Le problème de la *contention*, c'est-à-dire de l'immobilisation du membre fracturé, par contre, passe au premier rang.

Une immobilisation rigoureuse supprime la douleur, bienfait que les blessés apprécient avant tout.

Elle supprime les risques que font courir, aux troncs vasculaires ou nerveux contigus au squelette, les esquilles déplacées et les extrémités fragmentaires acérées. Il n'est pas rare, en effet, de voir des déchirures vasculaires, des piqûres des troncs nerveux se produire pendant le transport de blessés dont les fractures ont été mal immobilisées, et la gravité de semblables accidents se passe de commentaires.

Une immobilisation rigoureuse supprime le risque d'embrochement des muscles périphériques par les extrémités fragmentaires, et, par suite, les accidents d'interposition; elle favorise l'hémostase spontanée de la lésion osseuse, et celle des parties molles.

Enfin, une immobilisation rigoureuse est le meilleur des antiphlogistiques. Il n'est pas rare de voir, dans une fracture infectée et drainée, la température tomber et les phénomènes infectieux rétrocéder dès qu'une immobilisation rigoureuse des fragments a été réalisée. Wright a bien mis en évidence le rôle de cette immobilisation, en montrant qu'une infection légère, latente, susceptible d'une stérilisation définitive par l'organisme lui-même si les tissus sont immobilisés, se propage et s'exalte sous la simple influence des contractions musculaires, la diffusion microbienne se faisant par le glissement des muscles sur les tissus intermusculaires.

Cette immobilisation doit être telle, qu'elle puisse être maintenue *en permanence*, c'est là une condition fondamentale. Tout procédé d'immobilisation qui nécessite la suppression temporaire de celle-ci pendant les manœuvres de pansement est à rejeter, *a priori*; la mobilisation des fragments qui accompagne forcément cette opération faisant perdre le bénéfice des périodes d'immobilisation.

Enfin, l'appareil d'immobilisation doit permettre la surveillance facile et constante de la plaie.

En théorie, le meilleur des appareils contentifs et immobilisateurs est l'*appareil plâtré*. Moulé sur le membre fracturé, et durcissant rapidement, il maintiendra les fragments dans la situation qui leur aura été donnée par les manœuvres de réduction.

Deux appareils peuvent être employés :

La *gouttière plâtrée*;

L'*appareil circulaire*.

La *gouttière plâtrée*, entourant les deux tiers du diamètre du membre, n'est applicable qu'à un nombre restreint de cas : ceux dans lesquels les déplacements sont à peu près nuls et peuvent être réduits par de simples tractions manuelles, et dans lesquels la situation des plaies correspond à l'espace laissé libre par l'appareil. Dès que la plaie se trouve telle qu'elle nécessite, lors d'un pansement, la supression, puis la réfection de la gouttière plâtrée, ce mode de contention est à rejeter.

L'*appareil plâtré circulaire*, entourant la totalité du membre, est un excellent moyen d'immobilisation dans de nombreux cas, d'autant qu'il est possible de le fenêtrer en face des plaies, de façon à permettre l'abord de celles-ci. Il présente toutefois un certain nombre d'inconvénients qui en limitent l'application. Il empêche la surveillance du membre soustrait à l'examen, et permet à un déplacement de se reproduire à l'insu du chirurgien, et cela, d'autant plus facilement qu'il devient rapidement trop large par suite de la disparition du gonflement et de l'atrophie musculaire. En outre, et malgré les nombreux artifices auxquels on a recours, il s'imprègne rapidement des produits de sécrétion des plaies, ce qui oblige à le changer fréquemment, sinon la peau se macère, et l'on voit se produire des ulcérations.

On a essayé de tourner la difficulté, c'est-à-dire de conserver les avantages de l'appareil plâtré, tout en permettant l'abord facile des plaies, en incorporant à un appareil plâtré *interrompu* des attelles métalliques passant en pont au-dessus des plaies. Ces *appareils à anses ou à ponts*, dérivés des premiers appareils de Gourdet, ont fait fortune. Ils répondent, en effet, à la majorité des indications. La figure 18 montre une attelle métallique destinée à ce genre d'appareils.

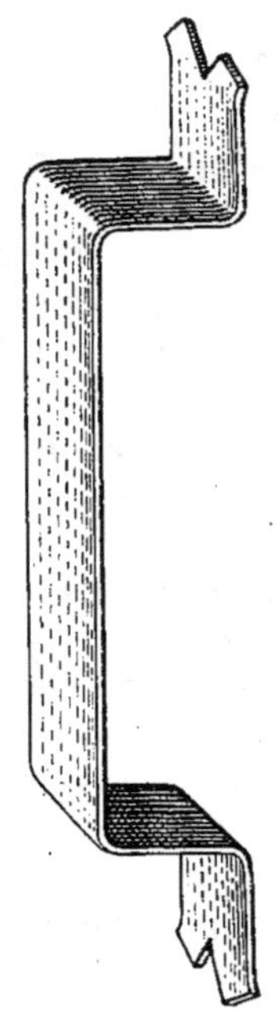

Fig. 18.
Attelle métallique en feuillard pour appareil plâtré interrompu à pont.

Ces attelles sont en feuillard de fer, d'une largeur de 15 à 20 mm., et d'une épaisseur de 2 mm., coudées en baïonnette à chacune de leurs extrémités, de façon à réaliser une patte qui se trouvera scellée dans le collier plâtré.

On est allé, dans la construction de ces appareils à ponts ou à anses, jusqu'à l'exagération.

On a éloigné les points d'appui d'une façon excessive, en reportant les colliers plâtrés aux deux extrémités d'un membre, ou même plus loin, sur le bassin et sur le pied, par exemple, pour le membre inférieur. On a réduit, en outre, les dimensions de ces colliers au minimum, sans même se préoccuper de choisir, pour leur application, des régions qui puissent servir vraiment de points d'appui, et de les modeler soigneusement sur elles. Enfin, on n'a eu cure de ce principe, pourtant classique, d'immobiliser soigneusement, dans toute fracture, les articulations sus- et sous-jacentes à la lésion.

Toutes ces exagérations ont été la cause de la sévérité justifiée des jugements que certains chirurgiens ont portés sur ces appareils, car, ainsi construits, ils n'immobilisent pas les fragments, et laissent le blessé exposé à toutes les complications que nous avons signalées. Reconnaissons, cependant, qu'à la condition d'être *logiquement conçus* et *soigneusement établis*, ces appareils sont susceptibles de réaliser une excellente immobilisation.

Logiquement conçus, cela signifie que les points d'appui des anses métalliques doivent être aussi rapprochés que possible, la portion de membre répondant à l'anse réduite au minimum, les colliers plâtrés fixateurs aussi étendus que possible.

Soigneusement établis, cela veut dire que les segments plâtrés de l'appareil doivent être soigneusement moulés sur les saillies osseuses sur lesquelles ils sont destinés à prendre point d'appui, de façon à s'opposer, dans la mesure du possible, aux déplacements secondaires qu'entraînerait rapidement la diminution de volume du membre appareillé. Le collier plâtré, en effet, « doit agir par modelage et non par striction » (Delbet).

En outre, les fragments d'une diaphyse fracturée se trouvant soumis à l'action de la pesanteur, leurs extrémités tendent constamment à s'infléchir en arrière; on devra toujours s'opposer à ce déplacement par l'application d'une attelle rigide, indépendante des anses métalliques, attelle postérieure dans le cas du membre inférieur.

Enfin, pour ces appareils à ansés, comme pour les gouttières ou les plâtres circulaires, les règles de l'immobilisation restent les mêmes, c'est-à-dire que, dans toute fracture d'un os long, les articulations sus- et sous-jacentes doivent être immobilisées. Nous verrons, à propos des diverses variétés de fractures, les dérogations possibles à cette règle.

L'extension continue, à elle seule, ne répond pas aux conditions que nous avons exigées pour réaliser une bonne immobilisation. Pour le membre inférieur en particulier, et dans la plupart des procédés classiques, — Hennequin, Tillaux ou Bardenheuer, — la contention est insuffisante ou nulle, et le foyer de fracture se trouve mobilisé à chaque pansement.

Il faut donc, pour faire bénéficier les fractures des avantages de l'extension continue, associer cette extension à la contention que donne l'appareil plâtré, et, d'une façon générale, l'appareil plâtré à anses, puisque c'est lui qui répond à la majorité des indications.

Les appareils que nous décrirons, à propos de chaque variété de fractures, répondent à cette recherche.

Dans un certain nombre de cas, — fractures du bras, de l'avant-bras, de la jambe, — l'extension continue réduit rapidement les déplacements fragmentaires, si bien qu'il est possible de la supprimer de très bonne heure, tout en conservant son bénéfice, à condition de « figer » la réduction obtenue.

Dans un autre ordre de cas, dans les résections intra-fébriles des grandes articulations des membres par exemple, il est souvent nécessaire d'écarter au maximum, pendant quelque temps, les extrémités osseuses, de façon à drainer largement la cavité réalisée par la perte de substance; puis, secondairement, de rapprocher ces extrémités jusqu'au contact.

Nous avons cherché à remplir pratiquement ces deux indications au moyen du même appareil, et nous y sommes parvenus en remplaçant, dans l'appareil plâtré interrompu, les attelles métalliques ordinaires par des *attelles extensibles* du modèle établi par Alquier, attelles permettant, au gré du chirurgien, l'allongement ou le raccourcissement du membre.

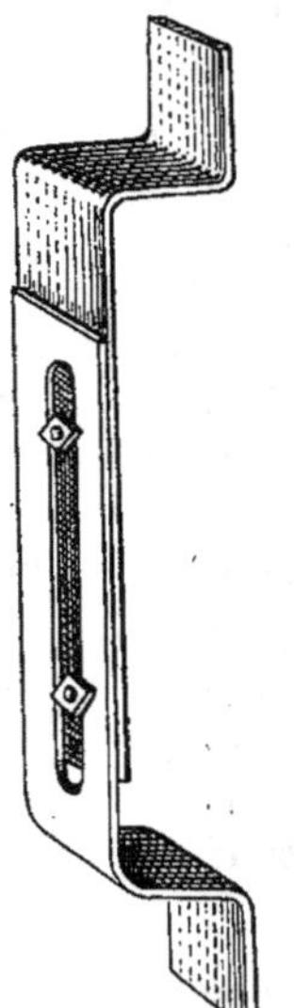

Fig. 19.
Attelle métallique
extensible à glissière.

Chaque attelle est constituée par deux demi-attelles en feuillard de 15 à 20 millimètres de large sur 2 d'épaisseur, coudées en baïonnette à une extrémité, de façon à réaliser une patte qui sera scellée dans un collier plâtré.

L'une des deux demi-attelles porte, sur sa partie horizontale, 2 trous, qui laissent passer les tiges de 2 boulons, l'autre, une fenêtre dans laquelle s'engagent les mêmes tiges. Les 2 demi-attelles peuvent ainsi glisser l'une sur l'autre dans toute l'étendue de la fenêtre. Elles sont solidarisées et bloquées dans la position qui leur est donnée par le serrage des 2 écrous (fig. 19).

Cette attelle extensible à glissière permet d'écarter ou de rapprocher à volonté les extrémités osseuses.

En résumé, dans un grand nombre de fractures par projectiles de guerre, la réduction peut être obtenue en un seul temps, par des manœuvres manuelles, ou par une extension mécanique *temporaire*, en raison de l'existence d'une importante perte de substance osseuse, ou de la grande malléabilité d'un foyer de fracture comminutif, ou encore, de l'absence de déplacement des fragments en longueur.

Pour ces fractures, l'indication est d'immobiliser rigoureusement les fragments en bonne position, — c'est-à-dire après rétablissement de l'axe du membre, — au moyen d'un appareil qui laisse la plus grande partie du membre et les plaies largement à découvert, de façon à en permettre la surveillance et les pansements. L'appareil de choix, dans ces cas, est l'*appareil plâtré interrompu à attelles métalliques extensibles*.

Dans un certain nombre d'autres fractures, dans les fractures de cuisse en particulier, lorsqu'aux divers déplacements : transversal, antéro-postérieur et par rotation, s'ajoute un déplacement suivant la longueur, c'est-à-dire un chevauchement important, souvent compliqué d'embrochement des masses musculaires par les extrémités des fragments ou par les esquilles, c'est à l'extension *continue* qu'il faut recourir. Nous donnons la préférence, d'une façon générale, à la traction à la vis.

La suspension dans le traitement des fractures de guerre. — Appliquée tout d'abord, il y a de nombreuses années, aux fractures abritées ou ouvertes du membre inférieur, aux fractures du fémur en particulier, en combinant la suspension dans une gouttière-hamac de Hogden-Smith avec une traction continue à la Hennequin, utilisée par les chirurgiens serbes pendant la guerre balkanique, elle a été, tout récemment, généralisée et appliquée par Blake au traitement de toutes les fractures des membres.

La suspension n'est pas une méthode de réduction; on est obligé de lui adjoindre l'extension continue, pour la réduction des déplacements et le maintien de cette réduction. Ce serait, d'après Blake, un moyen de contention des fragments qui se trouvent « maintenus dans leur position relative, tant pendant les mouvements du blessé dans son lit, que pendant les pansements, l'os fracturé restant toujours suspendu dans la même ligne, même quand le blessé fait un mouvement du corps ou des articulations adjacentes ».

Un des plus grands avantages de la suspension serait, toujours d'après Blake, « une amélioration immédiate dans la circulation des parties atteintes, amélioration telle que le gonflement, même de longue durée, disparaît en quelques heures, ce qui facilite le drainage, et prévient les résultats souvent dangereux d'une congestion passive trop longtemps maintenue ». Enfin, les pansements se trouvent rendus beaucoup plus faciles, « les plaies étant toujours accessibles, le membre n'ayant aucune occasion d'être maintenu ou tiraillé par les assistants ».

Personnellement, nous avons peu employé cette méthode de la suspension. Nous cherchons, en effet, d'une façon générale, à faire marcher nos blessés dès que possible, quelle que soit leur fracture. Le problème est facile à résoudre pour les fractures du membre supérieur, et nos fracturés du bras et de l'avant-bras déambulent très rapidement, avec une fracture réduite et contenue à peu de frais, par l'appareil que nous décrirons plus loin.

Pour les fractures de cuisse et de jambe, nous appliquons dès que possible les appareils de Delbet et faisons marcher nos blessés, même avant cicatrisation complète de leurs plaies. Nous n'avons donc trouvé que des indications très restreintes, en quelque sorte exceptionnelles, à la suspension. Ce sont, en particulier, certaines fractures de jambe sur des membres à circulation défectueuse, — lorsque la ligature d'une artère tibiale, par exemple, a dû être pratiquée, — les fractures douloureuses ou celles dans lesquelles, en raison d'une esquillectomie totale, on doit attendre assez longtemps la régénération osseuse et la consolidation. Nous associons alors la suspension du membre à son immobilisation dans un appareil plâtré à anses métalliques, après réduction en un temps. La figure 20 montre le dispositif appliqué.

L'ostéo-synthèse dans les fractures de guerre. — On ne saurait se dissimuler que l'appareillage d'une fracture ouverte est chose, sinon difficile, tout au moins délicate, qu'une surveillance du membre de chaque instant est nécessaire, si l'on

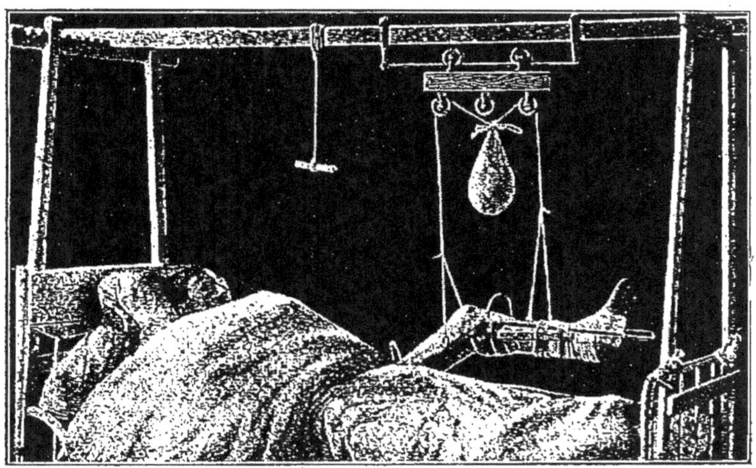

Fig. 20. — Suspension dans la gouttière de Hogden-Smith, pour une fracture de jambe. La fracture est réduite et contenue par un appareil à attelles métalliques extensibles.

veut éviter les douleurs, les escarres aux points de pression, et que, tant vaut le traitement orthopédique d'une fracture, tant vaut le résultat fonctionnel.

Il était donc naturel que l'on cherchât à appliquer, à la contention de ces fractures, les méthodes d'ostéo-synthèse qu'une récente évolution tendait à généraliser dans le traitement des fractures abritées, et cela, d'autant plus aisément, que toute fracture par projectile de guerre nécessite une intervention sanglante préalable.

Plusieurs chirurgiens ont appliqué la méthode. Bien que les résultats publiés soient encore peu nombreux, on peut dès maintenant, semble-t-il, établir la valeur de ce procédé.

Bien avant cette guerre, l'expérience clinique avait montré

que, même dans les fractures abritées, et après des opérations parfaitement aseptiques, les cas d'intolérance du corps étranger fixateur, se traduisant par la production d'ostéite raréfiante autour de lui, de fistules, d'ostéite hypertrophiante douloureuse, et aboutissant à l'élimination spontanée de ce corps étranger par la suppuration développée à son contact, ou à la nécessité de son ablation, étaient loin d'être rares; si bien qu'en matière d'ostéosynthèse, écrivait Tuffier, « le plus petit des corps étrangers est le meilleur, et sa suppression l'idéal ».

Dans les fractures ouvertes et infectées, l'élimination spontanée du corps étranger est fatale et très précoce; aussi, les partisans de l'ostéo-synthèse dans ces fractures posent-ils en principe que *la fixation métallique ne doit être que temporaire*. Elle doit maintenir les os en place jusqu'à ce que la consolidation soit obtenue. Une fois celle-ci réalisée, il faut enlever l'agent fixateur, car son rôle est terminé, et il serait la cause de fistules persistantes.

En fait, le rôle d'agent de contention du corps étranger fixateur se trouve rapidement annulé, du fait de sa mobilisation par l'ostéite raréfiante, souvent même avant que le processus de réparation ait fixé les fragments dans la position qui leur a été donnée. Il n'est même pas prouvé que la perforation des fragments ne nuise pas à leur vitalité, déjà souvent compromise, et ne favorise le développement de l'ostéite et de l'ostéomyélite. Et ces inconvénients sont d'autant moins compensés, croyons-nous, par les bénéfices de l'ostéo-synthèse, que la fixation précaire des fragments que donne cette dernière ne dispense pas, dans la grande majorité des cas, d'un appareil de contention indirecte.

En outre, l'ostéo-synthèse rend le raccourcissement du levier définitif, alors que, comme nous l'avons vu, l'ostéogénèse périostique est susceptible de combler en grande partie la perte de substance osseuse.

A notre avis, l'ostéo-synthèse doit être exceptionnelle dans le traitement des fractures de guerre. Elle peut être employée dans certains cas de fractures par contact : fractures transversales ou obliques, simples, sans esquilles, et fractures à trois ou quatre fragments. Dès que la fracture est très comminutive, et c'est la règle, il faut s'abstenir.

Deux procédés seulement peuvent être acceptés :

L'agrafage, procédé de choix dans les fractures transversales simples.

La ligature, dans les fractures obliques et dans les fractures à trois ou quatre fragments.

La prothèse par plaques vissées (plaques de Lane et de Lambotte), d'une technique déjà difficile dans les fractures simples, l'est encore bien davantage lorsqu'on s'adresse à des fractures comminutives, dans lesquelles il faut aller chercher très loin les points d'appui des extrémités de la plaque. Nous avons dit, en outre, que la perforation des fragments risque de favoriser leur nécrose.

Cette prothèse interne sera *toujours* complétée par l'application d'un appareil immobilisateur externe.

Enfin, l'ablation secondaire de l'agent fixateur doit être faite dès que la consolidation est obtenue. Cette ablation est facile lorsqu'on a employé, comme procédé de contention, la *ligature avec extériorisation du fil* qu'a préconisée Tuffier. L'extériorisation du fil permet son ablation sans réintervention, lorsque le bourgeonnement a recouvert les fragments.

3° *Restauration fonctionnelle.*

Longtemps négligée, la *restauration fonctionnelle* a pris, à l'heure actuelle, dans les préoccupations du chirurgien et la direction générale du traitement des fractures abritées, la place qu'elle doit avoir, et il n'est plus de mise de la réserver pour la période de convalescence, c'est-à-dire après la consolidation osseuse seulement.

La réduction très marquée de la durée de l'immobilisation, la mobilisation précoce, d'abord passive, puis rapidement active, des articulations juxta-fracturales et éloignées, — dans les limites où elle est compatible avec le maintien de la réduction des fragments, — la reprise précoce des fonctions du membre, sont les moyens de cette restauration fonctionnelle. Son but est la suppression de la période d'invalidité temporaire qui suit la consolidation de la fracture. et cela, grâce à la conservation de la souplesse des articulations et à la prophylaxie de l'atrophie musculaire. Or, pour arriver à ce résultat, rien ne vaut l'exercice des muscles par eux-mêmes, et la reprise de l'usage du membre à une date toute précoce. Les mouvements actifs sont, en effet, une merveilleuse synthèse du traitement, car ils s'adressent à la fois à la musculature, à la nutrition et aux articulations. Aussi a-t-on cherché, d'une façon générale, tout en réalisant la contention des fragments, à conserver leur liberté aux articulations sus- et sous-jacentes, — à l'inverse du dogme classique, — et, par suite, la possibilité de leur mobilisation passive et active. Pour le membre inférieur, en particulier, on a cherché la reprise immédiate de la marche.

On semble avoir négligé ce 5e terme du traitement dans les fractures ouvertes par projectiles de guerre.

Certes, en raison même des lésions anatomo-pathologiques, de l'infection habituelle des plaies, la reprise des fonctions du membre, la reprise de la marche en particulier, pour le membre inférieur, ne saurait être précoce. Néanmoins, il y a intérêt à la réaliser dès que possible. Les fractures par balles, qui évoluent dans la plupart des cas aseptiquement, sont justiciables du traitement ambulatoire très précoce, sinon immédiat ; dans les fractures avec larges plaies il y a intérêt à faire marcher le blessé dès que l'infection est arrêtée et la réparation en bonne voie, bien avant que la cicatrisation soit complète. Une plus grande rapidité de cette réparation, et, en particulier de la consolidation osseuse, la conservation des mouvements articulaires et de la trophicité musculaire, représentent les principaux avantages de cette pratique, que nous avons systématiquement adoptée dans notre service.

A quel moment doit être faite l'immobilisation d'une fracture ? — La réponse est simple : le plus tôt possible.

Il est reconnu, à l'heure actuelle, que la *précocité* de l'intervention chirurgicale est un facteur primordial dans l'évolution d'une fracture comme dans celle de toute plaie de guerre. C'est un *traitement d'urgence* ; une fracture compliquée par projectile de guerre ne doit pas plus attendre son traitement qu'une hernie étranglée.

L'intervention chirurgicale doit, non seulement être précoce, mais elle doit être *unique* et *d'emblée complète*. C'est dire que les fractures doivent être opérées à l'ambulance chirurgicale, celle-ci se trouvant aussi près que possible des lignes, tout en restant dans la « zone de sécurité » vis-à-vis du tir de l'artillerie ennemie, car il n'est pas indifférent d'imposer à un fracturé de cuisse, par exemple, toujours mal immobilisé dans un appareil provisoire, qui souffre et qui souvent saigne, un transport de 15 kilomètres ou, au contraire, de 30 kilomètres en automobile. L'intervention chirurgicale sera suivie *immédiatement* de l'appareillage définitif du membre fracturé.

Y a-t-il avantage, pour le traitement des grands fracas osseux des membres, à diriger cette catégorie de blessés sur des centres chirurgicaux spécialisés dans le traitement des fractures, et possédant, outre le personnel compétent, tout le matériel adéquat, comme cela se pratique dans certaines armées? A cela, nous pouvons répondre : oui. L'acte opératoire n'est que le premier temps dans le traitement d'une fracture; le traitement orthopédique consécutif a une importance tout aussi considérable, comme nous l'avons dit précédemment. Or, ce traitement demande, d'une part, une spécialisation complète du personnel; d'autre part, la prolongation du séjour du blessé dans le même hôpital jusqu'à consolidation, sinon jusqu'à guérison complète. Ces deux conditions ne peuvent être réalisées dans une ambulance chirurgicale, surtout lorsqu'elle travaille à plein débit. Il est donc avantageux de créer, pour ces blessés, des « centres de fractures » — centres dans lesquels ils trouveront réunies toutes les conditions nécessaires à leur traitement, y compris la possibilité d'une hospitalisation prolongée.

Il est, pour un membre fracturé, deux sortes d'immobilisation : une immobilisation *provisoire*, c'est-à-dire l'appareil d'évacuation, à appliquer au poste de secours même, et une immobilisation *définitive*, celle qui doit suivre immédiatement l'acte chirurgical.

Nous étudierons, pour chaque membre, les appareils qui répondent à ces deux variétés d'immobilisation, en envisageant d'abord les fractures des leviers, c'est-à-dire des diaphyses, puis celles des articulations réséquées, successivement pour le membre supérieur et pour le membre inférieur.

D'une façon générale, il est avantageux, sinon indispensable, de faire marcher les fracturés ou réséqués du membre inférieur de très bonne heure; il est donc, pour le membre inférieur tout au moins, toute une série d'appareils à la fois *contentifs* et *ambulatoires*, dont nous donnerons également la description. Nous suivrons ainsi le membre fracturé dans les différentes étapes de son traitement, en indiquant, pour chaque étape, l'appareil qui convient.

On pourra reprocher à certains de nos appareils, à l'appareil de cuisse en particulier, de ne pouvoir s'improviser.

Il est incontestable que, lorsqu'un appareil associe ces deux qualités : de bien réduire et bien contenir une fracture, et de pouvoir être construit n'importe où, par des moyens de fortune, il est, de ce fait même, supérieur à tout autre.

Malheureusement, l'expérience nous a montré combien rarement ces conditions se trouvent réalisées, même pour les fractures abritées. Elles le sont encore plus rarement lorsqu'il s'agit de fractures ouvertes, où les indications à remplir sont plus nombreuses. L'immobilisation définitive d'une fracture ne s'improvise pas plus que la chirurgie des fractures; pour l'une et pour l'autre, il faut un matériel adéquat. Nous avons cherché, en raison même des conditions que crée l'état de guerre, à nous rapprocher le plus possible de l'idéal précédent; nous avons simplifié au maximum, estimant que la simplification est une condition du véritable perfectionnement; il est toutefois des cas, — et c'est celui de la cuisse, — où la simplification doit céder le pas à une complexité au moins apparente, si les conditions à réaliser en vue du résultat à obtenir l'exigent.

Nous avons été guidés, dans notre technique orthopédique, par deux soucis constants, qui doivent être mis au premier rang dans la chirurgie de guerre faite à l'avant :

1° *L'appareil d'immobilisation définitive doit être, en même temps, un appareil de transport.* — En d'autres termes, un blessé appareillé pour une fracture diaphysaire ou articulaire dans la formation sanitaire où il est opéré et traité, doit être, du fait même de cet appareillage, un blessé immédiatement transportable, évacuable sur l'intérieur. Les seules contre-indications admissibles doivent tenir à l'état de la plaie et du foyer de fracture, en particulier à l'existence de phénomènes infectieux qui rendent ce blessé momentanément intransportable.

2° *Le traitement orthopédique d'une fracture diaphysaire ou articulaire doit s'inspirer de la nécessité de la reprise précoce des fonctions du membre et l'appareillage être orienté vers ce but.* — Ces deux considérations limitent singulièrement le choix des appareils à employer pour le traitement orthopédique des fractures, dans la chirurgie de l'avant; c'est à elles que nous avons obéi dans notre pratique dont ce petit volume est l'exposé.

CHAPITRE II

TRAITEMENT ORTHOPÉDIQUE DES FRACTURES DU BRAS

1° Immobilisation provisoire. Appareil d'évacuation.

Les gouttières en aluminium, coudées à angle droit au niveau du coude, en service actuellement dans l'armée française, sont très défectueuses, et, pour peu que la fracture soit haute, n'immobilisent rien du tout.

L'attelle de Thomas, en usage dans l'armée anglaise (fig. 21), procure, grâce à l'extension permanente que réalise l'élasticité du caoutchouc, une bien meilleure immobilisation, et peut même être employée comme appareil d'immobilisation définitive.

Nous proposons, comme appareil d'évacuation, un appareil voisin de celui qui nous sert comme appareil d'immobilisation définitive (fig. 22).

Il se compose essentiellement d'un « béquillon extensible » d'Alquier destiné au bras, et d'une gouttière destinée à l'avant-bras.

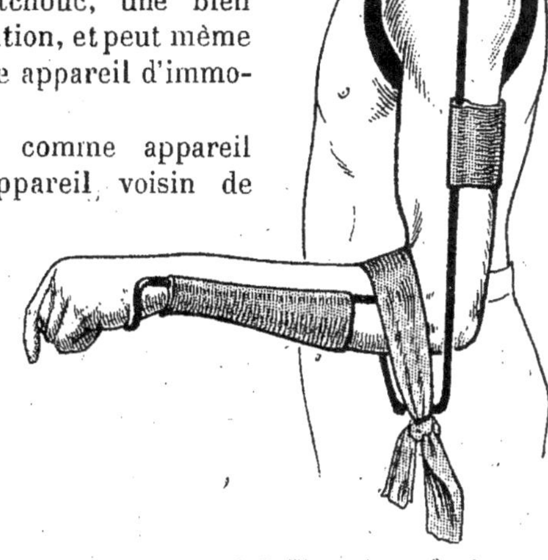

Fig. 21. — Appareil de Thomas pour fractures de l'humérus, appliqué.

Le béquillon comporte un arc axillaire représentant le point d'appui supérieur, et une tige à glissière lui faisant suite, tige dont la longueur

est réglable sur la longueur du bras du blessé. L'extrémité inférieure de la tige est fixée à la face interne d'une gouttière
en zinc ou en aluminium qui reçoit l'avant-bras. L'interchangeabilité de l'appareil s'obtient très facilement, en fixant l'extrémité inférieure de la tige du béquillon à l'une ou l'autre face de la gouttière.

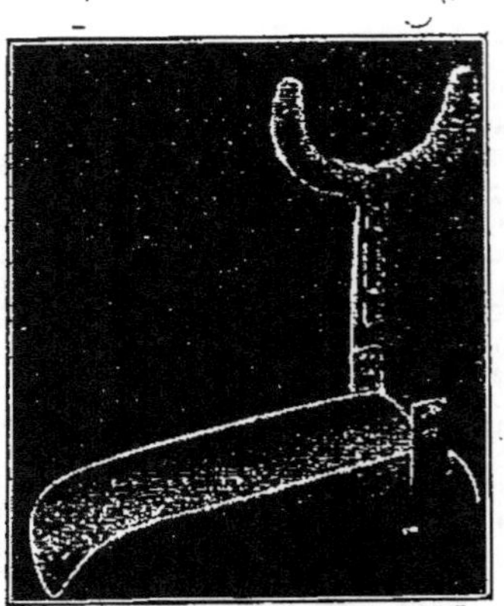

Fig. 22. — Béquillon pour immobilisation provisoire et évacuation d'une
fracture de l'humérus. L'avant-bras
repose dans la gouttière métallique.

Technique d'application. —
Le pansement provisoire de la
plaie étant fait, l'avant-bras est
entouré d'ouate, puis placé dans
la gouttière en position de
demi-pronation ; l'arc du béquillon, préalablement bien matelassé, embrasse l'aisselle, sa
tige est parallèle à la face interne du bras. Quelques tours
de bande fixent la gouttière autour de l'avant-bras.

Un aide soutenant le membre
par l'avant-bras et immobilisant
ce dernier, on allonge la tige du béquillon en faisant jouer la
glissière, de façon à remonter l'arc et à bien soulever l'épaule,
puis on bloque les écrous. L'humérus se trouve ainsi immobilisé en extension permanente.

Il est loisible et préférable de fixer l'humérus à la tige du
béquillon faisant attelle, par quelques tours de bande.

Une écharpe soutient le coude et l'avant-bras.

2° Immobilisation définitive.

Données anatomo-cliniques. — D'une façon générale,
dans les fractures de la diaphyse humérale, le fragment supérieur, obéissant à l'action des muscles scapulo-trochitériens et
du deltoïde, se met en abduction ; le fragment inférieur, obéissant à l'action de la pesanteur, se place verticalement, en rectitude, si bien que les deux fragments font un angle obtus
ouvert en dedans. Cette déviation angulaire à sinus interne est
à peu près constante et caractéristique.

Il n'y a pas à se préoccuper d'une façon particulière de l'abduction du fragment supérieur, tout au moins dans les fractures de la partie moyenne de la diaphyse. Sous l'influence de la traction, de la disparition de la contracture, de l'atrophie musculaire, elle cède très rapidement, et le fragment supérieur se met en rectitude.

C'est à l'*extension continue* qu'on s'adressera pour la réduction des fractures de la diaphyse humérale. C'est par elle que l'on obtiendra la meilleure correction des déviations.

Les procédés simples, bien connus et couramment utilisés pour la réduction des fractures fermées, — procédés qui se résument tous à l'application d'un poids à l'extrémité inférieure du bras. — ont, dans les fractures par projectiles de guerre, des indications plus restreintes que dans les fractures fermées, car ils sont insuffisamment contentifs. On peut compléter cette contention en appliquant quelques attelles le long du bras; ce n'est là qu'un expédient, car la contention se trouve supprimée pendant les pansements. Leurs indications se limitent aux fractures par balles, avec orifices punctiformes, sans rétention de corps étranger, et évoluant aseptiquement, fractures qui guérissent sous un simple pansement occlusif aseptique.

Le procédé d'extension continue le plus simple est constitué par une cravate embrassant l'extrémité inférieure du bras, et dont les deux chefs, se croisant sur la face antérieure de l'avant-bras, viennent se nouer au-dessous du coude; un poids de 1 kilogramme y est suspendu.

La cravate peut être remplacée par une anse de leucoplaste embrassant l'extrémité inférieure du bras, débordant au-dessous du coude, en étrier, et fixée par des circulaires de leucoplaste. Un poids de 1 kg. à 1 kg. 500 est attaché à l'anse; le poignet est soutenu par une bande qui embrasse le cou. Pendant la nuit, le poids est supprimé; le bras reposant sur des coussins, on fixe à l'anse de leucoplaste l'extrémité proximale d'une cordelette qui se réfléchit sur une poulie placée au pied du lit, et dont l'extrémité distale supporte un poids de 2 kilogrammes.

Il est préférable, comme le fait Destot, de remplacer le poids et l'anse de leucoplaste par un petit sac de faible diamètre, en forme de boudin, contenant de la grenaille de plomb jusqu'à concurrence de 1500 à 2000 grammes, et entourant en bracelet l'extrémité inférieure du bras. Le ballottement du poids se trouve ainsi supprimé, et l'extension se fait plus régulièrement.

Un grand nombre d'appareils, à la fois réducteurs et contentifs, sont nés tout récemment. Ils dérivent tous plus ou moins de l'appareil de Delbet. Nous bornerons notre description aux principaux, c'est-à-dire à l'appareil de Delbet, à celui de Leclercq, et à celui que nous utilisons couramment dans notre service, c'est-à-dire au béquillon extensible.

Appareil de Delbet. — C'est à Delbet que revient le mérite d'avoir réalisé, dès 1901, le premier appareil à extension continue pour la réduction des fractures de l'humérus. Cet appareil utilise la force propulsive d'un ressort qui refoule simultanément et excentriquement ses deux points d'appui extrêmes.

Description de l'appareil. — Il se compose de trois pièces :

1° Un arc métallique largement ouvert, embrassant les régions antérieure et inférieure de l'aisselle, et à l'extrémité antérieure duquel fait suite une tige verticale pleine, percée de trous, qui descend verticalement vers le pli du coude. Cet arc utilise, comme point d'appui supérieur : en avant, le bord inférieur du grand pectoral ; en arrière, le bord inférieur du grand dorsal. Le creux de l'aisselle reste libre, et il n'y a pas à craindre de compression du paquet vasculo-nerveux axillaire. La tige verticale ne se continue pas directement avec l'arc sous-axillaire, mais lui est unie par une courbe, qui a pour objet de reporter *en dehors* l'axe de celui-ci. L'arc est maintenu en place par une courroie que l'on passe par-dessus l'épaule, et qui unit deux anneaux situés à chaque extrémité de cet arc.

2° Un demi-bracelet métallique que l'on fixe à la racine de l'avant-bras : c'est le point d'appui inférieur. Au bracelet est reliée, par une articulation en genou, mobile en tous sens, une tige creuse et fenêtrée, qui monte vers l'aisselle. Cette tige creuse (pièce femelle) est destinée à recevoir la tige pleine de l'arc métallique (pièce mâle).

3° Un ressort à boudin qui, placé autour de la tige creuse, permet de réaliser l'extension. Une goupille, que l'on passe à travers la fenêtre de la tige femelle dans un des trous de la tige mâle, permet de régler la longueur de l'appareil pour chaque malade. Le ressort à boudin est réglé pour une tension de 5 kilogrammes.

Application de l'appareil. — L'appareil actuel est interchangeable.

L'arc sous-axillaire et le bracelet anti-brachial doivent être matelassés. L'arc sous-axillaire est entouré, tout d'abord, d'une feuille d'ouate ; puis, par-dessus celle-ci, on enroule une bande de caoutchouc de 30 à 40 centimètres de long, et le tout est maintenu par quelques tours d'une bande de crêpe ou de toile. Il faut se garder de faire le coussinet trop volumineux, pour éviter d'augmenter encore l'abduction habituelle du fragment supérieur.

Pour matelasser le point d'appui inférieur, on interposera, entre le bracelet et le peau, un petit coussin ouaté, ou mieux encore, — car le coussin se déplace sans cesse, — un mouchoir plié en plusieurs doubles, ou trois lames de caoutchouc, séparées par du coton et maintenues par un tour de bande.

L'appareil est alors mis en place, l'arc supérieur sous l'aisselle, le demi-bracelet sur l'avant-bras, les deux tiges verticales s'emboîtant l'une dans l'autre, l'avant-bras fléchi à angle droit sur le thorax. L'avant-bras doit être maintenu fléchi, puisque c'est sur lui qu'est pris le point d'appui inférieur. Pour cela, le poignet est suspendu au cou par une bande de toile formant écharpe à boucle, et que la figure 23 représente appliquée.

Cette bande de toile doit être bien tendue, car elle se distend toujours et laisse le poignet s'abaisser. Or, la tension du ressort et, par suite, la réduction, ne se maintiennent qu'à la condition que l'avant-bras reste rigoureusement à angle droit ou même aigu.

L'arc axillaire est fixé autour de l'épaule par une courroie unissant les deux boucles de l'arc. Pour empêcher cette courroie de glisser en dehors du moignon de l'épaule, on la rattachera à l'écharpe thoracique.

Le point de fixation du demi-bracelet anti-brachial, par rapport au pli du coude, peut varier suivant l'état de la peau (plaies, phlyctènes, etc.), suivant la direction des fragments de l'humérus, et, par suite, suivant l'effet réducteur que l'on

veut obtenir; néanmoins, il ne devra pas en être éloigné de
plus de 3 ou 4 travers de doigt pour que la tension du ressort
produise son maximum d'effet sur l'humérus, et pour que la
pression ne soit pas trop forte au bord inférieur du poignet.

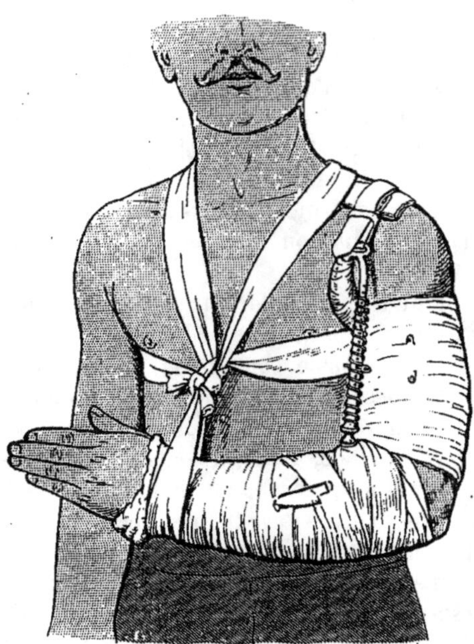

Fig. 23. — Appareil de Delbet pour fractures
de l'humérus, vu de face.

Le point d'application une fois choisi, le bracelet sera fixé par deux lacs passés dans les deux fentes qu'il présente. L'un de ces deux lacs est noué au-dessous de l'avant-bras, l'autre en arrière du bras, au-dessus du coude. Ce dernier lac surtout est utile, en raison de la tendance du bracelet à glisser vers la main. On peut d'ailleurs, et, à notre avis, c'est le plus souvent nécessaire, fixer le demi-bracelet à l'avant-bras par un collier plâtré qui l'enveloppe.

Le ressort à boudin est alors mis en tension. Pour cela, on
presse sur le ressort, de façon à diminuer sa longueur, et l'on
enfonce, immédiatement au-dessus de lui, la goupille à travers
la fenêtre de la tige femelle, dans un des orifices de la tige
mâle. Le ressort, en se détendant, tend à repousser la goupille,
et, par suite, à éloigner les points d'appui de l'appareil.

La fig. 23 montre l'appareil appliqué.

Réduction. — La réduction du chevauchement s'obtient par
la tension du ressort. Cette réduction doit être faite *progressivement*, et non en un seul temps. Il faut donc, durant quelques

jours, si cela est nécessaire, au fur et à mesure que les muscles cèdent, descendre la goupille dans un orifice plus inférieur. On appréciera le degré de la tension utile d'après la facilité que l'on a à faire glisser les deux tiges l'une sur l'autre, et d'après les sensations plus ou moins pénibles qu'accuse le blessé.

Lorsque la réduction du chevauchement a été obtenue, — ce que l'on vérifiera par la mensuration et la radioscopie, — on vérifiera également par la radioscopie s'il n'y a pas une bascule d'un fragment ou d'une esquille. On peut, dans ces cas, obtenir une correction plus exacte au moyen d'une bande passée autour du bras et de la tige de l'appareil.

Une fois la réduction obtenue, aussi complète que possible, il n'y a plus qu'à s'assurer chaque jour que l'écharpe à boucle qui suspend le poignet ne s'allonge pas et que la plaque anti-brachiale ne glisse pas.

Appareil de Leclercq. — C'est une modification de l'appareil de Delbet.

Il se compose, comme lui, de deux points d'appui : un arc axillaire métallique et un demi-bracelet anti-brachial. L'arc axillaire est toutefois plus long et plus gros que dans l'appareil de Delbet, et présente, à ses deux extrémités, un crochet d'arrimage pour permettre de le fixer par une bande qui passe autour du thorax et autour de l'épaule. Le demi-bracelet est également plus long et plus large que dans l'appareil de Delbet, et présente moins de tendance à se déplacer.

Ces deux points d'appui sont maintenus en place au moyen d'une tige à coulisse fixée par un écrou à l'extrémité antérieure de l'arc axillaire et par une genouillère à la plaque anti-brachiale. Un ressort à boudin permet l'écartement des deux points d'appui. Ce ressort est mis en tension au moyen d'un écrou se vissant sur la tige (fig. 24).

L'appareil sert indifféremment pour le bras droit et pour le bras gauche.

Nous nous sommes servis successivement des appareils de Delbet et de Leclercq, pour les abandonner, l'un après l'autre, au profit d'un appareil dérivé du même principe, mais plus simple.

On peut, en effet, faire diverses critiques à l'appareil de Delbet.

L'arc sous-axillaire est trop court, et il est très fréquent de voir son extrémité postérieure ulcérer les téguments au niveau

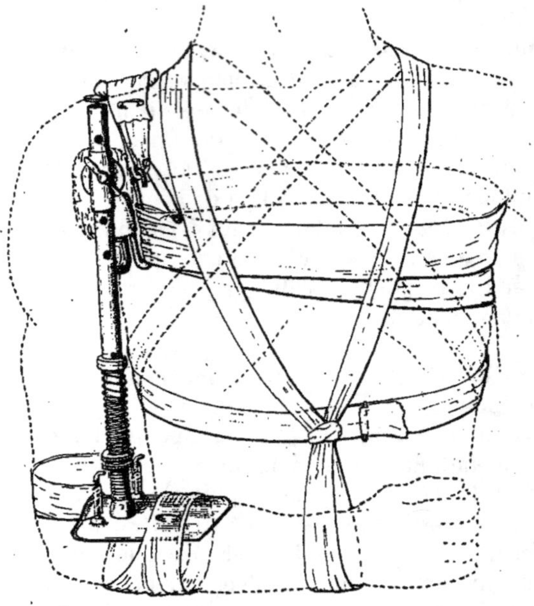

Fig. 24. — Appareil de Leclercq mis en place, vu de face.

du bord inférieur du grand dorsal. En outre, il est très difficile de faire tenir la bretelle qui entoure le moignon de l'épaule.

Le demi-bracelet antibrachial est trop étroit ; il se déplace très facilement et le seul moyen de le maintenir en place est de le fixer par une bande plâtrée.

Ces divers inconvénients ont été supprimés dans l'appareil de Leclercq.

Enfin, la force du ressort à boudin est trop énergique, et la pression qu'il exerce sur les points d'appui excessive. Ce point est surtout important dans les fractures qui s'accompagnent de lésions vasculaires. Chez un blessé atteint de fracture de l'hu-

mérus à sa partie moyenne, avec section du paquet vascu-
laire, et auquel nous avions appliqué un appareil de Delbet,
nous avons observé un sphacèle des téguments au niveau du
bracelet antibrachial.

L'appareil de Leclercq présente un autre inconvénient. Alors
que dans l'appareil de Delbet, le point d'appui supérieur a
été reporté en dehors par un artifice de construction, si bien
que l'axe de traction est exactement parallèle à l'axe de l'humérus, dans l'appareil de Leclercq ce point d'appui supérieur
correspond au creux de l'aisselle. L'axe de traction est alors
oblique de dedans en dehors et d'arrière en avant, condition,
a priori, défavorable, et exposant à produire une angulation
des fragments à sinus postéro-externe.

De nombreux appareils à extension continue, dérivés de
l'appareil de Delbet, ont été décrits. Tous utilisent les mêmes
points d'appui, et remplacent la force extensive du ressort par
la traction de poids ou celle du caoutchouc. Tels sont les appareils de Grégoire et d'Abadie, sur lesquels nous ne pouvons
insister.

L'extension continue permanente n'est pas indispensable
pour la réduction des fractures de l'humérus. La pratique
montre, en effet, qu'une traction continue avec un poids de
4 kilogrammes, maintenue pendant 20 à 50 minutes, à la façon
d'Hennequin, amène la réduction dans la plupart des cas, particulièrement dans les fractures comminutives, dans lesquelles
le chevauchement est à peu près nul, et où il importe surtout
de rétablir l'axe du membre.

Un appareil permettant de figer cette réduction, lorsqu'elle
est obtenue, est donc parfaitement suffisant. C'est à cette
recherche que répond l'appareil que nous employons actuellement de façon à peu près exclusive, et qui est connu sous le
nom de « béquillon extensible d'Alquier. »

Béquillon extensible d'Alquier. — Cet appareil se compose de 2 tiges de feuillard formant tuteurs. La partie supérieure d'un des tuteurs a été sectionnée longitudinalement sur
une longueur de 14 centimètres, puis les 2 parties ainsi obtenues, écartées, tordues sur leur axe, et incurvées en forme de
béquillon. La tige de ce tuteur, longue de 24 cent., est percée

de 4 trous permettant le passage de boulons. La 2ᵉ tige de
feuillard, longue de 10 cent., présente une fenêtre de 10 cent.
de long dans sa partie supérieure, et se trouve recourbée en
crosse à sa partie inférieure. Deux écrous permettent aux deux
tiges de coulisser lorsqu'ils sont desserrés; lorsqu'ils sont
serrés, les deux tiges se trouvent bloquées (fig. 25).

L'appareil peut servir aussi bien pour le bras droit que pour
le gauche, il suffit, pour cela, de mettre la tête des boulons du

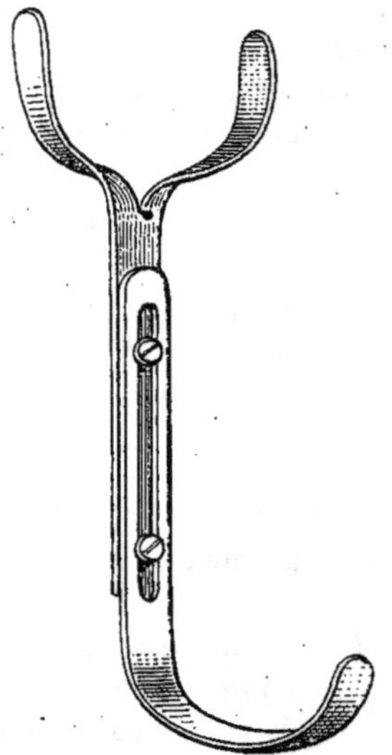

Fig. 25. — Béquillon extensible
d'Alquier, nu.

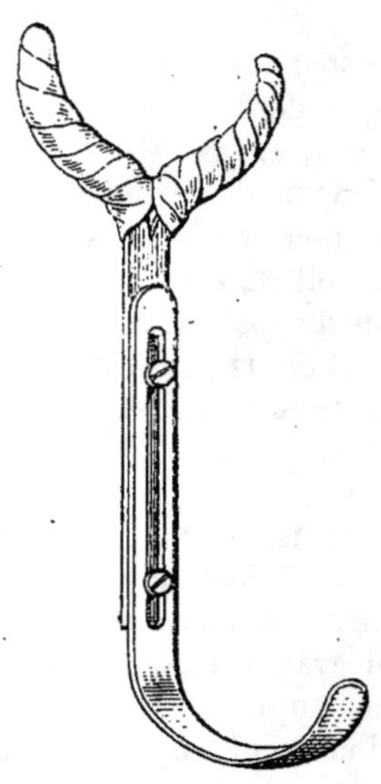

Fig. 26. — Béquillon extensible
d'Alquier, matelassé.

côté de la face interne du bras et les écrous du côté de la paroi
thoracique.

Préparation de l'appareil. — Le béquillon est garni de tours
de bande de toile, puis d'une bande de flanelle, et enfin recouvert de tissu imperméable (fig. 26). Il faut se garder de faire le
coussinet trop volumineux, car il exagérerait l'abduction du
fragment supérieur.

Application de l'appareil. — L'avant-bras du blessé, préalablement fléchi à angle droit et placé en demi-pronation est

enveloppé d'une bande de flanelle, puis recouvert d'un manchon plâtré circulaire, commençant à la partie inférieure du bras sur une hauteur de 3 travers de doigt, et s'arrêtant au col du cubitus. Ce manchon ne doit pas être serré, afin de permettre au blessé d'exécuter des mouvements de pronation et de supination. Les saillies de l'épicondyle et de l'épitrochlée seront bien modelées, et le plâtre devra présenter une *dépression au-dessus de ces saillies, pour donner à l'appareil un bon point d'appui* (fig. 27).

L'appareil plâtré étant sec, on place le béquillon dans le creux axillaire, de façon que sa tige soit bien parallèle à la face interne du bras, et, par suite, à l'humérus ; puis

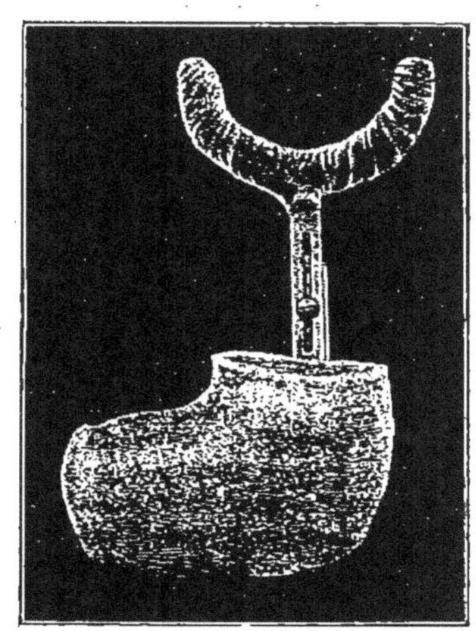

Fig. 27. — Béquillon extensible avec son collier plâtré inférieur. La glissière est complètement libre.

on adapte la crosse du tuteur à la partie inférieure du coude en donnant à cette crosse la forme nécessaire pour qu'elle épouse exactement la convexité de l'appareil plâtré. Il suffit alors de solidariser la crosse et le manchon plâtré au moyen de quelques tours de bande plâtrée.

Réduction de la fracture et mise en tension de l'appareil. — Il faut attendre que le plâtre soit complètement sec, c'est-à-dire au moins 12 heures, avant de procéder à la réduction de la fracture et à la mise en tension de l'appareil. Pour y parvenir, il suffit d'employer le procédé d'extension et de contre-extension d'Hennequin.

Les écrous de la glissière étant préalablement desserrés, le poignet soutenu par une bande-écharpe qui entoure le cou du blessé, on passe une bande de forte toile sous le béquillon, et l'on attache les 2 extrémités de cette bande à un balai, fixé lui-même à une chaise, ou à un clou planté au plafond. C'est la contre-extension (fig. 28).

L'extension est réalisée au moyen d'une bande embrassant en 8 de chiffre l'extrémité inférieure du bras et la racine de l'avant-bras, et supportant à son extrémité un poids de 4 kilogrammes environ. Cette extension est laissée en place 20 minutes environ, temps suffisant pour vaincre la contracture muscu-

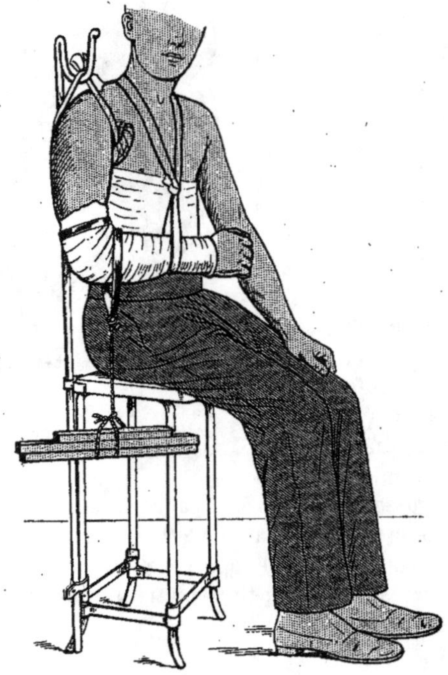

Fig. 28. — Mise en tension du béquillon. Extension et contre-extension.

laire et obtenir la réduction. A ce moment, pendant qu'un aide maintient le béquillon dans l'aisselle, on bloque les écrous des tuteurs, puis on supprime l'extension et la contre-extension. La figure 29 représente l'appareil appliqué et mis en tension.

Si, après vérification radioscopique, la réduction n'est pas complète, on recommence les mêmes manœuvres le ou les jours suivants.

Lorsqu'on ne peut faire asseoir le blessé, la réduction sera faite dans le décubitus dorsal. L'écharpe qui embrasse le béquillon est fixée par son extrémité à un crochet scellé dans un mur. Un tube de caoutchouc résistant embrasse l'avant-bras en passant sur le pli du coude ; ses deux extrémités sont nouées en anse et, sur cette anse, s'attache une cordelette que l'on fixe également à un anneau scellé au mur. Il suffit de tendre le caoutchouc pour obtenir la réduction en 20 à 30 minutes, puis, à ce moment-là, de bloquer les écrous des tuteurs pour figer la réduction.

Comme l'arc axillaire de Delbet ou de Leclercq, le béquillon prend ses points d'appui supérieurs exclusivement sur les bords saillants du grand pectoral en avant, du grand dorsal en arrière ; il ne provoque jamais de compression du paquet vasculo-nerveux, parce qu'il est évidé à sa partie médiane et nous n'avons jamais observé, chez les blessés auxquels nous l'avons appliqué, cet œdème de l'avant-bras et de la main, si fréquent avec les appareils de Delbet ou de Leclercq.

Ces points d'appui supérieurs, uniquement musculaires, sont essentiellement

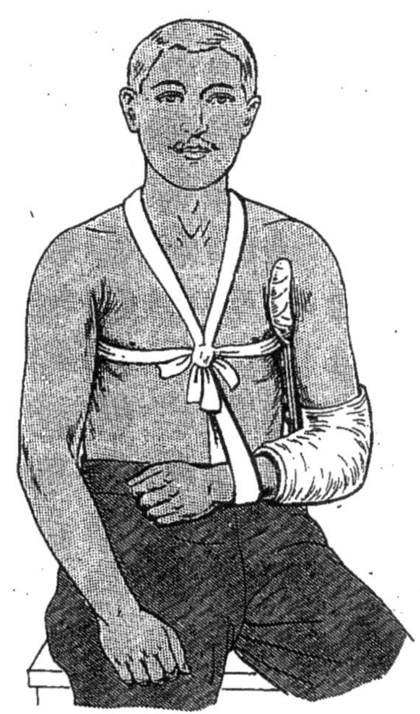

Fig. 29. — Béquillon extensible d'Alquier pour réduction des fractures de l'humérus, vu en place — face.

« fuyants » comme y a insisté Delbet, et, par suite de la diminution de volume du membre due à la disparition du gonflement et à l'atrophie musculaire, la pression qu'exerce le béquillon à leur niveau peut varier. Il faut donc, dans la plupart des cas, poursuivre le point d'appui pendant le cours du traitement. Rien n'est plus simple : il suffit, pour cela, de renouveler la manœuvre primitive de réduction que nous avons décrite.

Pendant toute la durée de l'application de l'appareil, l'épaule, le poignet et l'articulation radio-humérale sont libres; le blessé peut et doit exécuter des mouvements d'abduction du bras, de flexion et d'extension du poignet, de pronation et de supination de l'avant-bras. Seule, l'articulation huméro-cubitale est immobilisée. Lors de l'ablation de l'appareil, on peut

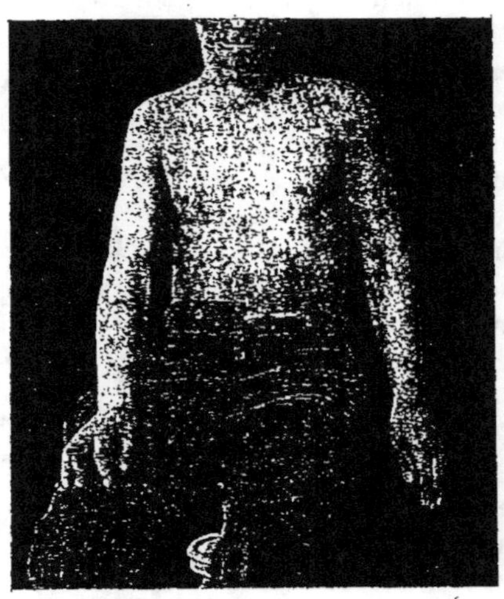

Fig. 30. — Le blessé de la figure 29, au 45ᵉ jour. L'appareil a été maintenu pendant 40 jours. Les mouvements du coude ont leur amplitude normale.

constater une diminution de l'extension et de la flexion du coude ; l'amplitude de ce mouvement est bien vite récupérée après quelques manœuvres mécanothérapiques, ou mieux, par la simple utilisation du membre. La figure 30 montre l'étendue des mouvements du coude au sortir de l'appareil.

Modifications de l'appareillage suivant les variétés de fractures.

1° **Fractures de la partie moyenne de la diaphyse (fractures sous-deltoïdiennes).** — Le déplacement est celui que nous avons signalé : angulation à sinus interne. L'appareil sera appliqué comme nous l'avons dit; le déplacement angulaire est ordinairement rapidement corrigé par la traction continue. S'il persistait, il y aurait indication à porter le fragment huméral inférieur en abduction et à le maintenir dans un degré d'abduction correspondant à celui du fragment supérieur, en interposant, entre le bras et le tronc, une attelle grillagée repliée en triangle et bien matelassée.

Si la plaie est externe, antérieure ou postérieure, elle se trouve largement à découvert et son pansement est facile. La bande qui fixe le pansement embrassera également le tuteur du béquillon.

Si la plaie est interne, il faut user d'un artifice; on incurvera la tige du béquillon, de façon à l'éloigner de la plaie et permettre l'application du pansement.

La position que l'on donne habituellement à l'avant-bras, dans les fractures de l'humérus, produit un véritable *décalage* du fragment huméral inférieur. Ce fragment subit, en effet, lorsqu'on ramène l'avant-bras au-devant de la poitrine, un mouvement de rotation interne qui oriente l'épicondyle directement en avant, alors que, normalement, il doit

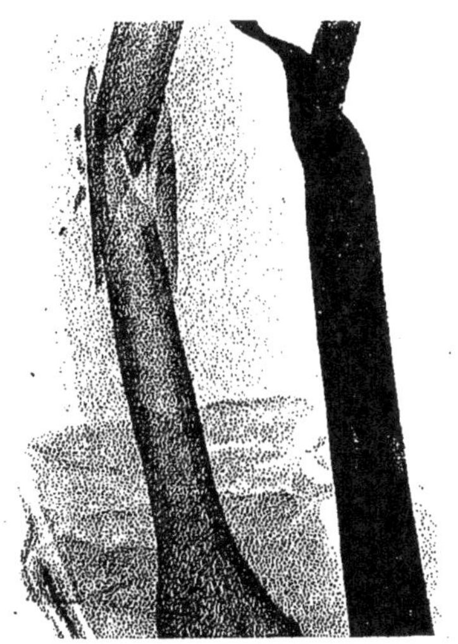

Fig. 51. — Fracture de l'humérus droit à sa partie moyenne, par balle. Angulation des fragments à sinus interne. Avant réduction. (Cl. Foisy.)

regarder en avant et en dehors. Ce décalage, que l'on a accusé de favoriser l'interposition du nerf radial entre les fragments, est, à notre avis, négligeable en pratique. Si l'on veut s'y opposer, il suffit de porter le coude en rétroposition légère, et d'immobiliser le bras dans cette position par un bandage circulaire entourant le bras et le thorax. On remarquera que, dans l'appareil de Thomas, et par suite de la situation de la gouttière antibrachiale, ce décalage est évité.

Les figures 51 et 52 montrent le résultat obtenu avec le béquillon d'Alquier dans une fracture de la partie moyenne de la diaphyse humérale.

On se souviendra que les fractures de la partie moyenne de l'humérus se compliquent très souvent de paralysie radiale primitive ou secondaire.

Les paralysies *primitives* reconnaîtront surtout pour cause, dans les fractures par projectile de guerre, une *section* ou une contusion directe violente (contusion extrinsèque), une véritable attrition du nerf, plus rarement son *embrochement* par une esquille ou l'extrémité acérée d'un fragment, ou son *interposition* entre les fragments.

Les paralysies *secondaires*, qui surviennent pendant la période de réparation et apparaissent de une à quatre semaines après la fracture, résultent ordinairement de l'inclusion du nerf dans le tissu cicatriciel circa-fracturaire.

Il faut savoir reconnaître l'interposition du nerf radial, car, dans certains cas, on peut arriver à désenclaver le nerf en exagérant l'extension. Elle s'observe surtout dans les fractures à deux fragments seulement. Le diagnostic en peut être fait par les signes qu'a indiqués Ollier : apparition de douleurs et de fourmillements dans le territoire du nerf à la percussion du fragment inférieur de bas en haut, et à l'occasion de certains mouvements du bras.

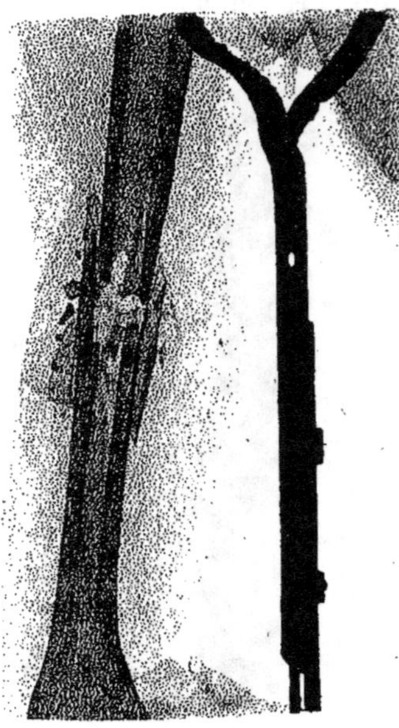

Fig. 32. — La même fracture, après application du béquillon. La réduction est complète. (Cl. Foisy.)

La fréquence de ces complications nerveuses implique la nécessité de leur recherche soigneuse et souvent renouvelée, lors du premier examen, dans le cours du traitement, et après la consolidation.

2° Fractures du tiers supérieur (intra-deltoïdiennes). — Elles comprennent :

a) Les fractures *sus-pectoro-deltoïdiennes* (Delbet). Ce sont les véritables fractures du col chirurgical de l'humérus; elles occupent l'espace situé entre le bord supérieur des muscles de la gouttière bicipitale et la base des tubérosités (fig. 33 et 34).

b) Les fractures *inter-pectoro-deltoïdiennes*, qui occupent la

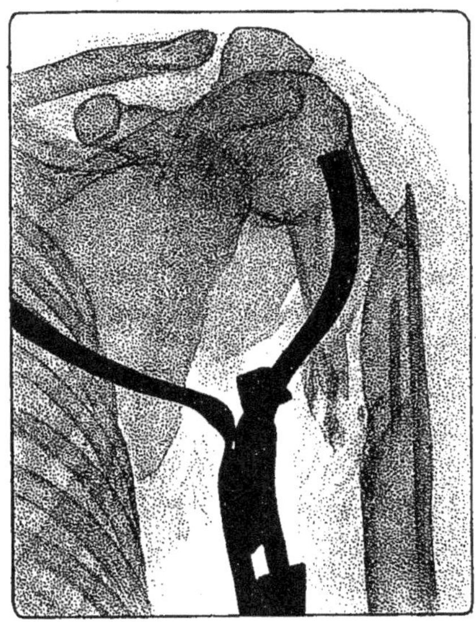

Fig. 33. — Fracture sus-pectoro-deltoïdienne par éclat d'obus. Application du béquillon extensible. Avant réduction. Abduction marquée du fragment supérieur, avec chevauchement.

zone située entre l'insertion des muscles de la gouttière bicipitale et celle du deltoïde (fig. 35 et 36).

En chirurgie de guerre, ces variétés se confondent souvent, par suite de l'étendue du fracas. Le déplacement y est ordinairement identique à celui de la variété précédente, c'est-à-dire : abduction, souvent très marquée, du fragment supérieur, par suite de l'action des muscles scapulo-trochitériens. Dans les fractures inter-pectoro-deltoïdiennes, on peut voir le fragment supérieur se placer en adduction, par suite de l'action prédominante des muscles thoraco-huméraux (fig. 35 et 36).

Le béquillon extensible sera appliqué, dans cette variété de fractures, comme dans celles de la partie moyenne.

Toutefois, le fragment supérieur obéit moins facilement à la traction et conserve parfois un certain degré d'abduction; il sera alors indiqué de porter le fragment inférieur dans le même

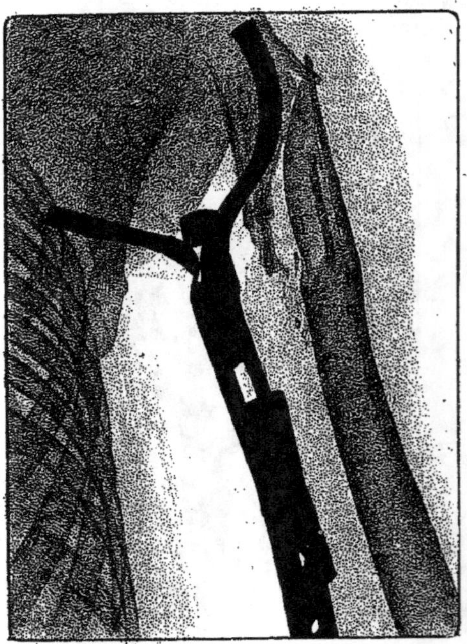

Fig. 34. — La même, après réduction au béquillon. La réduction n'est pas absolument complète. Il persiste un peu d'abduction du fragment supérieur.

degré d'abduction, au moyen d'un coussin ou d'une attelle triangulaire axillaire bien matelassée.

3° **Fractures du tiers inférieur (supra-condyliennes hautes et basses).** — Les fragments ont tendance à se déplacer de telle façon qu'ils font un angle obtus ouvert en dedans, et réalisent un « cubitus varus » diaphysaire (fig. 37). L'extension corrige facilement cette déviation (fig. 38).

Le fragment huméral inférieur est déplacé tantôt en avant, tantôt en arrière du supérieur, et ce déplacement mérite attention, quant à sa réduction, d'autant plus que la fracture est plus basse.

Lorsque le fragment inférieur est déplacé en avant du supérieur, la flexion de l'avant-bras sur le bras suffit à le ramener en bonne position. Par contre, lorsqu'il est déplacé en arrière du supérieur, la flexion de l'avant-bras exagère son déplacement, car cette flexion se produit autant, sinon plus, dans le

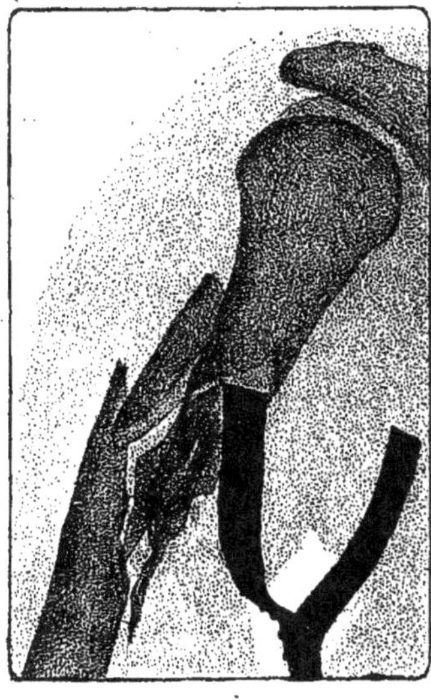

Fig. 35. — Fracture comminutive inter-pectoro-deltoïdienne par balle. Forte adduction du fragment supérieur. Avant réduction. Le béquillon est en place, mais non mis en tension. Blessé des figures 28, 29 et 30.

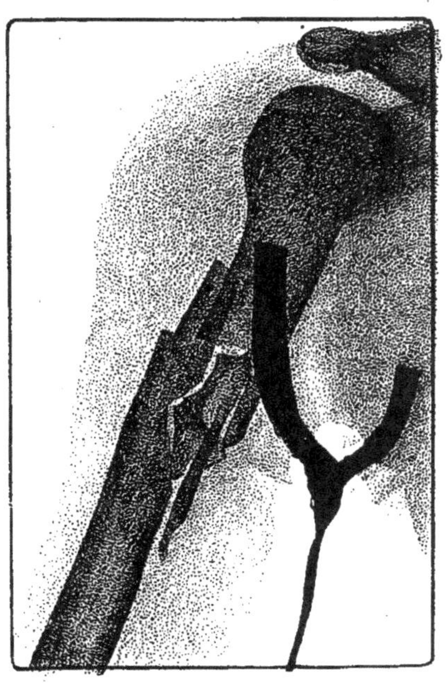

Fig. 36. — La même, après réduction par le béquillon extensible. L'axe est complètement rétabli.

foyer de fracture que dans le coude; il faut alors insister sur l'extension pour le réduire, et vérifier par la radioscopie si la réduction est bien obtenue.

Dans cette variété de fractures, le collier plâtré inférieur doit être modifié, de façon à laisser le coude libre.

L'avant-bras étant en position intermédiaire, pouce en haut, on applique sur lui deux attelles plâtrées, une postérieure et une antérieure, partant du coude et se terminant au pli palmaire inférieur. Ces deux attelles sont fixées par deux bracelets plâtrés, l'un au niveau du poignet et du métacarpe — laissant toutefois le pouce libre —, l'autre en avant du coude. L'appa-

reil est bien modelé au niveau du poignet, pour prendre un
point d'appui solide sur les saillies de la tête cubitale, de la
malléole radiale et des bases des 1er et 5e métacarpiens. L'extré-

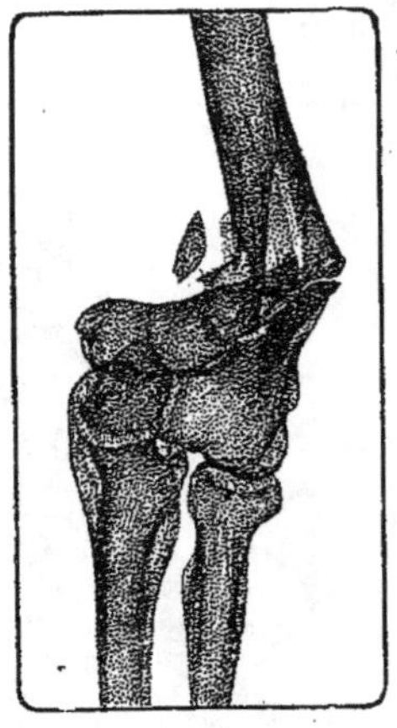
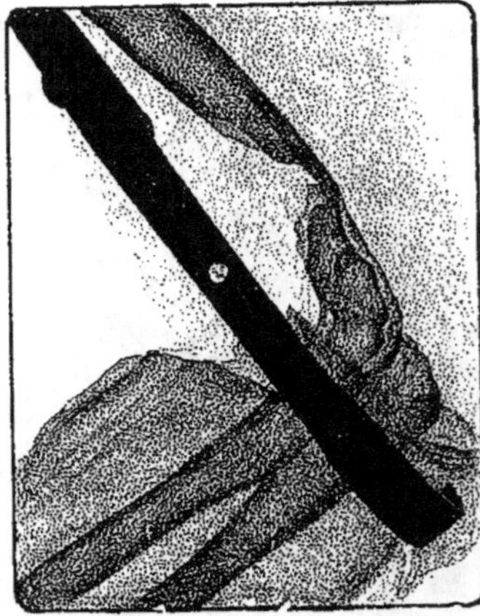

Fig. 37.   Fig. 38.

Fig. 37. — Fracture comminutive supra-condylienne haute de l'humérus
par éclat d'obus. Déviation angulaire à sinus interne avant réduction.

Fig. 38. — La même que figure 37, après esquillectomie et réduction
par le béquillon extensible.

mité inférieure du tuteur est fixée au bracelet anti-brachial
supérieur par quelques tours de bande plâtrée (fig. 59).

Durée d'application de l'appareil. — Elle variera suivant la
rapidité de la consolidation. D'après nos propres résultats, la
durée moyenne demandée pour la consolidation d'une fracture
de l'humérus par projectile de guerre, a été de 50 à 60 jours,
avec un minimum de 40 et un maximum de 90 jours.

On se rendra compte des progrès de la consolidation par
l'examen clinique et radiographique. Cliniquement, on recher-
chera l'existence d'une mobilité ou d'une flexibilité anormale
au niveau du foyer de fracture. Pour cela, on supprime la
traction en desserrant les écrous des tuteurs et descendant le
béquillon, puis, les deux fragments sont saisis chacun d'une
main et mobilisés en sens inverse l'un de l'autre. Il est facile
de se rendre compte, par cette manœuvre, du degré de consolidation de la fracture.

Résultats. — Nous avons traité 186 fractures de l'humérus. Sur ce nombre, 54 étaient des fractures fermées, 158 des fractures ouvertes, par projectiles de guerre.

Elles se répartissent comme suit : Fractures du tiers supé-

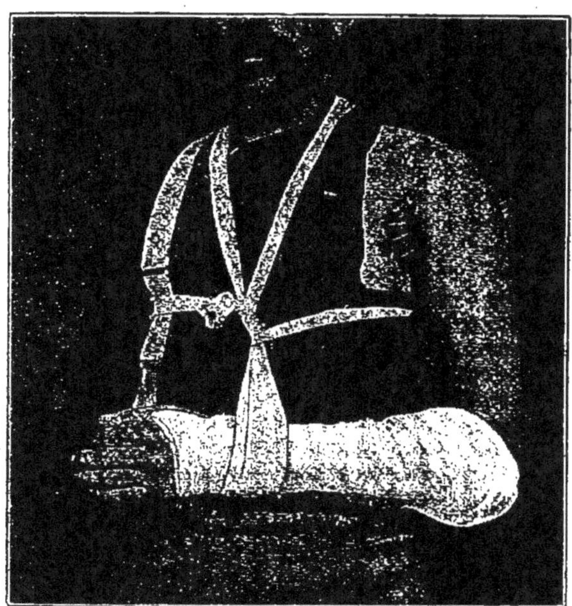

Fig. 50. — Application du béquillon pour une fracture du tiers inférieur de l'humérus. Le collier plâtré n'occupe que l'avant-bras.

rieur, y compris celles du col chirurgical : 64. Fractures du tiers moyen : 65. Fractures du tiers inférieur : 55.

Les réductions que nous avons obtenues ont toujours été satisfaisantes. L'abduction du fragment supérieur s'est corrigée dans tous les cas de fracture de la partie moyenne, sans qu'il ait été nécessaire de porter le fragment inférieur en abduction.

Dans les fractures du tiers supérieur, dans celles du col chirurgical, en particulier, nous avons dû, par contre, y recourir dans quelques cas.

Dans un cas, nous avons observé une pseudarthrose fibreuse. Malgré une ligature en cadre, après avivement des surfaces, puis une greffe périostique, la fracture ne s'est pas consolidée.

CHAPITRE III

TRAITEMENT ORTHOPÉDIQUE DES FRACTURES DE L'AVANT-BRAS

Considérations générales.

Les fractures de l'avant-bras sont graves; avec elles, dit Delbet, « on louvoie toujours entre la pseudarthrose et le cal vicieux ».

Elles sont graves, parce qu'elles se jugent, dans de trop nombreux cas, par la perte de la fonction, c'est-à-dire de la pro-supination. Reconnaissons que ce résultat est dû bien souvent à la méconnaissance des conditions primordiales qui dominent la physiologie de l'avant-bras.

Il est actuellement démontré, depuis les travaux de Destot et de ses élèves, que l'immobilisation des fractures de l'avant-bras doit être faite en *supination complète*, et non en demi-pronation, comme il était classique de l'enseigner et de le pratiquer jusqu'ici, et cela, que la fracture intéresse un seul ou les deux os de l'avant-bras simultanément.

Le dogme de la variabilité des dimensions de l'espace interosseux et de sa plus grande largeur dans la demi-pronation a vécu. Il a été démontré, par les constatations radiographiques et l'expérimentation, que *la largeur de l'espace interosseux est invariable*, fait qui pouvait être déduit, *a priori*, de la nature de la membrane interosseuse, fibreuse et inextensible, et non pas élastique, comme le nécessiterait un espace interosseux de dimensions variables.

Le rôle du *décalage*, dans la perte ou la limitation des mouvements de pronation et de supination consécutive aux fractures de l'avant-bras, a été mis en relief.

Alors que les muscles rond-pronateur et court-supinateur s'équilibrent, le biceps, supinateur par excellence, en même temps que fléchisseur, donne une prédominance permanente à la supination, quel que soit le niveau de la fracture.

Il résulte de ce fait que, dans toute fracture, soit du radius seul, soit des deux os de l'avant-bras, le *segment anti-brachial supérieur se met en supination complète et permanente*, alors que, sous l'action des rond et carré pronateurs, suivant le niveau de la fracture, par suite de son propre poids surtout, et parfois, par l'intervention du chirurgien, le *segment anti-brachial inférieur se met en pronation*.

Si la fracture se consolide dans cette position respective des deux fragments, le supérieur en supination, l'inférieur en pronation, les mouvements de pronation et de supination se trouvent complètement supprimés, puisque muscles pronateurs et supinateurs sont respectivement à bout de course. L'action supinatrice est toujours supprimée, puisque le fragment supérieur est en supination complète; la pronation peut avoir encore une certaine étendue, si la consolidation s'est faite alors que le fragment inférieur était en pronation incomplète.

Fait important à retenir : ce *décalage* peut exister avec une conservation complète de l'espace interosseux, c'est-à-dire dans les fractures qui ne présentent ni angulation, ni chevauchement, dont la coaptation fragmentaire est, en apparence, excellente et le bout à bout parfait.

De la connaissance de ces faits découle cette conclusion thérapeutique : *la nécessité de porter le segment antibrachial inférieur*, le seul sur lequel on puisse agir, *dans une position correspondante à celle du fragment supérieur, c'est-à-dire en supination, et de l'immobiliser dans cette position*.

Cette nécessité entraîne, ipso facto, l'*obligation d'immobiliser le coude et le poignet* dans toute fracture de l'avant-bras, de façon à conserver l'attitude en supination.

Tout appareil pour fracture de l'avant-bras qui n'immobili pas le coude et le poignet est donc, a priori, défectueux.

Cette attitude en supination ne réalise pas, à elle seule, la réduction de la fracture, mais elle met le membre dans les meilleures conditions pour obtenir un bon résultat fonctionnel.

Alors que la tête radiale roule sur elle-même, l'extrémité inférieure du radius subit un mouvement de translation circonférentielle autour de la tête du cubitus, qui forme un excentrique, une came.

Cette transformation, par le même levier, du mouvement axial en mouvement circonférentiel, ne peut se produire que grâce à la courbure à convexité externe du radius et à son angle cervico-diaphysaire, car, si la tige était droite, le mouvement axial ne serait qu'un mouvement de rotation.

La première portion du radius, qui va de la tête à la tubérosité bicipitale, tourne exactement sur son axe et ne se déplace pas dans l'espace, grâce à sa forme cylindrique; la portion inférieure, au contraire, grâce à sa courbure à convexité externe, décrit un mouvement de circumduction excentrique autour de l'extrémité inférieure du cubitus.

Toute fracture qui supprime cette courbure à convexité externe du radius, et la remplace par une angulation à sommet interne, antérieur ou postérieur, entrave ou suprime les mouvements de pronation et de supination, c'est-à-dire encloue l'avant-bras, car elle détruit l'excentricité du levier radial.

Ce n'est donc pas la diminution ou la suppression de l'espace interosseux, par le déplacement d'un fragment, qui est grave, — hormis le cas de synostose radio-cubitale bien entendu — et qu'il importe de corriger [1], mais bien la perte de l'excentricité du radius, c'est-à-dire le *désaxage*, conséquence de la déviation angulaire des fragments.

Telles sont, très brièvement résumées, les considérations physiologiques qu'il est indispensable de connaître pour le traitement des fractures de l'avant-bras [2].

Les indications thérapeutiques qui en découlent sont les suivantes :

Dans toute fracture de l'avant-bras il faut :

1° Corriger le *désaxage*, c'est-à-dire rétablir l'excentricité du radius ;

2° Éviter le *décalage*.

Nous avons vu comment on évite le décalage. Nous verrons plus loin comment on corrige le désaxage, c'est-à-dire les déviations angulaires des diaphyses.

---

1. Les déplacements en baïonnette en sont la preuve. La fonction est conservée malgré la diminution de l'espace interosseux.

2. On trouvera ces considérations physiologiques et les indications thérapeutiques qui en découlent, complètement exposés in : *Nouveau Traité de Chirurgie* de Le·Dentu et P. Delbet, tomes IV et IV bis : *Fractures*, par J. Tanton.

Les fractures de l'avant-bras par projectile de guerre intéressent, soit les 2 os simultanément, soit un seul os isolément. Nous étudierons successivement le traitement orthopédique de ces deux variétés de fractures.

A. — FRACTURES DES DEUX OS DE L'AVANT-BRAS

Elles sont, tantôt au même niveau sur chacun des 2 os, tantôt, et plus souvent, *étagées*, c'est-à-dire à des niveaux différents sur le radius et le cubitus, le projectile ayant suivi, dans l'avant-bras, un trajet oblique.

Dans toute fracture des deux os de l'avant-bras, le déplacement est ordinairement complexe, et comprend :

1° Un déplacement *en masse* du segment anti-brachial inférieur par rapport au supérieur;

2° Un déplacement des fragments de chaque segment l'un par rapport à l'autre, et par rapport au fragment de même nom du segment opposé.

Chacun de ces déplacements est lui-même complexe.

Ces déplacements se font à la fois, dans le sens antéro-postérieur (angulation à sommet antérieur ou postérieur), dans le sens latéral (déplacement en baïonnette, angulation à sommet interne ou externe), selon la longueur (chevauchement), et selon la circonférence (décalage par rotation du segment anti-brachial inférieur).

Toutefois, il est deux déplacements dominants. Ce sont :

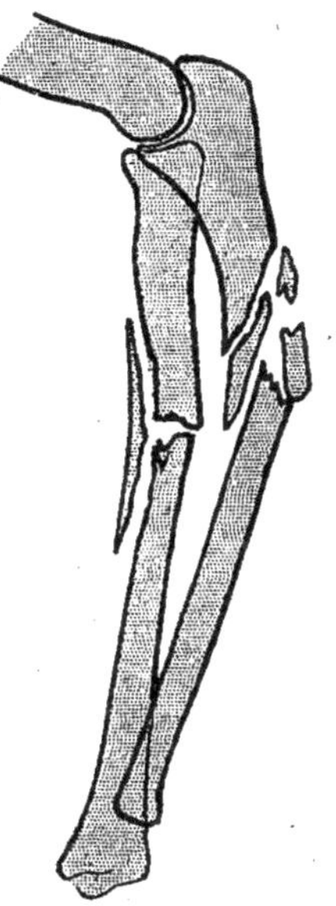

Fig. 40. — Fracture des 2 os de l'avant-bras au tiers supérieur par balle. Déviation angulaire à sommet postérieur, surtout marquée sur le cubitus.

1° La tendance qu'ont les fragments, surtout ceux du segment inférieur, à se rapprocher l'un de l'autre, et à effacer l'espace interosseux.

2° Le déplacement angulaire, le plus important, le plus

constant, celui qui donne aux fractures de l'avant-bras leur physionomie (fig. 40).

Cette angulation, peut se produire avons-nous dit, soit dans le sens antéro-postérieur, soit dans le sens transversal, très souvent dans les deux à la fois. Le sommet de l'angle fait saillie en avant, en arrière, en dedans ou en dehors ; dans la plupart des cas en arrière et en dehors ; l'angle à sinus interne est maintenu par la contracture des fléchisseurs. La déformation est en *accent circonflexe* (fig. 40).

Tantôt les 4 fragments s'angulent deux à deux, mais les deux fragments supérieurs et les deux inférieurs restent parallèles l'un à l'autre, l'espace interosseux est à peu près conservé. Tantôt, au déplacement angulaire se joignent un déplacement suivant l'épaisseur et un certain degré de chevauchement.

Immobilisation provisoire des fractures de l'avant-bras.

Appareil d'évacuation. — Une gouttière de zinc ou d'aluminium recevant l'avant-bras, le poignet, le coude, et remontant jusqu'à la partie moyenne du bras, le coude étant en flexion à angle droit, réalise une immobilisation suffisante pour l'évacuation d'une fracture de l'avant-bras. Le membre sera soutenu par une écharpe.

Immobilisation définitive des fractures de l'avant-bras.

Règles de l'immobilisation. — L'avant-bras doit être immobilisé en supination complète[1], *le plan du poignet dans le plan de la saignée, la styloïde radiale regardant exactement comme l'épicondyle.*

L'immobilisation sera faite, le coude fléchi à angle droit, de façon à relâcher le biceps et le brachial antérieur ; le coude et le poignet doivent être immobilisés, sinon l'on s'expose à voir se reproduire le décalage.

Gouttière plâtrée. — Un certain nombre de fractures par balle, avec orifices punctiformes, qui évoluent de façon asep-

---

1. Il ne s'agit ici que de la supination antibrachiale ; la supination complète de l'avant-bras nécessite également la supination humérale. Dans la supination antibrachiale, la paume regarde encore légèrement en dedans.

tique, et dans lesquelles le déplacement se réduit à une angulation à sommet antérieur ou postérieur, avec conservation du bout à bout fragmentaire, sont justiciables d'une gouttière plâtrée, le pansement occlusif que l'on applique sur les orifices pouvant être maintenu jusqu'à consolidation.

C'est une gouttière postérieure. Elle embrasse le tiers inférieur du bras, le coude, fléchi à angle droit, le poignet et le métacarpe, s'arrête au pli palmaire inférieur, de façon à permettre la flexion des doigts, et laisse passer le pouce (fig. 41).

La figure 42 en donne le modèle.

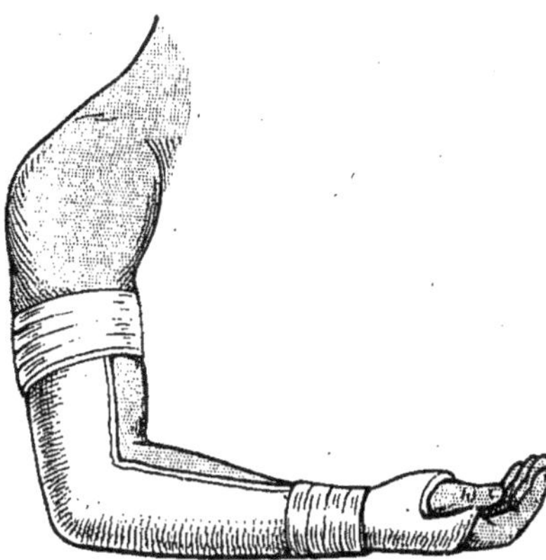

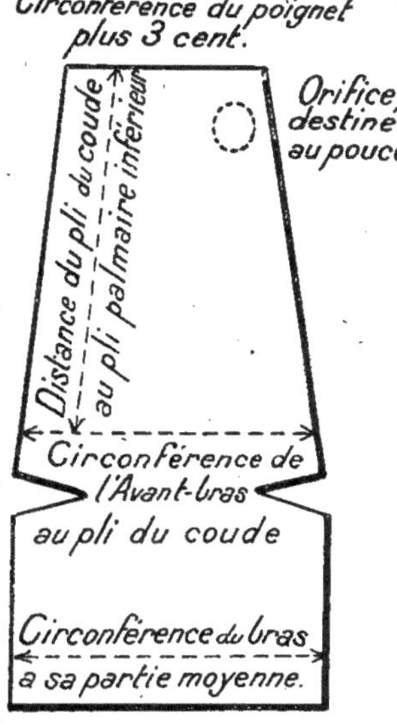

Fig. 41. — Gouttière plâtrée pour fractures de l'avant-bras. Le coude et le poignet sont immobilisés, l'avant-bras est en supination.

Fig. 42. — Schéma pour la taille d'une gouttière plâtrée pour fracture de l'avant-bras.

On la taillera dans une pièce de tarlatane apprêtée de 14 à 16 épaisseurs. On se souviendra que l'avant-bras doit être immobilisé en supination dans la gouttière plâtrée, et non en demi-pronation, comme on le fait couramment.

La correction de la déviation angulaire se fera en combinant les tractions manuelles sur le segment distal de l'avant-bras avec une pression directe sur le sommet de l'angle, pendant la dessiccation du plâtre.

Dès que le déplacement est complexe, et c'est à peu près la règle, c'est à l'extension mécanique, permanente ou temporaire, qu'il faut s'adresser pour le réduire, en retenant que cette extension doit s'effectuer, l'avant-bras en supination, pour éviter le décalage. Les appareils de Destot, de Dupuy de Frenelle, de Judet, utilisés pour le traitement des fractures fermées, conviennent moins bien aux fractures ouvertes par projectiles de guerre, parce que le pansement des plaies y est difficile.

Appareil de Delbet. — Delbet a réalisé un appareil à extension continue permanente, qui utilise la force extensive et contre-extensive d'un ressort. Cet appareil comprend deux tiges analogues à celles de l'appareil de bras, tiges qui sont, à la fois, réductrices et contentives. Ces deux tiges sont semblables et complètement indépendantes. Elles ne sont reliées, lorsque l'appareil est en place, que par les bracelets plâtrés.

Le point d'appui inférieur est fourni par la tête du cubitus, l'épiphyse radiale, les saillies latérales que forment, en dehors, le trapèze, et, en dedans, l'os crochu. On utilise ce point d'appui au moyen d'un collier plâtré que l'on modèle soigneusement sur ces saillies.

Le point d'appui supérieur, pour être efficace, ne peut être obtenu qu'en emprisonnant le coude dans un bracelet plâtré qui le maintient fléchi à angle droit. Le point d'application des tiges est alors pris sur la partie anti-brachiale du plâtre.

La tige externe doit être antéro-externe ; on a tendance à la placer trop en dehors ; il faut se rappeler que la tête du radius, recouverte, dans le plan transversal, par la masse considérable des muscles épicondyliens, est bien plus interne qu'on est porté à le croire. L'articulation supérieure de la tige antéro-externe doit être placée en avant, dans le plan antéro-postérieur passant par le plan de rotation de la tête radiale, et aussi près que possible du plan horizontal passant par l'articulation huméro-radiale. Son extrémité inférieure doit être placée sur la malléole radiale, au niveau de l'insertion du long supinateur, la plaquette destinée à empêcher la bascule remontant sur le bord du radius.

La tige qui répond au cubitus doit être franchement interne. Son extrémité correspond à la base de l'olécrâne, son extrémité inférieure est placée en dedans, sur la tête du cubitus.

Delbet a cherché à conserver, avec son appareil, la possibilité d'exécuter, pendant le traitement, des mouvements de pronation et de supination passifs et actifs. Cette recherche l'a obligé à multiplier les articulations des tiges. En outre, elle rend la pose de ces tiges très délicate.

A notre avis, il n'y a pas un grand intérêt, dans la majorité des cas, à permettre les mouvements de pronation et de supination, actifs et passifs, pendant la durée du traitement, il peut même en résulter des inconvénients au point de vue de la fonction. L'immobilisation n'a pas besoin d'être prolongée très longtemps, et le blessé arrive assez vite à récupérer le fonctionnement normal des articulations du coude et du poignet après l'ablation de l'appareil.

Dans les retards de consolidation, dans les pséudarthroses fibreuses, il n'en est peut-être pas de même, et l'appareil de Delbet trouvera probablement là une de ses principales indications, d'autant qu'à cette période de l'évolution de la fracture, le cal fibreux ou la sclérose circa-fracturaire font que le déplacement du fragment inférieur n'est plus à craindre pendant ces mouvements. Ce point est encore à étudier.

L'appareil suivant, que nous employons d'une façon habituelle, nous donne toute satisfaction, bien que nous ayons sacrifié délibérément la recherche de ces mouvements de pro-supination actifs et passifs pendant la période de consolidation.

Appareil à attelles métalliques extensibles. — L'appareil se compose essentiellement de deux attelles métalliques

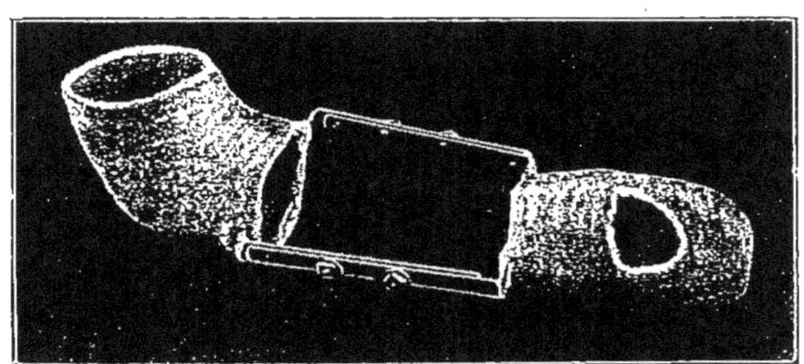

Fig. 43. — Appareil à attelles latérales extensibles, pour la réduction et l'immobilisation des fractures des deux os de l'avant-bras.

extensibles *latérales*, l'une externe, l'autre interne, fixées par deux bracelets plâtrés, l'un supérieur, l'autre inférieur (fig. 43).

Il faut deux attelles latérales et non une seule attelle médiane, car il est important, pour la réduction des déplacements angulaires entre autres, de pouvoir agir isolément, et d'une façon différente, sur chaque diaphyse.

Points d'appui. — Ils sont fournis par les deux bracelets plâtrés, supérieur et inférieur.

Le bracelet supérieur embrasse le tiers supérieur de l'avant-bras et le tiers inférieur du bras.

L'avant-bras étant maintenu par un aide, fléchi à angle droit et en supination, on recouvre les téguments d'une bande de crépon; puis, celle-ci est elle-même recouverte de plusieurs circulaires d'une bande plâtrée de 10 m. $\times$ 0 m. 10.

Pendant la dessiccation, on moule soigneusement les éminences latérales : épicondyle et épitrochlée, et les dépressions sus-jacentes.

Le bracelet inférieur entoure le poignet et la région métacarpienne, en laissant toutefois le pouce libre. Il s'arrête, en bas, au pli palmaire inférieur, de façon à permettre la flexion des doigts.

Pendant la dessication, on moule également soigneusement les saillies de la tête cubitale et de l'épiphyse radiale, et l'on déprime fortement la tabatière anatomique.

Pose des attelles extensibles. — Lorsque les bracelets sont secs, on applique les deux attelles métalliques.

Elles sont franchement latérales, l'une interne, l'autre externe. L'extrémité supérieure de l'attelle externe répond à la tête du radius, son extrémité inférieure à la malléole radiale; l'extrémité supérieure de l'attelle interne au côté interne de l'olécrâne, son extrémité inférieure à la tête du cubitus.

Les pattes des attelles sont scellées aux bracelets au moyen d'une nouvelle bande plâtrée (fig. 44).

Réduction. — Elle ne doit être entreprise que lorsque la dessiccation est complète, c'est-à-dire après 12 ou 24 heures. On utilise, pour la réduction, non pas l'extension mécanique *permanente*, mais l'extension mécanique *temporaire*, dont on fige le résultat au moment voulu.

Les écrous des attelles sont d'abord desserrés. Le blessé

étant assis sur une chaise, une écharpe embrasse la face postérieure du collier anti-brachial; ses deux chefs viennent se
croiser à la face antérieure du collier, au-dessous du pli du
coude, puis, passent de chaque côté du bras et vont se nouer
derrière lui. Cette écharpe est fixée à un crochet quelconque,

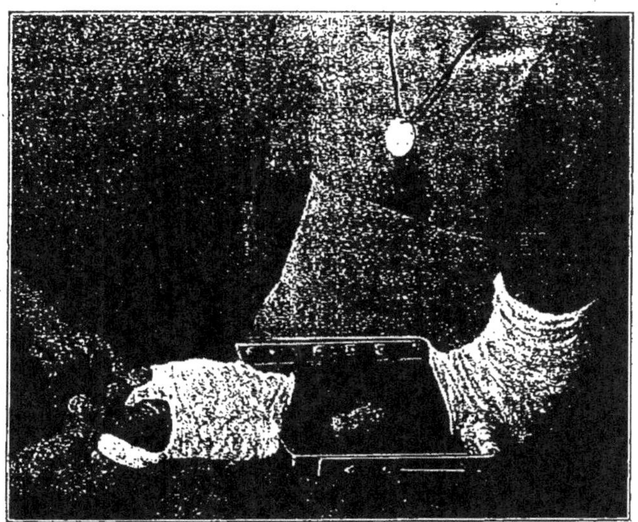

Fig. 44. — Le même appareil appliqué. L'avant-bras est en supination.

lui-même scellé à une porte ou dans un mur. C'est la contre-
extension.

Une bande de forte toile est fendue en deux sur 50 centimètres de long. On engage la partie du bracelet inférieur qui
correspond au poignet dans la fente, jusqu'à ce que le bord
interne du bracelet soit au contact du point de réunion des
deux chefs ainsi obtenus. L'un des chefs passe en avant, l'autre
en arrière du poignet; ils viennent se croiser sur le bord
externe de celui-ci, et on les réunit l'un à l'autre par une
épingle double ou un nœud. Le chef interne et le double chef
externe sont alors ramenés en avant et noués en anse. A l'extrémité de l'anse on attache une cordelette qui se réfléchit sur
une poulie ou sur le dossier d'une chaise et supporte à son
extrémité un poids de 4 kilos (fig. 45). L'extension est laissée

pendant 20 à 30 minutes. Lorsqu'aucune déformation n'est plus appréciable cliniquement, en particulier lorsque toute

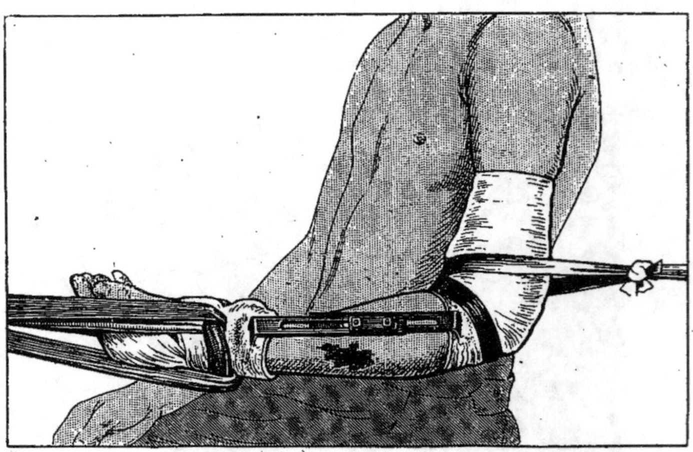

Fig. 45. — Réduction par traction aux poids d'une fracture de l'avant-bras appareillée.

angulation a disparu, les écrous des attelles sont bloqués, la réduction se trouve ainsi figée.

Modifications de l'appareillage suivant les variétés cliniques.

1° **Fractures de la partie moyenne de l'avant-bras.** — L'appareil, tel que nous l'avons décrit, convient particulièrement aux fractures de cette variété (fig. 46 et 47).

2° **Fractures du tiers supérieur.** — Lorsque les plaies sont très voisines du coude, on fenêtrera le collier antibrachial en face d'elles, ou même on l'échancrera largement. On peut être obligé de supprimer complètement la partie antibrachiale du collier supérieur, qui se trouve ainsi réduit au bracelet brachial. On aura soin, dans ce cas, de descendre ce bracelet au-dessous de la saillie de l'épicondyle et de l'épitrochlée, et de modeler ces deux éminences, de façon à donner un bon point d'appui au collier. La disposition des attelles doit rester la même ; les attelles placées latéralement permettent une meilleure réduction que placées dans le sens antéro-postérieur (fig. 48).

3° **Fractures du tiers inférieur.** — Dans les fractures de cette variété, on sera obligé d'échancrer le collier in-

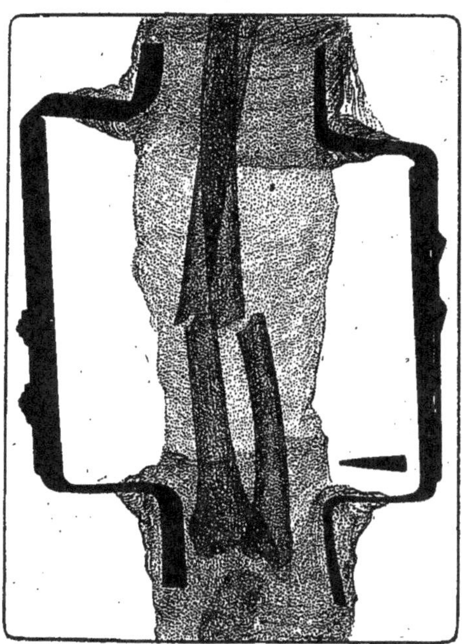

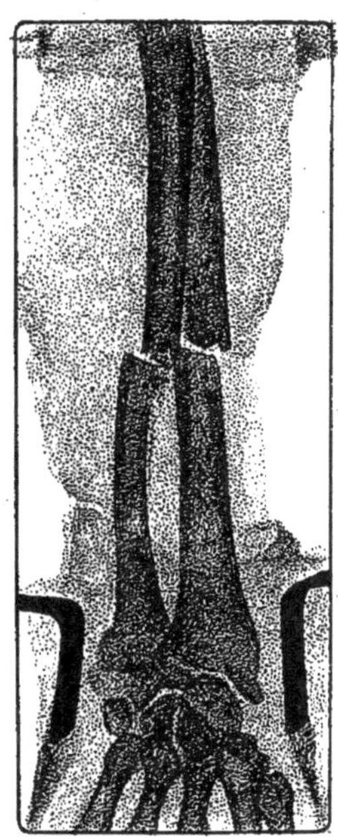

Fig. 46. Fig. 47.

Fig. 46. — Fracture des deux os de l'avant-bras par éclat d'obus (fracture par contact tangentiel). Application de l'appareil à attelles latérales extensibles. Avant réduction.

Fig. 47. — La même que la figure 46, après réduction et bloquage des attelles extensibles.

férieur ; la base du 1er métacarpien fournit un bon point d'appui pour le collier et pour la patte de l'attelle que l'on y reportera.

Durée d'application. — Elle a varié, dans nos cas, entre 50 et 90 jours, en moyenne 50 à 60 jours. On jugera de la consolidation de la façon que nous avons dite pour les fractures de l'humérus. On desserre les écrous des attelles de façon à

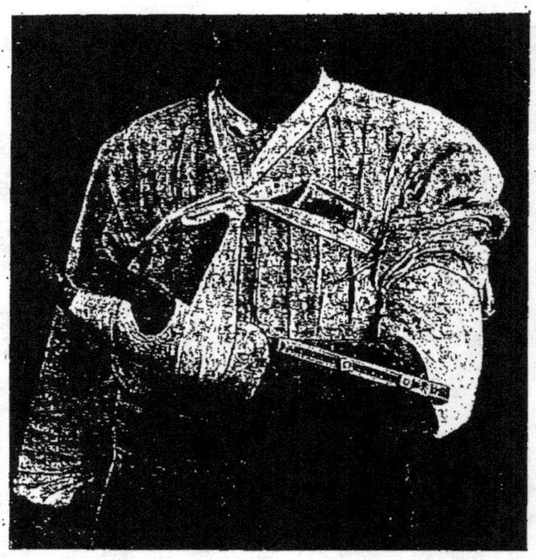

Fig. 48. — Appareil à attelles latérales extensibles pour fractures hautes de l'avant-bras. Le collier plâtré supérieur n'intéresse que le bras.

supprimer la traction, et l'on recherche l'existence d'une mobiité anormale au niveau du foyer de fracture.

Un grand nombre de fractures de l'avant-bras aboutissent, soit au *cal vicieux*, soit à la *pseudarthrose*.

Cals vicieux. — Le cal unique, interosseux, réunissant les 4 extrémités fragmentaires est très rare.

Le plus souvent, 3 des fragments se trouvent soudés entre eux, en Y, le quatrième est libre, flottant; il y a synostose et pseudarthrose partielle associées (fig. 49). Disons, toutefois, que ces synostoses sont beaucoup plus rares qu'on ne l'avait cru avant la radiographie.

Le trouble que ces consolidations vicieuses apportent à la fonction est évident.

D'autres fois, la consolidation des fragments se fait bien bout à bout, mais avec persistance d'un *déplacement angulaire*. Nous avons dit précédemment comment le dé-saxage compromet la fonction.

Une correction soigneuse du déplacement angulaire s'impose donc pour éviter cette terminaison.

Pseudarthroses. — Les pseudarthroses totales ou doubles, c'est-à-dire portant sur les 2 os à la fois, sont assez fréquentes. Ce sont des pseudarthroses fibreuses le plus souvent, rarement des pseudarthroses flot-tantes. La plupart d'entre elles reconnaissent comme cause, dans les fractures abritées, la non-réduction des déplacements fragmen-taires, ou l'insuffisance de cette réduction. Dans les fractures de guerre s'y ajoutent les esquillectomies imprévoyantes, sans ré-génération osseuse consécutive.

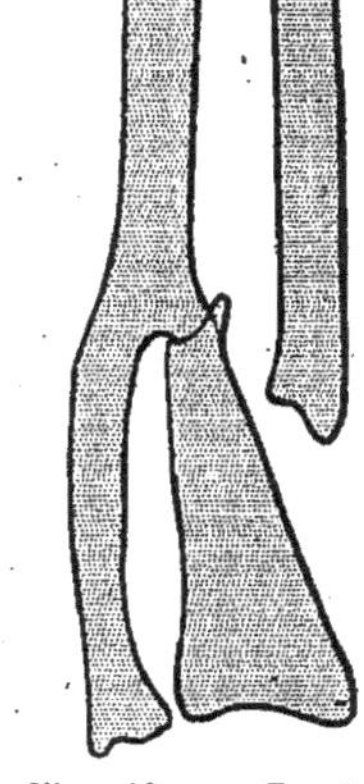

Fig. 49. — Fracture ancienne des 2 os de l'avant-bras. Consoli-dation vicieuse en Y. Synostose radio-cu-bitale et pseudar-throse radiale.

Une impotence fonctionnelle complète est ordinairement la conséquence d'une pseu-darthose totale. La figure 15, p. 16, montre une pseudar-throse isolée du cubitus traitée par greffe osseuse massive, suivant la méthode d'Albee.

Résultats. — Nous avons traité 32 fractures ouvertes des 2 os de l'avant-bras par projectiles de guerre, et dans tous ces cas, nous avons employé l'appareil dont nous avons donné la description.

Sur ce chiffre, nous comptons :

6 fractures du tiers supérieur.

21 fractures du tiers moyen.

5 fractures du tiers inférieur.

Nous avons observé dans nos 32 cas, une pseudarthrose du cubitus, mais pas de cals vicieux.

Fractures isolées du radius.

Les fractures d'une seule diaphyse par projectiles de guerre sont fréquentes. Nous avons observé, jusqu'ici, 57 fractures isolées du radius et 35 fractures isolées du cubitus.

Le point capital à retenir, en ce qui concerne les fractures isolées du radius, est la tendance qu'a le fragment inférieur à se porter en dedans, sous l'action des muscles pronateurs, vers l'espace interosseux, parfois jusqu'au contact du cubitus (voy. fig. 49). Il en résulte une déviation angulaire à sinus interne, dont nous avons signalé la gravité fonctionnelle. A cette angulation latérale s'ajoute, dans la plupart des cas, une déviation angulaire antéro-postérieure, le sommet de l'angle faisant saillie en avant ou en arrière.

Tant que l'attelle conjuguée reste intacte, le chevauchement est nul; la déviation angulaire résume le déplacement.

Cette déviation angulaire est d'autant plus marquée, que la fracture siège plus bas sur le radius, surtout marquée, par suite, dans les fractures du tiers inférieur, en raison de l'action du carré pronateur.

Cette inclinaison en dedans du fragment radial inférieur entraîne :

1° Une dislocation plus ou moins marquée de l'articulation radio-cubitale inférieure et, par suite, un certain degré de *diastasis radio-cubital* qui compromet la pro-supination;

2° La perte de l'excentricité du radius, c'est-à-dire un *désaxage*, qui supprime les mouvements de pro-supination;

3° Un raccourcissement réel du levier radial, qui, si la déviation — d'ailleurs assez rebelle au traitement — n'est pas corrigée, aboutit, dans ces fractures du tiers inférieur du radius, à une déviation progressive de la main en dehors, avec luxation en bas et en dedans de l'extrémité inférieure du cubitus, c'est-à-dire à la production d'une véritable *main bote radiale*. Cette déformation réduit notablement la valeur fonctionnelle de la main, car elle diminue la force de préhension des doigts.

Enfin, le *décalage* est constant dans les fractures isolées du radius, et d'autant plus marqué que la fracture siège plus haut.

Des indications thérapeutiques découlent de ces faits. Dans toute fracture isolée du radius, qu'elle soit ouverte et comminutive ou fermée, il faut :

1° Rétablir l'égalité de longueur des deux leviers osseux, ce qui réduit le diastasis radio-cubital inférieur;

2° Rétablir l'excentricité du levier radial, c'est-à-dire le désaxage;

3° S'opposer à la production du décalage, en mettant le fragment radial inférieur en concordance d'attitude avec le supérieur, c'est-à-dire en supination.

L'appareil à appliquer, pour ces fractures, est celui que nous avons décrit pour les fractures des 2 os. Nous plaçons les deux attelles extensibles latérales dans tous les cas, de façon à équilibrer l'appareil. Lorsqu'on se contente de placer une seule attelle, l'appareil tourne dès que les colliers plâtrés ont un peu de jeu.

Dans les fractures supra-malléolaires basses, qui intéressent la métaphyse radiale, il est impossible de construire un bracelet plâtré inférieur qui possède de bons points d'appui et qui soit bien fixe.

Nous avons tourné la difficulté de la façon suivante :

Appareil de contention pour les fractures supramalléolaires du radius. — Le point d'appui supérieur est, comme dans l'appareil pour fractures des 2 os, un bracelet plâtré brachio-antibrachial ; les 2 attelles métalliques latérales à glissière sont également conservées. Par contre, le bracelet plâtré inférieur est remplacé par un demi-bracelet en métal, qui répond au pli de flexion postérieur dorsal du poignet, et aux 2 extrémités duquel sont fixées, par un rivet, les pattes des 2 attelles latérales. Les 2 extrémités de ce demi-bracelet, préalablement soigneusement matelassé, prennent point d'appui, l'une sur la base du premier métacarpien, l'autre sur la saillie du pisiforme.

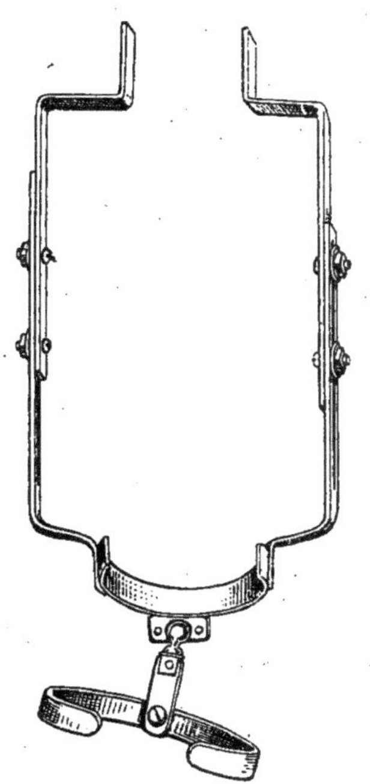

Fg. 50. — Appareil pour fractures supra-malléolaires de l'avant-bras.

Il importe, dans ces fractures, de pouvoir porter la main en inclinaison radiale ou cubitale, en flexion dorsale ou palmaire, suivant le cas, et de la maintenir dans cette position de façon à corriger les déviations angulaires. On y arrive par l'addition d'un deuxième demi-bracelet métacarpien, qui embrasse les 4 derniers doigts, laisse le pouce libre et répond à la face dorsale du métacarpe. Ce demi-bracelet est mobile sur le bracelet carpien par une articulation à noix qui permet, en la bloquant par une vis, de lui donner la position voulue (fig. 50).

Application de l'appareil. — On commence par construire le collier plâtré supérieur. Lorsqu'il est sec, on met en place l'appareil métallique, de telle façon que les extrémités du bracelet carpien répondent aux points d'appui indiqués et que le demi-bracelet carpien embrasse les 4 derniers doigts. Les écrous des attelles métalliques latérales étant desserrés, les pattes supérieures de ces attelles sont scellées au collier plâtré par quelques tours de bande plâtrée.

Lorsque le scellement est pris, on réduit le déplacement par des manœuvres manuelles, puis, la correction étant obtenue, on bloque les écrous des attelles latérales. La main est fixée dans la position de réduction par le bloquage de la rotule.

La figure 51 représente l'appareil appliqué, les fig. 52

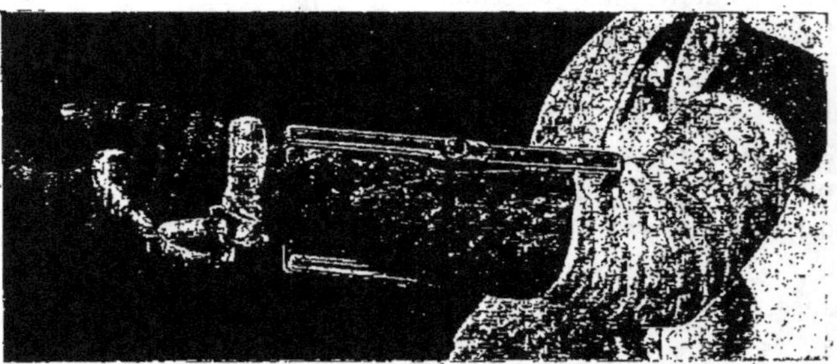

Fig. 51. — L'appareil de la fig. 50, appliqué.

et 53 les résultats obtenus dans une fracture supra-malléolaire du radius avec forte déviation du fragment radial inférieur et de la main.

Fractures isolées du cubitus.

Dans les fractures hautes, le fragment supérieur, entraîné par le brachial antérieur, a tendance à se placer en flexion. Il est alors indiqué d'immobiliser le coude en flexion.

Dans les fractures moyennes et basses, le fragment inférieur

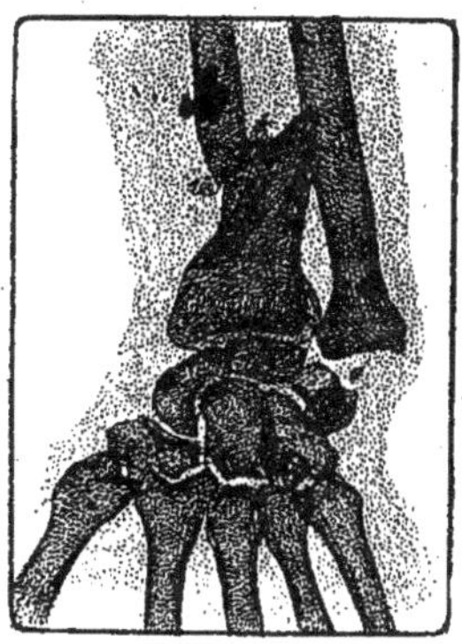

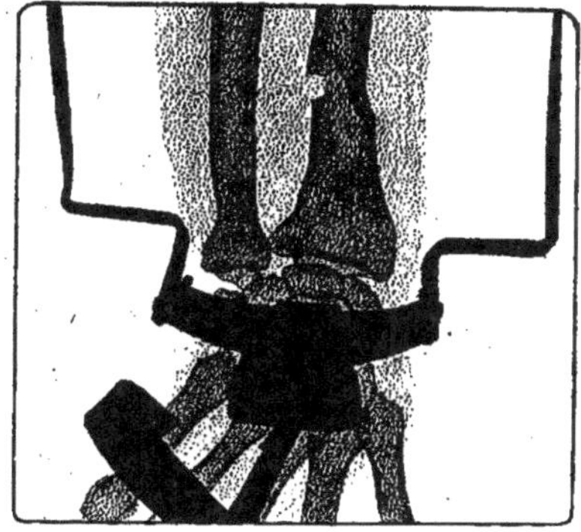

Fig. 52.

Fig. 53.

Fig. 52. — Fracture supra-malléolaire isolée du radius, par éclat d'obus. Déviation du fragment radial inférieur en dedans. Subluxation de l'extrémité inférieure du cubitus et en dedans. Déviation de la main en main bote radiale.

Fig. 53. — La même que figure 52, après réduction et contention dans l'appareil de la figure 50. On voit l'inclinaison cubitale de la main.

tend à se porter en dehors, vers l'espace inter-osseux, parfois jusqu'au contact du cubitus.

Le *décalage* s'observe aussi dans les fractures du cubitus, mais avec un type particulier sur lequel nous ne pouvons insister ici ([1]).

C'est particulièrement à l'avant-bras, dans les fractures d'une seule diaphyse, que les esquillectomies imprévoyantes sont graves, car toute perte de substance osseuse d'une seule dia-

1. Lorsqu'il s'agit du cubitus, c'est un décalage spécial, aboutissant au « poignet à ressort ». Nous renvoyons, pour ce qui le concerne, au *Nouveau traité de chirurgie*, de MM. Le Dentu et Delbet, t. IV et IV *bis*; *Fractures*, par J. Tanton.

physe, non réparée par une régénération osseuse, ou non compensée par une perte de substance équivalente de l'os conjugué, empêche l'aboutement des extrémités et aboutit à la pseudarthrose.

Les *pseudarthroses isolées du radius* sont graves, car elles compromettent la fixité de la main, gênent les efforts de préhension et s'accompagnent de perte ou de limitation des mouvements de pronation et de supination par décalage persistant. Les figures 54 et 55 montrent une fracture isolée du radius au tiers supérieur, traitée par esquillectomie primitive et ayant abouti à une pseudarthrose fibreuse avec pronation permanente.

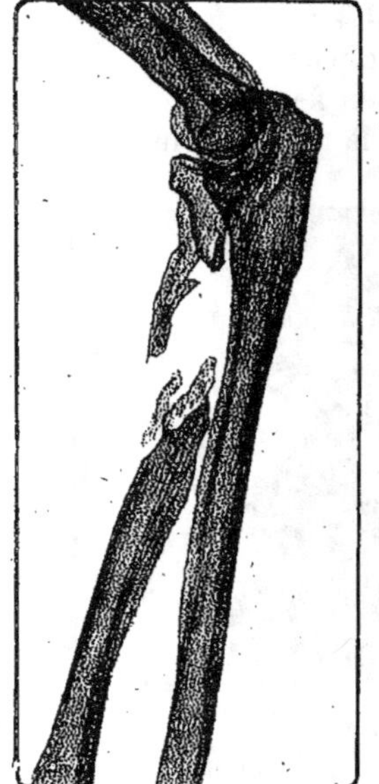

Fig. 54. — Fracture isolée du radius au tiers supérieur. Esquillectomie primitive sub-totale. Pseudarthrose. Pronation permanente.

Les *pseudarthroses isolées du cubitus* et, en particulier, de son tiers inférieur, diminuent peu la valeur fonctionnelle du membre. On peut même voir une pseudarthrose du cubitus rétablir, au moins en partie, grâce à la laxité qu'elle donne aux deux fragments, les mouvements de pronation et de supination supprimés par la consolidation angulaire ou le décalage du radius ; ce sont là, en quelque sorte, des *pseudarthroses providentielles* (Destot). Ces pseudarthroses providentielles du cubitus s'observent dans les fractures des deux os à n'importe quel niveau.

Fractures simultanées du bras et de l'avant-bras.

C'est une éventualité qui est loin d'être rare en chirurgie de guerre.

Nous en avons observé 7 cas.

Les appareils que nous avons décrits pour l'immobilisation des fractures de l'humérus et des deux os de l'avant-bras, trouvent, là encore, leur indication.

On se souviendra, qu'en raison même de l'existence de deux foyers de fracture, la flexion du coude peut être difficile à réa-

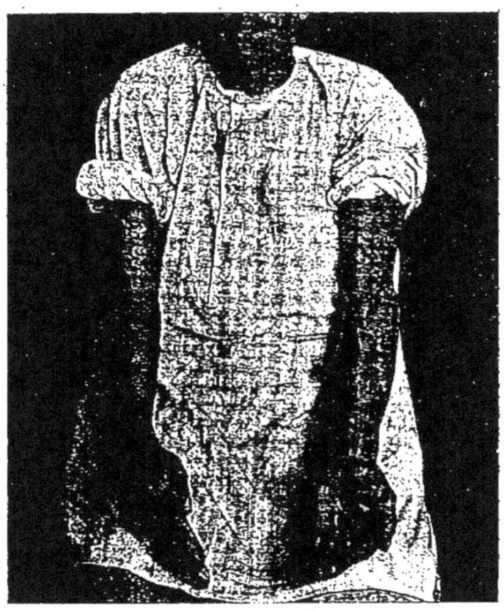

Fig. 55. — Le blessé de la figure 54. Pronation permanente.

liser, et que, très souvent, cette flexion se produit, au moins partiellement, dans les foyers de fracture.

Il faut, pour éviter cet écueil, saisir fortement d'une main la partie inférieure du bras, c'est-à-dire le fragment huméral inférieur et l'immobiliser, saisir de l'autre main la racine de l'avant-bras, c'est-à-dire le fragment anti-brachial supérieur, pendant qu'un aide exerce une traction sur la main, et s'efforcer de fléchir passivement le coude.

CHAPITRE IV

TRAITEMENT ORTHOPÉDIQUE DES FRACTURES DE CUISSE

Considérations générales.

Il n'est pas de fractures plus difficiles à traiter que les fractures de cuisse au point de vue spécial qui nous intéresse, et cela, parce que, dans aucun segment de membre, les masses musculaires ne sont, ni aussi volumineuses, ni aussi puissantes. C'est l'action musculaire qui, sauf dans certains cas de fractures par violence directe, produit le déplacement (déplacement primitif). C'est elle qui, toujours, le maintient et en accroît progressivement l'étendue (déplacement secondaire). C'est donc contre elle qu'il faudra lutter pour obtenir la correction de ces déplacements.

Nous avons écrit précédemment que, dans les fractures diaphysaires par projectiles de guerre, la réduction était ordinairement facile, en raison même de la comminution du foyer de fracture et de sa malléabilité, et que la contention devenait le problème principal. Les fractures du fémur font exception à cette règle; malgré les déchirures musculaires et aponévrotiques, souvent importantes, produites par le traumatisme, la réduction est presque toujours malaisée, rarement complète, encore que plus souvent obtenue que dans les fractures fermées.

Dans une fracture de cuisse, quelle que soit son origine, le déplacement est complexe. Il se fait, à la fois, suivant la longueur (chevauchement), suivant l'épaisseur (déplacement en baïonnette, latéral ou antéro-postérieur), suivant l'axe (déplacement angulaire) et suivant la circonférence (déplacement par rotation).

L'importance de ces divers déplacements est variable, et la difficulté de leur correction également.

Le déplacement par rotation du fragment inférieur est dû au poids du pied ; il se fait en dedans ou en dehors, le plus souvent en dehors. Il est facile de ramener le pied en rectitude et de corriger ce déplacement.

Le *chevauchement* est constant ; il varie entre 2 et 8 centimètres, il est dû à la contracture des muscles à fibres longues de la cuisse et il augmente secondairement, par la rétraction de ces mêmes muscles.

Sa correction complète est extrêmement difficile et, dans les fractures fermées tout au moins, à peu près jamais obtenue ; elle n'est heureusement pas indispensable pour le bon fonctionnement du membre, si bien qu'on a pu traiter sa recherche de « coquetterie chirurgicale ».

Le *déplacement suivant l'épaisseur* est fonction du précédent quant à sa correction. Il expose toutefois, lorsqu'il est important, à une complication des plus graves : *l'interposition musculaire*. La cuisse est le siège d'élection des pseudarthroses par interposition musculaire, et cela, en raison même de l'existence d'un épais manchon musculaire, dont certaines fibres, prenant insertion sur la ligne âpre, cravatent la diaphyse dans la plus grande partie de sa longueur.

Il faut retenir que l'on observera cette interposition musculaire surtout dans 2 variétés de fractures :

1° *Dans les fractures transversales par choc direct très violent* ; un des deux fragments, l'inférieur ordinairement, se trouve repoussé au sein des parties molles postérieures, dont il se coiffe. Nous avons eu l'occasion d'en observer 2 cas, survenus dans des conditions analogues quant à la violence du choc, l'un chez un aviateur, l'autre chez un motocycliste. La connaissance des circonstances de l'accident, de la violence du choc direct initial, nous fit rechercher, dès l'arrivée, et trouver les signes de l'interposition musculaire, que la radiographie confirma.

2° *Dans les fractures très obliques*. C'est le cas des fractures par projectiles de guerre, dans lesquelles les extrémités fragmentaires se terminent par de longues pointes acérées, qui embrochent les parties molles. Une immobilisation insuffisante d'une fracture de cuisse expose à cette interposition pendant le transport du blessé ; les mouvements qui se passent dans le foyer de fracture, en provoquant de la douleur, augmentent la contracture musculaire et, par suite, le chevauchement, et favorisent ainsi l'interposition musculaire.

L'importance de l'interposition est fonction du déplacement suivant l'épaisseur et du chevauchement.

Le *déplacement angulaire* est constant, et, pour le fémur comme pour toute diaphyse, sa correction est capitale.

Son importance s'accentue au fur et à mesure que la fracture se rapproche des extrémités. En outre, il ne se fait pas dans le même sens dans les fractures hautes et dans les fractures basses; le déplacement principal ne porte pas sur le même fragment. C'est le fragment supérieur qui se déplace dans les fractures hautes et moyennes; l'inférieur, dans les fractures basses.

Nous reviendrons en détail sur ce point, en étudiant le traitement orthopédique des diverses variétés de fractures du fémur.

D'une façon générale, et en prenant comme type une fracture de la partie moyenne de la diaphyse, le fragment supérieur, obéissant à l'action des muscles psoas et pelvi-trochantériens, se porte en abduction, flexion légère et rotation externe; il passe en avant du fragment inférieur, et son extrémité inférieure vient faire saillie sous les parties molles, en dehors et en avant.

Quant au fragment inférieur, attiré par les adducteurs, il s'incline en bas et en dedans, et fait, avec le fragment supérieur qu'il chevauche, un angle ouvert en dedans et en arrière, angle dont le sommet répond au foyer de fracture.

Il résulte de ce déplacement, une incurvation du membre à convexité antéro-externe, déformation qui porte le nom de *déformation en crosse.*

Le nombre des appareils destinés à la réduction et à la contention des fractures de cuisse est considérable. Il y a donc lieu de faire un choix parmi eux, en mettant à la base de ce choix, d'une part des raisons anatomo-physiologiques tenant à la nature même de la fracture, d'autre part des raisons matérielles, tenant aux conditions spéciales dans lesquelles on se trouve.

— Les déplacements fragmentaires, dans une fracture du

fémur, reconnaissent comme cause l'action musculaire ; il faut donc, pour les réduire, opposer à cette action constante une action constante de sens opposé. L'extension continue, qui remplit cette condition, sera le procédé de choix pour la réduction de ces fractures. C'est elle qui assurera, en particulier, la meilleure réduction du chevauchement ; il faut reconnaître toutefois que cette réduction n'est jamais complète. Nous considérons tout procédé de réduction des fractures de cuisse qui ne sera pas basé sur l'extension continue, comme défectueux, *a priori*.

— Il y a, théoriquement, avantage, pour la réduction d'une fracture du fémur, à mettre le membre dans la position de triple flexion : flexion de la cuisse sur le bassin, flexion de la jambe sur la cuisse, et flexion plantaire légère du pied. C'est, en effet, cette position qui réalise le relâchement musculaire maximum. On devra donc demander aux appareils de réduction des fractures de cuisse de réaliser, autant que possible, cette position. Les appareils d'Hennequin, de Destot, de Züppinger remplissent cette condition.

— Les tractions exercées sur le fragment inférieur doivent agir directement sur ce fragment, et non pas par l'intermédiaire de l'articulation du genou. Prendre le point d'appui de la traction au-dessous du genou pour agir sur le fémur est un pis-aller auquel on ne doit recourir qu'au cas d'absolue nécessité, car des tractions un peu énergiques et longtemps prolongées risquent de distendre les ligaments du genou et de laisser après elles une articulation ballante[1]. Un bon appareil de cuisse doit donc, à moins d'impossibilité absolue, prendre toujours le point d'appui de sa traction sur le fragment fémoral inférieur lui-même.

— La contention des fragments doit être rigoureuse : ce n'est qu'à cette condition que l'immobilisation sera obtenue. Tout appareil qui n'assurera pas une contention parfaite est donc, *a priori*, insuffisant.

— Pour toutes les fractures du membre inférieur, à la cuisse comme à la jambe, la reprise précoce des fonctions du membre présente, au point de vue de la prophylaxie de l'atrophie mus-

---

1. Cette question demande encore des recherches, car plusieurs facteurs, dont la traction sur les ligaments n'est pas toujours le plus important, entrent en jeu dans la production du genou ballant consécutif à une fracture du fémur.

culaire et des raideurs articulaires, de la rapidité de la consolidation du membre et du bien-être général du blessé, des
avantages indiscutables. Tout appareil qui permettra, tout en
assurant le maintien de la réduction et de la contention, le lever
et la reprise précoces des fonctions du membre, sera donc un
appareil de choix.

— Enfin, en raison même des conditions de milieu, tout
appareil définitif de traitement d'une fracture — et d'une fracture de cuisse en particulier — doit permettre le transport et
l'évacuation du blessé à n'importe quel moment et dans ce
même appareil. Les appareils qui ne répondent pas à cette
indication, — primordiale en l'état actuel des choses, — sont
donc défectueux.

Voyons, en partant de ces principes, quels sont, parmi les
appareils proposés, ceux qui répondent aux diverses indications
que nous avons formulées.

— Le *grand plâtre circulaire* embrassant le bassin et le
membre inférieur (appareil de coxalgie) n'est pas à conseiller
pour les fractures de la diaphyse fémorale. Excellent comme
procédé d'immobilisation et de contention pendant les premiers
jours, surtout pour le transport du blessé, il devient rapidement
insuffisant et laisse aux déplacements la possibilité de se reproduire. On est obligé de le fenêtrer en face des plaies ; nous
avons dit ailleurs les inconvénients de ce procédé. Il oblige, en
outre, à la position couchée permanente : ce qui est pénible
pour le blessé et défavorable pour la réduction des déplacements que facilite, au contraire, la flexion de la cuisse sur le
bassin par le relâchement musculaire qu'elle réalise.

— Les *procédés classiques d'extension continue* appliqués
aux fractures fermées du fémur (procédés de Tillaux, de Hennequin, de Bardenheuer) sont à rejeter en principe. Ils n'assu-
rent pas une contention suffisante des fragments, condition
fondamentale pour le traitement des fractures de guerre ; ils
ne permettent pas l'évacuation du blessé ; enfin, certains tirent
sur le fragment inférieur par l'intermédiaire du genou, toutes
conditions défectueuses.

— L'*appareil de Destot* [1] réalise la traction en triple flexion,

1. Voir sa description dans le *Nouveau traité de chirurgie*, de Le Dentu
et Delbet : Fractures, tome IV *bis*, par J. Tanton.

graduable à volonté, et prend le point d'appui de cette traction sur le fragment fémoral inférieur. Excellent pour le traitement d'une fracture de cuisse dans une formation de l'intérieur, il l'est moins dans les conditions où nous nous plaçons, parce qu'il ne permet, ni l'évacuation du blessé dans son appareil, ni la reprise précoce de la marche.

Extension au clou. — Que vaut l'extension au clou dans les fractures ouvertes de cuisse ?

Elle peut se pratiquer de 2 façons :

1° A la façon de Codivilla : en passant une broche dans le calcanéum, ou, mieux, avec l'étrier de Finochietto, modifié par Chutro. Le clou transfixant est remplacé par une lame métallique souple qui passe sur la face supérieure de la grosse tubérosité calcanéenne, en avant du tendon d'Achille, en arrière des tendons et du paquet vasculo-nerveux rétro-malléolaire interne. Les deux extrémités de la lame métallique se fixent à un étrier, auquel est attachée une cordelette suspendant un poids (voy. fig. 109, p. 145).

2° A la façon de Steinmann : au moyen d'une broche transfixant les condyles fémoraux.

Le procédé de Codivilla, ou ses dérivés, est *a priori* défectueux, car la traction qu'il exerce sur le fragment inférieur du fémur est transmise à celui-ci par l'intermédiaire de trois articulations : la sous-astragalienne, la tibio-tarsienne et le genou ; or, nous avons dit les inconvénients de cette traction. En outre, il corrige mal ou pas du tout, les déviations par rotation du fragment inférieur.

Le procédé de Steinmann est plus logique, parce qu'exerçant la traction directement sur le fragment fémoral inférieur, et excellent en principe. Il expose, toutefois, à un danger non négligeable : l'infection du trajet osseux, d'autant plus à craindre que l'on a affaire, dans la plupart des cas, à des sujets déjà infectés, chez lesquels la résistance à l'infection de tous les tissus, y compris le tissu osseux, est fortement diminuée, et que la lenteur relative de la consolidation des fractures ouvertes oblige à maintenir la broche transfixante appliquée plus longtemps que pour une fracture fermée. En outre, et le même reproche s'adresse au Codivilla et au Chutro, il n'assure pas la contention des fragments et ne permet pas l'évacuation du blessé. Il doit être réservé, à notre avis, à certains cas exceptionnels, en particulier aux fractures de réduction très difficile, ou impossible par les procédés que nous décrirons, aux blessés qui ne peuvent supporter aucun appareil, à ceux chez lesquels l'existence de plaies multiples des parties molles ne permet de prendre aucun point d'appui sur le membre.

La suspension dans les fractures de cuisse (méthode de Blake). — On mène grand bruit, à l'heure actuelle, autour de la « suspension » appliquée au traitement des fractures diaphysaires du fémur. Nous avons dit précédemment ce que nous pensions de la méthode en général. Rappelons que la suspension ne réalise que la contention des fragments, et que c'est à l'extension continue qu'il faut demander la réduction des déplacements et le maintien de cette réduction.

Dans les fractures du fémur, la cuisse repose sur des hamacs crural et jambier, dans une attelle coudée de Hogden-Smith, de façon que la hanche et le genou soient fléchis. L'attelle est suspendue et le membre équilibré par des contre-poids (voir fig. 20, p. 27). La traction est réalisée, comme dans le classique appareil de Tillaux, au moyen de bandelettes agglutinatives à l'extrémité terminale desquelles on suspend des poids.

Nous n'utilisons pas la suspension pour le traitement des fractures de cuisse et cela, parce que la contention obtenue par l'appareil nous paraît insuffisante, surtout au moment des pansements, et parce que la suspension n'est pas une méthode de traitement des fractures de cuisse dans les formations sanitaires de l'avant, puisqu'elle ne permet pas l'évacuation du blessé dans son appareil.

Il est d'ailleurs rare que l'on puisse maintenir la suspension pendant toute la durée du traitement : le blessé se fatigue, la jambe s'œdématie très souvent, la position devient douloureuse, et l'on est obligé de remplacer la suspension avec traction en flexion par la suspension avec traction en extension.

Appareillage des fractures de cuisse.

1° Appareils d'immobilisation provisoire ou d'évacuation.

La gouttière métallique est, en France, à peu près uniquement employée. On doit exiger qu'elle embrasse le bassin, de façon à immobiliser l'articulation coxo-fémorale. Les gouttières en aluminium ou en zinc de Raoult-Deslongchamps et de Delorme remplissent cette indication.

Il faut reconnaître, toutefois, que la gouttière est, pour ces fractures, un *très mauvais procédé d'immobilisation*. Même lorsqu'elle possède sa partie abdominale, elle n'immobilise que très imparfaitement. Dans la majorité des cas elle s'arrête à la racine de la cuisse, si bien que les fractures hautes ne sont pas immobilisées du tout.

Nous avons dit précédemment l'importance d'une bonne immobilisation provisoire pour le transport de tous les fracturés, et des fracturés de cuisse particulièrement.

Quénu a observé, chez un de ses blessés, l'embrochement des vaisseaux fémoraux par une esquille; l'embrochement des masses musculaires par les esquilles ou les fragments est encore plus fréquent.

Il n'est pas rare de voir, chez les fracturés de cuisse, — particulièrement dans les fractures de la partie moyenne de la diaphyse, — évacués dans une gouttière trop courte, deux variétés de chambre d'attrition :

une due au projectile ;

une due au fragment inférieur. Le pied, se mettant en rotation externe pour se caler sur le brancard, le fragment inférieur se trouve déplacé; il pointe en avant et son extrémité supérieure dilacère les masses musculaires. Nous avons même observé, chez un fracturé de cuisse mal immobilisé, une perforation des téguments par le fragment inférieur, au-dessous de la plaie produite par le projectile.

Deux appareils nous paraissent à préférer pour l'immobilisation provisoire et l'évacuation des blessés : d'une part, l'attelle de Thomas, d'autre part, l'attelle plâtrée pelvi-dorso-pédieuse d'Ollier, modifiée par Bosquétte.

1° **Attelle de Thomas.** — Cet appareil, d'un usage courant dans l'armée anglaise, et qui commence à se répandre dans l'armée française, est infiniment supérieur à la gouttière.

La figure ci-contre (fig. 56) est plus explicite que n'importe quelle description. Nous avons ajouté à l'appareil type un hamac métallique mobile, et un chevalet pédieux qui permet d'éviter, lorsque le membre repose sur le plan du lit ou sur un brancard, que le talon ne soit refoulé en avant; ce chevalet peut tourner autour de l'attelle, si bien qu'il ne lui enlève pas son interchangeabilité.

Cette attelle nous paraît l'appareil de choix pour le poste de secours et l'évacuation du blessé du poste de secours à la formation chirurgicale qui l'hospitalisera et où il sera opéré, l'appareil de choix également, pour l'évacuation précoce du blessé

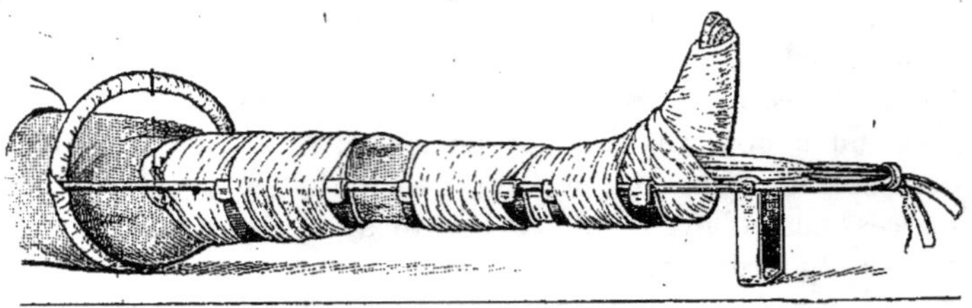

Fig. 56. — Attelle de Thomas pour l'immobilisation provisoire et l'évacuation des fractures du membre inférieur. L'extension continue est réalisée par un tube de caoutchouc fixé à l'étrier de toile; le membre est solidarisé avec l'attelle par quelques tours de bande.

opéré de l'ambulance chirurgicale au centre hospitalier d'appareillage.

Technique d'application. — Une botte ouatée, remontant jusqu'au genou, est appliquée sur la jambe et le pied, et maintenue par un spiral du membre inférieur. Un étrier de toile, embrassant et débordant la plante, est fixé à la partie inférieure de ce bandage. Le membre est placé dans le cadre, de telle façon que le cercle supérieur, au préalable bien matelassé, prenne point d'appui sur l'ischion et la branche ischio-pubienne. Un tube de caoutchouc embrasse la partie moyenne de l'étrier et vient se fixer sur le côté distal du cadre métallique (voy. fig. 56). En graduant la tension du tube de caoutchouc, on gradue le degré d'extension donné au membre.

Cet appareil s'est montré très supérieur à la gouttière pour l'évacuation des fractures de cuisse, particulièrement pour les fractures hautes.

2° **Attelle pelvi-dorso-pédieuse d'Ollier, modifiée par Bosquette.** — C'est une attelle de *suspension*, et non une attelle de *position*.

Elle constitue une gouttière moulée semi-circulaire *anté-*

rieure, recouvrant la partie antéro-latérale du bassin, de la cuisse, de la jambe et du dos du pied, attelle sous laquelle le blessé est suspendu par un bandage de fixation. Comme le fait remarquer Bosquette, elle a l'avantage de se construire très vite, et de ne provoquer aucun accident de décubitus, par suite de l'absence de toute partie plâtrée sur les points d'appui du bassin et du membre inférieur.

La partie abdominale de l'attelle remonte jusqu'aux fausses-côtes, se moule et prend appui sur les deux crêtes iliaques, sans dépasser, en arrière, la ligne des trochanters. La partie

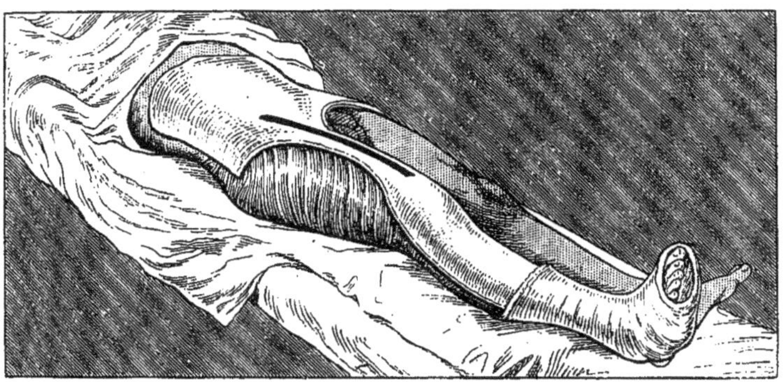

Fig. 57. — Attelle pelvi-dorso-pédieuse d'Ollier modifiée par Bosquette.

L'attelle comporte 20 épaisseurs de tarlatane, les attelles de renforcement 10 épaisseurs, les coutures sont indiquées en pointillé. L'appareil comprend 2 lames de feuillard et 3 attelles de renforcement. L'emplacement des lames de renforcement en feuillard est indiqué. (D'après Bosquette).

crurale est très rétrécie, pour permettre les pansements. La bande étroite qui la représente est renforcée par deux ou trois lames de feuillard modelées à la main, séparées les unes des autres et recouvertes par de longues attelles de tarlatane de dix épaisseurs, préalablement préparées (fig. 57).

Technique d'application. — Un aide exerçant une traction sur le membre, par l'intermédiaire du pied, l'attelle, imprégnée de bouillie plâtrée, est appliquée du bassin au dos du pied, et fixée par des bandes de tarlatane, de manière à se mouler parfaitement sur le membre. On applique ensuite, sur l'étroite bande crurale, les lames de feuillard modelées et les attelles plâtrées, en les faisant alterner.

Ce procédé d'immobilisation est excellent, mais à la condition d'être *provisoire*. Il sera appliqué, non plus au poste de secours, mais dans une ambulance chirurgicale qui évacuera le blessé après intervention. Il sera remplacé dès que possible par un appareil à extension continue, lorsque le blessé sera arrivé dans la formation qui doit le traiter définitivement.

La main-d'œuvre et le temps que nécessite son application seront réduits de beaucoup, si l'on a soin de préparer par avance une série d'attelles de tarlatane de ce modèle. Elles s'appliquent à n'importe quel côté et il suffit de les plâtrer au moment du besoin.

2° Appareils d'immobilisation définitive, ou de traitement.

L'appareil auquel nous nous sommes ralliés dans notre pratique, est l'*appareil de Delbet*, parce qu'il remplit les conditions que nous avons exigées pour le choix d'un appareil destiné au traitement des fractures de cuisse.

Il réduit les déplacements par l'extension continue; il prend ses points d'appui sur le segment fémoral seulement et, par conséquent, laisse libres, au moins en principe, les articulations sus et sous-jacentes; il assure la contention, grâce à ses tiges réductrices; il permet le lever très précoce des blessés et leur évacuation dans l'appareil même.

Certes, comme nous le verrons, il n'est pas à l'abri de toute critique, mais c'est encore lui qui nous a donné les meilleurs résultats; c'est pourquoi nous l'avons adopté de façon presque systématique.

La pratique nous a amenés à lui apporter un certain nombre de modifications, puis à établir, à côté de lui, pour répondre à certaines indications, deux autres appareils basés sur le même principe, quoique différents de lui. L'un de ces appareils est une sorte de Delbet improvisable partout, condition non négligeable dans les circonstances actuelles;

l'autre, un appareil plus complexe, qui répond à un certain nombre d'indications que nous préciserons et qui est connu sous le nom « *d'appareil à cadre d'Alquier* ».

Nous décrirons successivement : l'appareil de Delbet type et les modifications que nous lui avons apportées, l'appareil improvisé et l'appareil à cadre.

Appareil de Delbet. — La réduction des déplacements y est obtenue par l'extension continue ; celle-ci utilise, comme pour l'appareil de bras, la force élastique d'un ressort ; la contention est également assurée par cette extension continue, grâce aux tuteurs métalliques que présente l'appareil.

Les *points d'appui* sont choisis de telle sorte que les articulations sus et sous-jacentes restent libres, si bien que, et c'est là sa caractéristique, l'appareil permet la reprise précoce des fonctions du membre, en rendant possible de très bonne heure la marche directe. Ajoutons que, du même coup, il favorise la consolidation de la fracture.

Le point d'appui supérieur est pelvien et comprend, à la fois, l'ischion et la branche ischio-pubienne. De ces deux points d'appui, c'est l'ischion de beaucoup le plus important, parce que bien matelassé et habitué aux pressions. La branche ischio-pubienne, au contraire, est un point d'appui accessoire, qui devient facilement douloureux, et qu'il faut attentivement surveiller, car les escarres s'y produisent facilement.

Le point d'appui inférieur est fourni par les condyles fémoraux, toujours bien matelassés de muscles et qui supportent bien les pressions.

Description de l'appareil. — Il comporte trois tiges réductrices, analogues, comme construction, à celles de l'appareil de bras, c'est-à-dire comprenant : une tige femelle, creuse et fenêtrée, — c'est la tige supérieure, — dans laquelle coulisse une tige pleine, mâle, inférieure, percée de trous, et un ressort qui entoure la tige creuse. Ces tiges sont, l'une antérieure, l'autre interne, la troisième externe. Elles sont de longueur inégale, l'externe est la plus longue, l'interne la plus courte.

Le point d'appui supérieur est utilisé au moyen d'un arc métallique de courbure complexe ; le point d'appui inférieur, par un collier plâtré modelé sur les condyles fémoraux.

Les deux tiges réductrices antérieure et interne viennent se fixer, par l'extrémité supérieure de leur partie femelle, sur l'arc métallique pelvien ; elles s'y relient, l'interne par une courbure, l'externe par une coudure, destinées à les éloigner de la cuisse.

La tige externe se termine, à son extrémité supérieure, par un cylindre creux destiné à s'appuyer sur la base du grand trochanter, ou dans la fosse iliaque externe, au-dessous de la crête iliaque, lorsqu'il existe une plaie trochantérienne. Cette troisième tige n'est reliée à l'arc pelvien que par un lac souple, mais inextensible, qui passe dans le cylindre, et dont les deux extrémités sont fixées aux deux extrémités de l'arc pelvien.

L'extrémité inférieure de la pièce mâle des trois tiges réductrices est munie d'un béquillon à angle droit, qui porte lui-même deux petits ailerons métalliques souples, destinés à être scellés au collier plâtré condylien.

La tige mâle peut tourner sur le béquillon de façon que l'on puisse toujours amener les trous qu'elle porte en face des fenêtres de la pièce femelle.

L'appareil n'est pas interchangeable. On reconnaîtra l'appareil droit de l'appareil gauche, à ce que l'arc pelvien est toujours interne, le lac externe.

APPLICATION DE L'APPAREIL. — 1er *temps*. — *Construction du collier condylien.*

Le véritable point d'appui à ce niveau, est, *non pas l'évasement condylien*, mais le *relief que font les bords postéro-supérieurs des condyles fémoraux*, que l'on doit accrocher et soigneusement modeler.

Pour construire ce collier, on commence par placer deux petits tampons de coton, cylindriques, du diamètre de deux doigts, hauts de 12 à 15 centimètres, entourés de toile, l'un en avant, sur le tendon rotulien et la base de la rotule, l'autre en arrière, dans le creux poplité.

Un aide soulève le membre par le pied, corrige sa rotation externe, et exerce une traction sur lui, pendant que le chirurgien enroule autour des condyles une bande plâtrée de 10 centimètres de large, *sans la serrer*, et fait 10 à 15 tours.

Il faut alors modeler la partie postéro-supérieure des condyles. Pour cela, on déprime le plâtre au-dessus d'eux avec le bord radial des deux mains, et l'on maintient la pression jusqu'à prise du plâtre (fig. 58).

D'après notre expérience personnelle, le collier condylien doit avoir 15 centimètres de haut ; les deux coussinets antérieur et postérieur auront la même hauteur.

D'une façon générale, on place le collier condylien toujours trop bas. Le membre étant en extension, ce collier ne doit pas descendre au-dessous du milieu de la rotule.

2e *temps.* — *Pose de l'appareil métallique.* — L'arc pelvien doit être, au préalable, soigneusement matelassé au moyen d'une bande de crépon recouverte d'imperméable. L'appareil, débarrassé de ses tiges mâles et des ressorts, saisi par sa tige antérieure, est placé en dedans du membre, la concavité de l'arc regardant en haut et en dehors. La courroie ouverte,

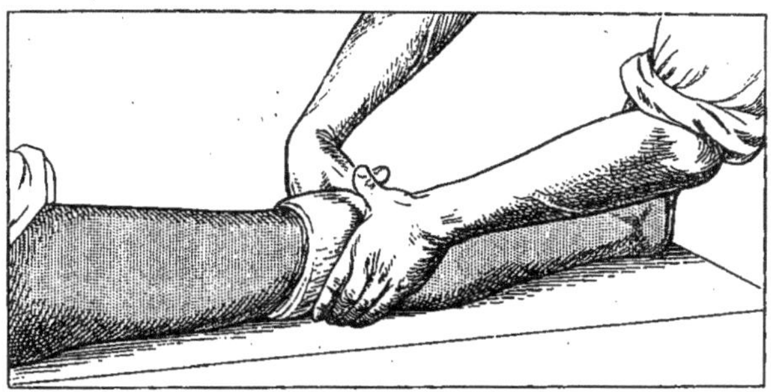

Fig. 58. — Modelage du collier condylien au-dessus de la saillie postéro-latérale des condyles fémoraux. Position des mains.

détachée de l'extrémité antérieure de l'arc pelvien, est glissée sous la racine de la cuisse et accrochée par la main de l'opérateur. En tirant sur elle, on amène la partie postérieure de l'arc dans le pli fessier. On confie alors l'arc pelvien à un aide qui doit le maintenir en place jusqu'à la fin des manœuvres. Une des mains de cet aide remonte le point d'appui ischiatique, tandis que l'autre maintient le haut de la branche interne (voy. fig. 60, p. 91). La courroie est alors passée dans le cylindre de la tige externe et bouclée en avant. A ce moment, les ressorts et les tiges mâles sont mis en place, la grande tige en dehors, la moyenne en avant, la plus courte en dedans.

Pour que l'appareil soit bien placé, il faut que la tige antérieure soit franchement en dedans des vaisseaux fémoraux, c'est-à-dire antéro-interne, la tige interne, postéro-interne; la tige externe doit être rigoureusement horizontale, parallèle au plan de la table. Les trois tiges étant en bonne place, on maintient l'appareil en position fixe avec un lac (voy. fig. 60).

3me *temps.* — *Fixation des ailerons des béquillons au collier plâtré condylien.* — Pour cela, on utilisera, soit une lame de tarlatane préparée d'avance, imprégnée de bouillie plâtrée, soit une bande plâtrée. La lame de tarlatane est formée de 12 épaisseurs, large de 7 centimètres et longue d'un mètre. Chacune des extrémités de cette pièce est divisée en 2 languettes longues de 46 centimètres. On glisse sa partie pleine sous le collier condylien, puis on croise et enroule ses languettes autour des béquillons. Ce procédé permet d'éviter toute mobilisation du membre fracturé. Nous préférons cependant sceller les ailerons des béquillons par une bande plâtrée, qui nous a paru donner une fixation plus stricte. Pour augmenter la solidité du scellement, on fait décrire à la bande plâtrée quelques tours autour de la tige de chaque béquillon.

Pendant toutes ces manœuvres, la rotation externe du pied doit être maintenue corrigée par un aide.

L'appareil étant appliqué, on laisse le plâtre prendre et sécher avant de passer au temps suivant. Il faut pour cela de 12 à 24 heures.

Il nous a paru utile, pendant l'application de l'appareil, et surtout lorsque, comme nous le verrons plus loin, on lui ajoute un appareil jambier, de faire pratiquer sur la jambe une contre-extension énergique par un aide vigoureux, ou même, — et ce procédé est de beaucoup préférable, — d'appliquer sur le pied, et par le procédé que nous décrirons pour la réduction des fractures de jambe, une extension de 15 kilos pendant un quart d'heure. L'effort de réduction à demander aux ressorts se trouve d'autant diminué, et leur mise en tension mieux supportée.

4me temps. — Mise en tension de l'appareil. — Elle se fait en refoulant les ressorts vers le haut. Pour maintenir la tension des ressorts, on enfonce, au ras de l'extrémité inférieure de chacun d'eux, une goupille, à travers la fente de la tige femelle dans l'un des trous de la tige mâle. La pression est de deux kilos par centimètre de raccourcissement de chaque ressort.

On doit commencer par la mise en tension de la tige interne. C'est la plus importante. Son allongement tend à porter le fragment inférieur en abduction, c'est-à-dire dans le prolongement du fragment supérieur. On passe ensuite à la tige externe. Cette tige est également réductrice, c'est elle qui doit équilibrer la tige interne. En outre, la pression que son cylindre terminal exerce sur la base du grand trochanter contribue à corriger l'abduction du fragment supérieur. Quant à la tige antérieure, elle est très faiblement tendue, où, mieux, pas du tout. Sa tension, en effet, tend à reporter la pression sur la branche ischio-pubienne : cette pression devient rapidement douloureuse et des escarres se produisent.

La réduction doit être *lente, progressive,* faite en 5 à 6 jours. On ne doit pas chercher à l'obtenir en une seule fois, parce que, ou bien le collier plâtré cède, ou bien, lorsqu'il résiste, la pression sur les points d'appui devient facilement trop forte, souvent intolérable, et expose à la production d'escarres. *C'est dans la lenteur de la réduction que réside tout le secret de la tolérance de cet appareil.*

On s'arrêtera, à chaque fois, lorsque le membre peut être mobilisé sans que le blessé souffre dans le foyer de fracture.

On jugera que la réduction est complète, ou tout au moins suffisante, par la radiographie et par l'examen clinique, en particulier par la mensuration. Nous dirons plus loin quels résultats on peut obtenir.

Pendant toute cette période de réduction, le blessé reste au lit et doit être maintenu le tronc fortement relevé, comme on le fait dans l'application de l'appareil d'Hennequin, de façon à fléchir la cuisse sur le bassin, à relâcher les muscles et, par suite, à corriger la tendance qu'a le fragment supérieur à se fléchir sur le bassin. On doit également veiller à ce que le bassin ne s'enfonce pas dans le lit et, par suite, à ce que celui-ci soit suffisamment résistant, sans quoi le membre se trouve relevé et la partie antérieure de l'arc pelvien exerce sur la branche ischio-pubienne une pression rapidement douloureuse. En outre, l'extrémité inférieure du fragment supérieur se trouve reportée en arrière, d'où angulation des fragments, surtout marquée dans les fractures basses.

5me *temps. — Blocage de l'appareil, et lever du blessé. —* Il sera fait lorsqu'on estimera la réduction complète ou suffisante.

Il s'exécute en remplaçant la goupille simple par une cheville en U. On introduit une des branches de la cheville dans le trou de la pièce mâle qui est au-dessous de la pièce femelle, l'autre dans le trou qui est situé au niveau du bord inférieur de la fenêtre. La cheville double encadre ainsi la margelle de la fenêtre, de telle sorte que l'appareil ne peut ni s'allonger, ni se raccourcir.

Lorsque l'appareil est bloqué, le blessé peut être mis debout, et marcher avec des béquilles. Les séances de lever et de marche seront de durée progressivement croissante. Ce lever précoce ne saurait évidemment s'appliquer qu'aux fractures fermées.

En pratique, le point d'appui inférieur, fourni par le collier condylien, est *toujours insuffisant* dès qu'on cherche à faire lever le blessé.

L'hydarthrose du genou est en effet la règle chez les fracturés de cuisse; la région condylienne est, en outre, le siège d'un

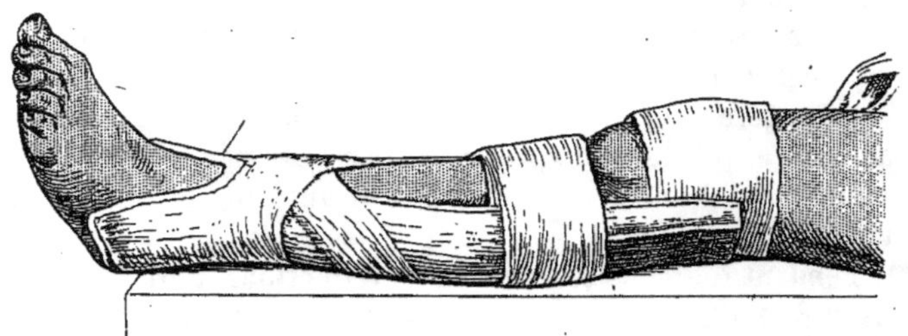

Fig. 59. — Application du Delbet de cuisse avec appareil jambier. Le collier condylien est en place, l'appareil jambier également; les deux attelles latérales sont prolongées sur le collier condylien.

œdème plus ou moins considérable, si bien que, surtout au début, les points d'appui ne peuvent pas être suffisamment bien modelés. Il est donc indispensable de prendre un deuxième point d'appui sur les malléoles. On y arrivera en ajoutant à l'appareil de cuisse un appareil jambier de Delbet (voy. sa description, p. 130).

Le raccord des deux appareils sera fait de la façon suivante :

Au lieu de replier les deux attelles plâtrées latérales jambières à leur partie inférieure, comme dans l'appareil jambier isolé, on les prolongera jusqu'à leur union avec le collier condylien fémoral. On les réunit à ce collier par une bande plâtrée.

La partie des deux attelles plâtrées latérales intermédiaire aux colliers condylien et tibial supérieur, a besoin d'être renforcée, car, très souvent, les attelles se brisent à ce niveau. Nous avons l'habitude, pour éviter cet inconvénient, de leur incorporer une

lame d'aluminium. Il est inutile d'ajouter que, par suite de
l'adjonction de l'appareil jambier, le genou se trouve immobilisé, et qu'un des buts recherchés par l'application de l'appareil

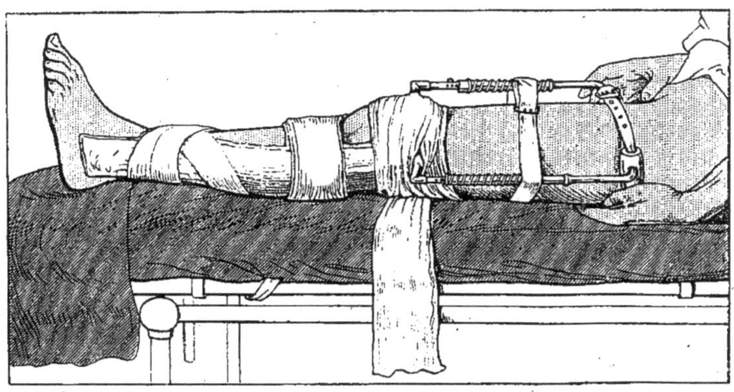

Fig. 60. — Application du Delbet de cuisse. La figure montre la position des mains
de l'aide. Une main remonte l'arc pelvien au contact du point d'appui ischiatique,
l'autre maintient le haut de la tige interne. Les 3 tiges réductrices sont maintenues par un lac pendant qu'on scelle les ailerons de leurs béquillons termi-
naux au collier condylien par une bande plâtrée.

de cuisse se trouve ainsi supprimé ; néanmoins, la marche reste
possible, et c'est là un point important.

*Technique d'application d'un Delbet de cuisse avec appareil
jambier.*
1ᵉʳ *temps : Construction du collier plâtré condylien* (voy.
p. 87, fig. 58).
2ᵉ *temps : Construction de l'appareil plâtré jambier* (voy.
p. 155, fig. 95).
On se souviendra que les attelles latérales, armées à partir
du collier tibial supérieur, doivent se prolonger jusqu'au bord
supérieur du collier condylien (fig. 59), auquel on les unit par
2 ou 5 tours de bande plâtrée.
5ᵉ *temps : Pose du Delbet de cuisse.*
La bande plâtrée qui scelle les ailerons des béquillons au
collier condylien solidarise en même temps, à ce collier, les
extrémités supérieures des attelles latérales jambières (fig. 60).
La figure 61 représente l'appareil complet appliqué.

Surveillance de l'appareil. — On doit surveiller avec soin le degré de tension des ressorts. Si les points d'appui cèdent et prêtent, il faut remettre le ressort en tension. S'ils deviennent douloureux, il faut craindre la production d'une escarre et diminuer la pression à leur niveau. C'est surtout sur la branche ischio-pubienne que les escarres se produisent; nous rappelons que la tige antérieure ne doit pas être mise en tension.

Durée d'application de l'appareil. — La consolidation est obtenue en un temps variable; on cherchera à se rendre compte de l'état du cal par la radiographie et par la recherche de la mobilité anormale après relâchement des ressorts. Lorsqu'en imprimant au pied des mouvements de rotation on constate que le grand trochanter est entraîné, le cal est pris. Il faut, pour pouvoir supprimer l'appareil jambier, qu'il y ait déjà un certain degré de consolidation. On se souviendra toutefois, que les déviations secondaires

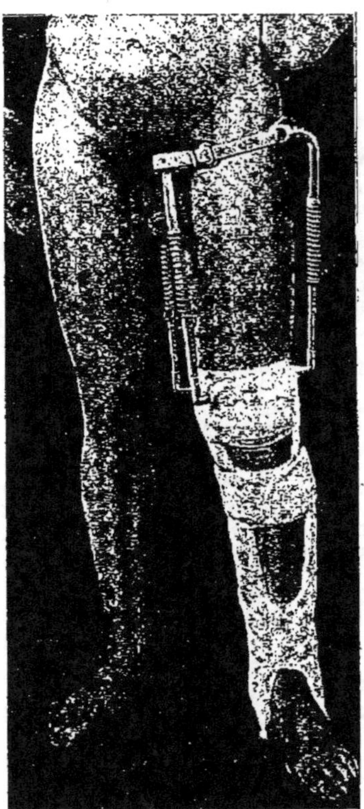

Fig. 61. — Appareil de Delbet pour fracture de cuisse avec appareil jambier plâtré. Vue antérieure.

sont fréquentes à la cuisse. Le cal reste parfois assez longtemps mou et s'infléchit sous le poids du corps. Il est prudent de ne pas enlever l'appareil avant 70 à 80 jours.

MODIFICATIONS DE L'APPAREIL DE DELBET TYPE. — Notre pratique nous a amenés à faire subir à cet appareil type, un certain nombre de modifications.

Ces modifications sont au nombre de trois et portent :

a) Sur l'arc pelvien : nous avons complètement fermé cet arc ; c'est là la modification de beaucoup la plus importante ;

b) Sur le collier condylien : nous remplaçons le collier plâtré par un collier en celluloïd, léger et toujours bien modelé ;

c) Sur l'appareil jambier : nous rendons au genou une mobilité appréciable par l'addition d'un verrou intermédiaire aux deux appareils crural et jambier.

a) *Arc pelvien.* — Bon nombre de chirurgiens critiquent, dans l'appareil de Delbet, la mobilité latérale de l'extrémité supérieure de la tige externe.

Cette mobilité ne nous a pas paru avoir grand inconvénient pour la réduction. Néanmoins, nous croyons qu'il est avantageux de solidariser le point d'appui externe avec l'arc métallique pelvien, c'est-à-dire de *fermer complètement cet arc*, pour donner à l'appareil plus de stabilité et pour répartir plus également les pressions sur les trois points d'appui (fig. 62).

La tige externe a été solidarisée avec l'arc pelvien, grâce à un arc métallique complémentaire, en fer forgé, long de 40 centimètres, large de 5 centimètres à sa partie moyenne et épais de 5 millimètres. Cet arc remplace la courroie inextensible. Son extrémité postérieure est articulée au moyen d'une chappe avec l'extrémité postérieure de l'arc pelvien de Delbet. Son extrémité antérieure est taraudée sur une longueur de 12 centimètres et vient s'adapter, au moyen d'un anneau, au-dessous de l'insertion de la tige réductrice antérieure, sur l'arc pelvien. Elle est fixée dans l'anneau au moyen de deux écrous.

La partie médiane de l'arc est fenêtrée sur une longueur de 15 centimètres ; la fenêtre est large de 5 centimètres.

La tige externe de l'appareil de Delbet a été sectionnée à 2 centimètres au-dessous de son renflement cylindrique supérieur. Sur l'extrémité supérieure de la tige ainsi sectionnée, on a brasé une lame de feuillard fenêtrée, sur laquelle glisse une deuxième lame coudée, en dehors, à angle droit, lame haute de 8 centimètres dans sa portion verticale, longue de 4 centimètres dans sa portion horizontale.

La partie verticale est fenêtrée sur 6 centimètres ; la glissière ainsi obtenue correspond à l'extrémité antérieure de la glissière de l'arc métallique externe, et on peut ainsi régler en hauteur le niveau de l'appui du cylindre externe, lors de l'application de l'appareil.

La partie horizontale est forée de deux trous, qui reçoivent

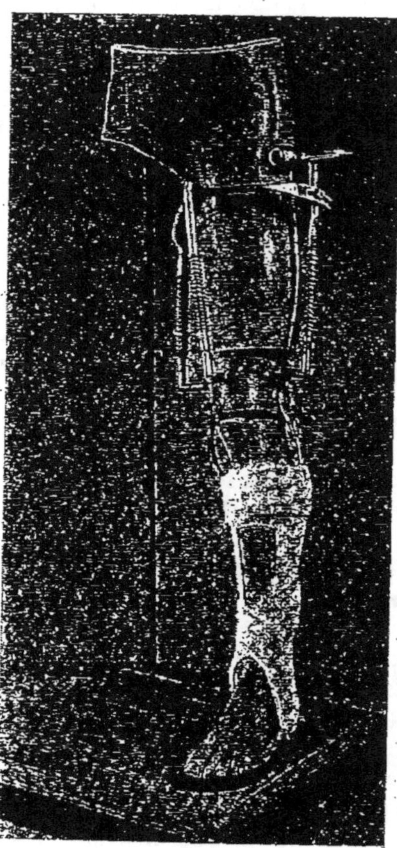

Fig. 62. — Appareil de Delbet modifié, avec appareil jambier. L'arc pelvien est fermé par un arc complémentaire ; le collier condylien est en celluloïd ; il est réuni au collier tibial supérieur par un double verrou latéral.

deux boulons. Sur cette partie horizontale coulisse une autre lame de feuillard, longue de 6 centimètres et fenêtrée sur 4 centimètres, fixée par une de ses extrémités au cylindre métallique. Cette glissière horizontale permet de régler en profondeur l'appui pelvien du cylindre.

Enfin le réglage antéro-postérieur de la tige externe est fourni par la glissière de l'arc complémentaire (voy. fig. 62).

Cette fermeture complète de l'arc pelvien est particulièrement avantageuse pour les fractures basses du fémur (fractures supra-condyliennes), parce qu'elle donne une meilleure utilisation du point d'appui externe sur l'évasement de la crête iliaque ; nous verrons, à propos de cette variété de fractures, l'intérêt qu'il y a à remonter ainsi le point d'appui externe.

Nous avons appliqué cette fermeture complète de l'arc pelvien de Delbet, avec grand profit, à tous nos appareils du membre inférieur.

b) Collier condylien. — L'hydarthrose du genou, le gonflement primitif du membre, l'amaigrissement et l'atrophie musculaire font que, très rapidement, le collier condylien devient trop large, les points d'appui condyliens sont inopérants, le malade, lorsqu'il est debout, souffre au niveau des malléoles. Il faut alors refaire le collier condylien, sous peine de voir se produire des escarres aux points d'appui, escarres qui ne se produisent pas avec un appareil exactement modelé.

Ce changement de collier a peu d'inconvénients, pour les fractures fermées, après le troisième septénaire : la prise du cal étant alors généralement suffisante pour empêcher tout déplacement des fragments pendant ces manœuvres. Mais, dans les cas où ce changement doit être pratiqué plus tôt, les fragments peuvent se déplacer pendant les manœuvres, d'où la nécessité de recommencer la réduction.

Dans les fractures ouvertes et infectées, on expose le blessé, par ces mobilisations, à des résorptions septiques ou à des poussées d'ostéomyélite souvent peu graves, se traduisant par une élévation passagère de la température, parfois, cependant, plus sérieuses et nécessitant l'immobilisation au lit.

Nous obvions à cet inconvénient, en remplaçant le collier condylien plâtré, de dimensions fixes, par un collier en celluloïd, également moulé sur la région condylienne mais dont on peut faire varier à volonté le volume (fig. 62).

Pour construire ce collier, on prend un moulage de la région condylienne du sujet, en ayant soin de déprimer fortement les dépressions supra-condyliennes; sur ce moulage on fait un collier fermé en celluloïd.

Ce collier est ensuite sectionné longitudinalement à sa partie postérieure, les deux valves diminuées de 1 centimètre, de telle façon que le collier soit plus petit que le moule, puis des œillets ou des crochets sont fixés de chaque côté, sur toute la hauteur des bords. Il est alors facile d'ajuster le collier sur la région condylienne du blessé et de le serrer au moyen d'un lacet, de telle sorte qu'il s'applique toujours rigoureusement sur les parties molles, quel que soit leur volume. Les béquillons des tiges mâles de l'appareil de Delbet sont fixés par des écrous sur le collier condylien.

c) Immobilisation du genou. — L'addition, à l'appareil de cuisse, d'un appareil jambier plâtré, a le grand inconvénient d'immobiliser le genou pendant toute la durée du traitement, inconvénient que le choix du point d'appui fémoral inférieur tendait précisément à éviter.

Or, cet appareil jambier nous a paru *toujours indispensable* pour faire marcher les blessés. Lorsque l'appui inférieur est réduit au seul collier condylien, l'appareil tourne, est mal toléré. En outre, on peut voir se produire de l'œdème de la jambe et des escarres au niveau du bord inférieur du collier. Si l'on veut faire marcher le blessé et rendre l'appareil tolérable avec le seul collier condylien plâtré, il faut changer ce dernier tous les 5 ou 6 jours, de façon à maintenir un modelage toujours exact de la région.

Pour rendre au genou, — au moins en partie —, sa mobilité, nous avons intercalé, entre le collier condylien et l'appareil jambier, un système de *verrou* en feuillard, de fabrication très simple, verrou qui nous donne toute satisfaction.

Ce verrou est constitué par 2 lames de feuillard de 2 millimètres d'épaisseur, 1 centimètre et demi de largeur et 10 centimètres de longueur. Les extrémités proximales de ces deux lames s'imbriquent sur une hauteur de 4 centimètres et sont solidarisées par deux vis. La vis supérieure est rendue fixe par rivure de son bout libre ; elle sera le pivot du verrou. L'inférieure est mobile ; elle permettra de bloquer l'articulation ou de la rendre libre, au gré du blessé (fig. 65).

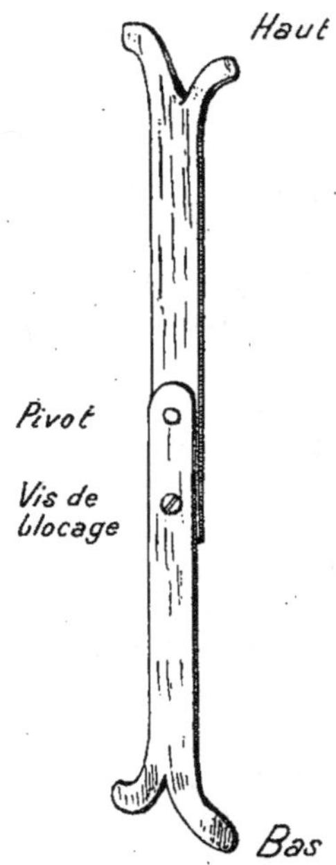

Fig. 65. — Verrou permettant de solidariser l'appareil crural et l'appareil jambier, tout en conservant la possibilité de mobiliser le genou.

L'extrémité distale de chacune des deux lames de feuillard est fendue longitudinalement sur 4 centimètres et recourbée en T, de façon à constituer une patte qui assurera un meilleur scellement dans le plâtre.

Ce verrou est ensuite grossièrement modelé à la pince, incurvé de façon à épouser la forme de la région.

La vis formant pivot est placée en regard de l'interligne articulaire, et les pattes supérieures et inférieures sont scellées, les premières au collier fémoro-condylien, les secondes au collier tibial supérieur, par quelques tours de bande plâtrée.

Le bloquage du verrou est indispensable pour la marche ; les blessés ne peuvent marcher avec le *verrou libre*, ce qui prouve qu'ils sont incapables de faire de l'extension active.

Lorsque le blessé est au lit, il débloque lui-même le verrou, et les mouvements passifs, voire même actifs, du genou de-

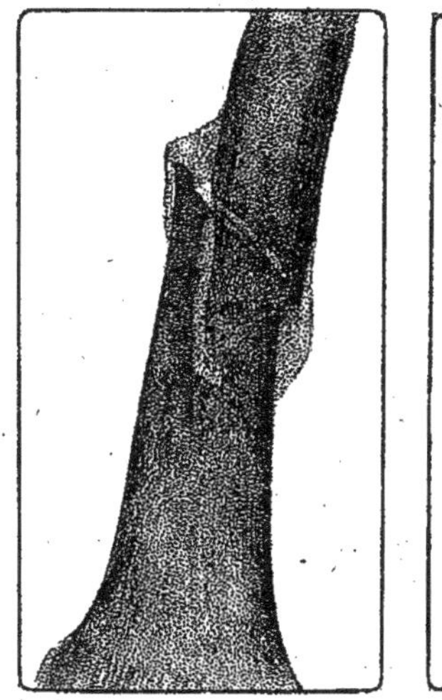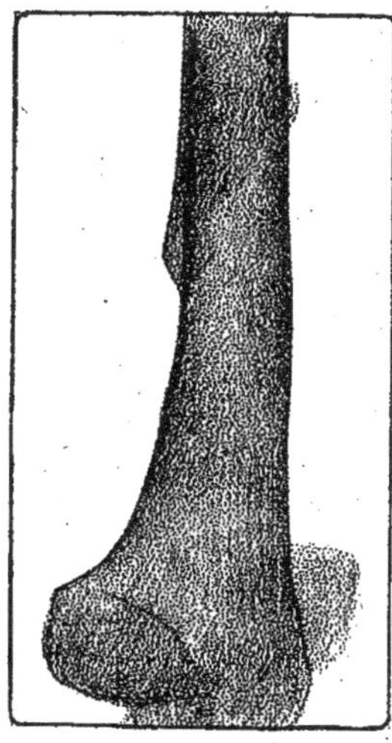

Fig. 64.   Fig. 65.

Fig. 64. — Fracture spiroïde fermée du tiers inférieur du fémur droit, traitée par l'appareil de Delbet modifié, avec collier condylien en celluloïd, appareil jambier plâtré et verrou (voy. fig. 62). A l'entrée, 4 centimètres de raccourcissement. Après consolidation (60 jours) pas de raccourcissement. Vue de face.

Fig. 65. — La même, vue de profil, après consolidation.

viennent possibles dans une certaine étendue. L'avantage de cette mobilité, même restreinte, est considérable, au point de vue de la conservation de la mobilité articulaire.

Indications. — Avec les modifications de construction ou de technique que nous avons indiquées, nous considérons que l'appareil de Delbet représente l'appareil de choix, pour les fractures de cuisse fermées, pour les fractures par balles qui évoluent aseptiquement, et pour les fractures ouvertes et infectées, lorsque les phénomènes infectieux ont disparu. Les radiographies et photographies ci-jointes (fig. 64 à 68) montrent le résultat anatomique et fonctionnel que l'on peut obtenir dans une fracture fermée.

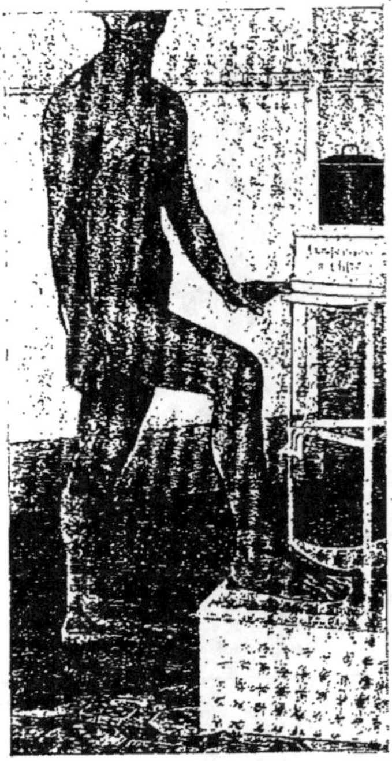

La condition essentielle, pour que cet appareil soit bien supporté, est que le blessé puisse marcher.

Le reproche le plus important qu'on peut lui faire, c'est l'insuffisance de la contention qu'il réalise. La tendance qu'ont les extrémités fragmentaires, surtout celle du fragment inférieur, à s'infléchir en arrière ne peut être combattue que par une extension puissante et prolongée, mais souvent intolérable. En pratique, c'est négligeable pour les fractures hautes et moyennes, plus appréciable dans les fractures basses.

Fig. 66. — Le sujet des figures 64 et 65. — Flexion du genou immédiatement au sortir de l'appareil de Delbet modifié, au 60° jour.

2° **Appareil improvisé, à attelles métalliques extensibles et point d'appui pelvien.** — Cet appareil, qui reproduit celui que nous construisons pour la résection du genou (V. p. 221 et fig. 163), comporte :

a) Un *collier pelvien métallique*, complètement fermé, destiné à utiliser le point d'appui fourni par l'ischion et la branche ischio-pubienne (fig. 69).

La partie interne, active, de ce collier est la reproduction de l'arc pelvien du Delbet type.

A ce collier pelvien sont fixées les extrémités supérieures de trois tiges de 15 cent., de long, qui rappellent, comme situation, les tiges du Delbet type.

b) Un *collier plâtré condylien*, destiné à utiliser le point d'appui fourni par les condyles fémoraux :

c) Une *gouttière plâtrée jambière*, remontant jusqu'au collier condylien avec lequel elle est solidarisée ;

d) Une *attelle postérieure rigide,* mais mobile autour d'une

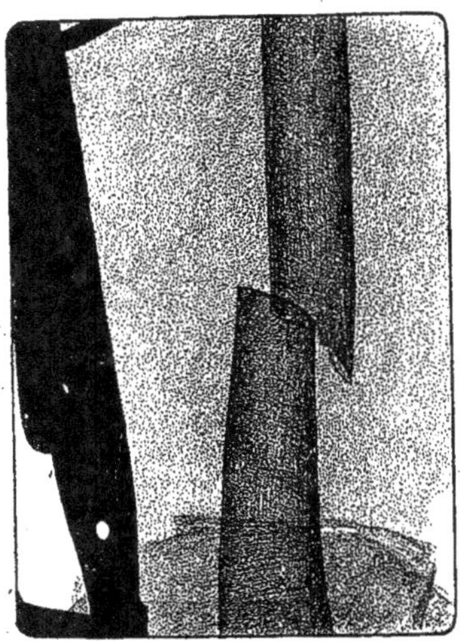
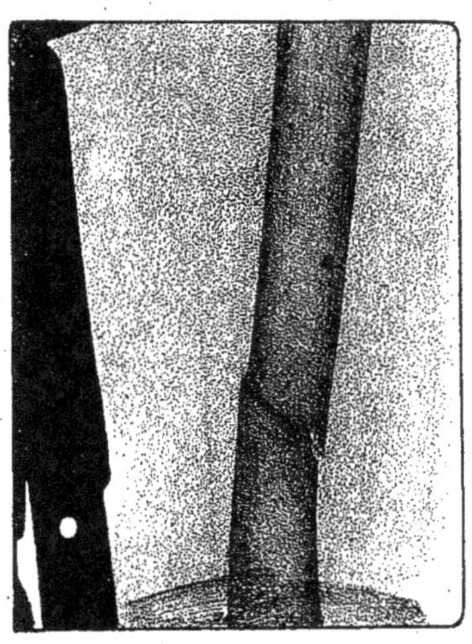

Fig. 67.   Fig. 68.

Fig. 67. — Fracture du fémur au tiers moyen. Avant réduction.

Fig. 68. — Fracture du fémur au tiers moyen. Après réduction
avec l'appareil de Delbet.

charnière, attelle qui s'oppose à la chute des fragments en arrière ;

e) *Trois attelles métalliques extensibles,* — une antérieure, une interne, une externe, — qui remplacent les tiges réductrices à ressort du Delbet type. Les pattes inférieures de ces attelles sont scellées au collier condylien par une bande plâtrée. Leurs pattes supérieures sont scellées à un collier plâtré intermédiaire, construit sur le tiers supérieur de la cuisse. Les extrémités inférieures des tiges du collier pelvien sont également scellées à ce collier fémoral supérieur. L'appui se trouve ainsi transmis des attelles latérales jambières aux attelles métalliques fémorales, par l'intermédiaire du collier fémoro-condylien, puis, de là à l'ischion, par l'intermédiaire du collier fémoral supérieur et du collier pelvien (fig. 70 et 71).

En somme, cet appareil rentre dans le type général des appareils plâtrés interrompus à attelles extensibles permettant de figer la réduction. L'addition d'un organe nouveau, le collier métallique pelvien, que l'on retrouvera dans tous nos appareils du membre inférieur, permet d'utiliser l'excellent point d'appui que fournit l'ischion.

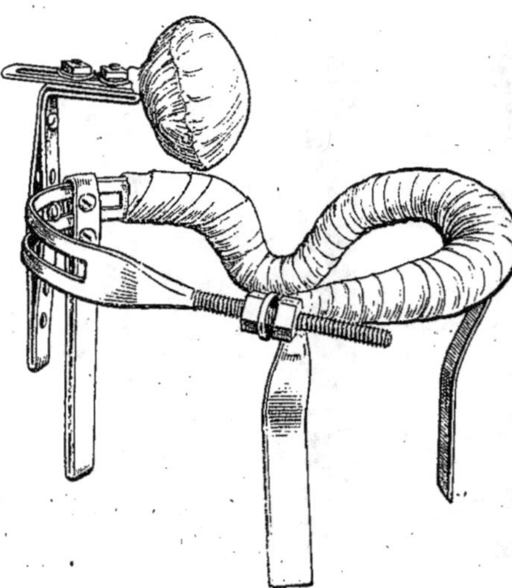

Fig. 69. — Arc pelvien de Delbet modifié. L'arc est fermé par un arc complémentaire. Il porte 3 tiges dont les extrémités seront scellées au collier plâtré fémoral. Le point d'appui externe est réglable en hauteur, en profondeur et en épaisseur.

TECHNIQUE D'APPLICATION. — *1er temps : Construction des deux colliers plâtrés, fémoral supérieur et fémoral inférieur.* — Le collier supérieur est appliqué à l'union des tiers supérieur et moyen de la cuisse. Il doit avoir environ 10 centimètres de large.

Le collier inférieur est construit sur les condyles fémoraux, comme pour un Delbet type, dans les cas de fracture de la partie moyenne de la cuisse, en suivant la technique habituelle (v. p. 86 et fig. 58).

Dans les cas de fracture basse, supra-condylienne, ce collier doit être reporté au-dessous de l'interligne articulaire, sur la jarretière.

2me temps. — *Construction de la gouttière jambière plâtrée.* — Elle est constituée par une gouttière d'Hergott ou par des attelles de Maisonneuve et remonte jusqu'au collier plâtré inférieur, avec lequel elle est solidarisée.

La gouttière plâtrée est à préférer à l'appareil jambier de
Delbet pendant toute la période d'alitement, parce qu'elle maintient le pied à angle droit, alors que l'équinisme apparaît très

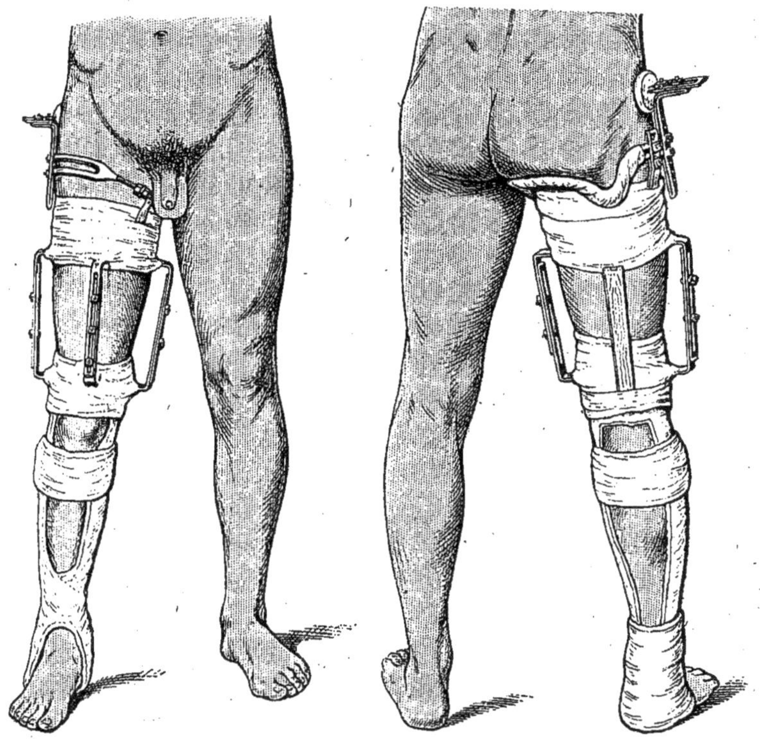

Fig. 70. — Appareil improvisé à attelles
métalliques extensibles et point d'appui pelvien. Vue antérieure.

Fig. 71. — Le même, vue postérieure,
montrant l'attelle postérieure rigide,
à charnière.

rapidement avec le Delbet de jambe, lorsque le blessé doit
rester au lit.

*3me temps. — Pose des attelles métalliques extensibles et de
l'attelle postérieure à charnière.* — Ce temps doit être commencé seulement lorsque le plâtre du collier et de la gouttière
jambière est pris.

Les 3 attelles métalliques sont présentées, leurs pattes modelées de façon qu'elles s'appliquent exactement sur les colliers plâtrés supérieur et inférieur, et fixées provisoirement par un lac. L'attelle postérieure est mise en place ; la lame métallique de sa charnière doit répondre au collier fémoral supérieur et l'articulation au bord inférieur du même collier.

On scelle les pattes supérieures des trois attelles métalliques et la charnière de l'attelle postérieure au collier plâtré fémoral supérieur, par quelques tours de bande plâtrée. On scelle ensuite les pattes inférieures des trois attelles métalliques au collier plâtré inférieur, mais en ayant soin, pendant l'exécution de ce temps, d'abaisser l'extrémité inférieure de l'attelle postérieure, qui doit rester indépendante de la botte (voy. fig. 93, p. 127).

4ᵐᵉ *temps.* — *Pose du collier métallique pelvien.* — Le collier pelvien étant ouvert, on le passe autour de la cuisse, puis on le ferme et l'on bloque l'écrou terminal de la tige filetée. Un aide remonte et maintient l'arc pelvien interne au contact de l'ischion. Les extrémités inférieures des trois tiges du collier pelvien sont modelées à la pince, de façon à s'appliquer exactement sur le collier plâtré fémoral supérieur, et scellées à ce collier par une nouvelle bande plâtrée.

Le point d'appui externe est réglé de façon à venir s'appuyer sur la fosse iliaque externe, au-dessous de l'évasement de la crête iliaque, ou sur le grand trochanter,

Quelques tours d'une bande de toile fixent l'extrémité inférieure de l'attelle postérieure à la gouttière jambière ; l'appareil est terminé.

5ᵐᵉ *temps.* — *Réduction de la fracture par extension aux poids.* — Cette réduction ne doit être exécutée qu'après 24 heures, lorsque le plâtre est complètement sec.

On desserre les écrous des attelles ; on applique sur le pied un étrier de Delbet (v. p. 132), auquel est suspendu un poids de 15 à 20 kilogs, et on maintient cette traction pendant une demi-heure environ.

Lorsqu'on juge la réduction suffisante, notion qui sera fournie par la mensuration, il suffit de bloquer les écrous des attelles métalliques pour figer le résultat. Une vérification radiographique est alors pratiquée ; les mêmes manœuvres de réduction peuvent être recommencées le ou les jours suivants, si l'on juge le résultat obtenu insuffisant.

Indications. — Cet appareil a les mêmes indications que le Delbet type, à savoir : les fractures par balle évoluant aseptiquement, les fractures par éclats d'obus et de grenade évoluant apyrétiquement après une intervention chirurgicale de désinfection.

Il ne saurait convenir toutefois qu'aux fractures de la moitié inférieure du fémur en raison de l'existence du collier fémoral supérieur. Il nous a donné, dans les fractures supra-condyliennes, de meilleurs résultats que le Delbet type et que l'appareil à cadre lui-même ; la contention y est plus complète que dans ces deux appareils, en raison de l'existence d'une attelle postérieure rigide, qui s'oppose à la chute des fragments en arrière.

3° **Appareil à cadre d'Alquier.** — Cet appareil a subi, par suite de l'expérience quotidienne, des transformations succes-

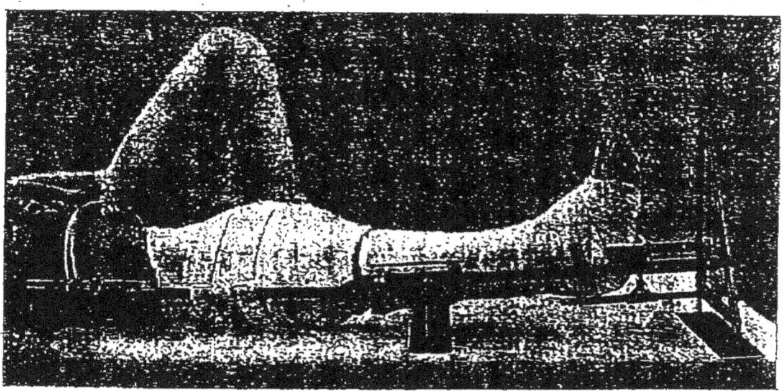

Fig. 72. — Appareil à cadre d'Alquier. Modèle primitif. L'arc pelvien est complètement fermé. La traction se fait par une vis, sur un étrier incorporé à une botte plâtrée.

sives. Les modèles qui en ont été publiés dans divers ouvrages répondent à l'appareil primitif que représente la figure 72.

L'appareil actuel, représenté figure 73, est essentiellement constitué par un cadre métallique destiné à recevoir le membre, cadre soutenu par deux chevalets, l'un jambier, l'autre pédieux, de hauteur telle, que le cadre soit assez fortement incliné de haut en bas et d'avant en arrière. Cette inclinaison soulage le blessé, favorise la circulation de retour et réalise en permanence, même lorsque le blessé est couché, un certain degré de flexion de la cuisse sur le bassin, et, par suite, de relâchement musculaire.

Le point d'appui supérieur est celui de l'appareil de Delbet, mais avec deux modifications.

a) La tige externe a été solidarisée avec l'arc métallique, grâce à un arc complémentaire qui s'articule, en avant et en

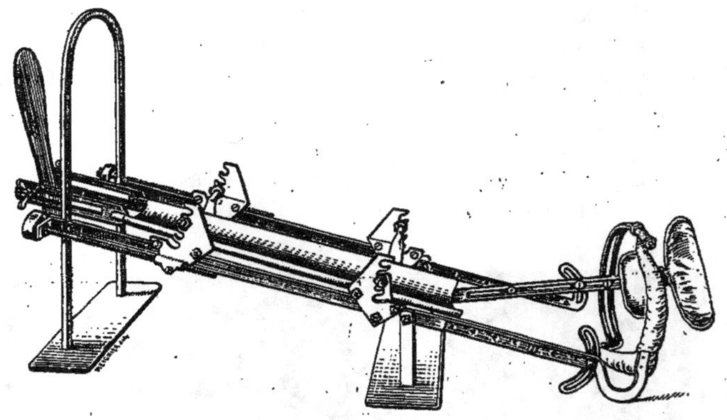

Fig. 73. — Appareil à cadre d'Alquier. On voit l'attelle de Bœckel qui repose sur les 2 omégas. Les extrémités des 2 omégas reposent chacune sur un cran de la crémaillère correspondante. L'arc pelvien fermé est monté sur un cadre mobile sur le cadre principal et qui fait avec lui un angle ouvert en haut.

arrière, avec les extrémités de l'arc ischio-pubien (nous avons indiqué précédemment cette modification). De ce fait, le point d'appui externe qui peut être pris, soit sur la fosse iliaque externe, soit sur le grand trochanter, devient fixe. Il est d'ailleurs réglable, dans les deux sens, vertical et transversal, par un jeu de glissières.

b) Le cadre se trouvant très fortement oblique de haut en bas et d'avant en arrière, l'orientation normale de l'arc pelvien a été rétablie en montant ce dernier sur un cadre spécial, mobile sur le cadre principal, réuni à lui à angle obtus et réglable également par un jeu de glissières.

Une gouttière de Bœckel, avec palette pédieuse mobile, destinée à recevoir la jambe et le pied (fig. 74) et deux omégas métalliques, destinés à supporter le membre et dont les

branches terminales reposent sur des crémaillères qui glissent
sur les montants du cadre, complètent l'appareil (fig. 75). Cet

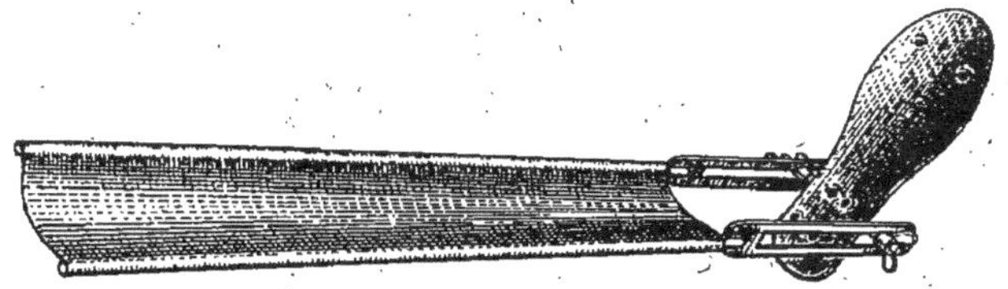

Fig. 74. — Attelle de Bœckel de l'appareil à cadre, isolée.

appareil est en grande partie interchangeable : le grand cadre
s'adapte aussi bien au côté droit qu'au côté gauche; seul, l'arc
pelvien n'est pas interchangeable.

Technique d'application. — Dans l'appareil primitif, le point
d'appui inférieur destiné à la traction nous était fourni par un

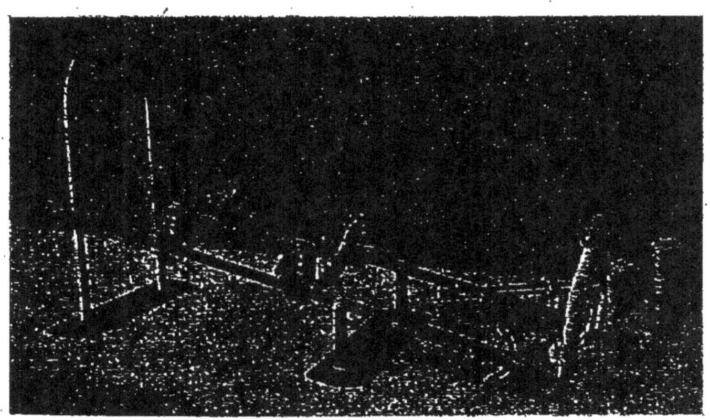

Fig. 75. — Appareil à cadre dont on a enlevé l'attelle de Bœckel, de façon
à montrer les omégas et les crémaillères sur lesquelles ils reposent.

étrier métallique, incorporé à une botte plâtrée remontant jusqu'au genou lorsque la fracture du fémur était basse (fracture
supra-condylienne), embrassant les condyles fémoraux lorsque
la fracture était moyenne ou haute. Nous y avons renoncé pour
deux raisons. La traction ainsi effectuée s'opère par l'intermédiaire de deux articulations, la tibio-tarsienne et le genou et,

par conséquent de leurs ligaments. Nous avons signalé les inconvénients des tractions ainsi pratiquées. En outre, la botte plâtrée, quelque soin que l'on ait pris à la bien modeler, devient rapidement trop large. La jambe et le genou y jouent et les points d'appui condyliens deviennent inopérants. La traction se reporte alors sur le pied; les pressions s'y exercent en deux points, la face dorsale et le talon; le blessé accuse des douleurs rapidement intolérables que, seule, l'application d'une nouvelle botte plâtrée bien modelée peut faire disparaître, sinon des escarres apparaissent aux points de pression. Nous avons indiqué précédemment les inconvénients que présente le changement de l'appareil en cours de traitement, pendant la période d'infection.

La technique que nous avons adoptée actuellement évite précisément tout changement d'appareil en cours de traitement et supprime la botte plâtrée.

Le pied et la jambe sont recouverts d'une botte ouatée compressive, comme dans l'appareil de Hennequin. Cette botte remonte le plus haut possible au-dessus du genou, suivant ce que permet le siège de la lésion. La jambe est ensuite placée sur une attelle métallique de Boeckel qui, réglable en longueur par le jeu horizontal de sa semelle, remonte, si la lésion le permet, au-dessus de l'interligne fémoro-tibial ou, au contraire s'arrête à l'interligne. Jambe et attelle sont solidarisées par quelques tours de bande de tarlatane empesée, qui *toujours laissent libres le cou-de-pied et le pied.* Ce dernier est rigoureusement maintenu à angle droit par la semelle de l'attelle. L'attelle de Boeckel ainsi garnie est alors placée dans le cadre métallique et vient reposer dans les deux omégas métalliques disposés de telle façon, que le supérieur réponde à la région tubérositaire et l'inférieur à la région supra-malléolaire du tibia. Les deux extrémités latérales de ces omégas reposent sur des crémaillères de sens opposé qui, elles-mêmes, coulissent sur les montants latéraux du cadre au moyen de galets. Ces deux omégas sont solidarisés avec l'attelle de Boeckel et, par suite, avec la jambe, par plusieurs tours de bande de tarlatane empesée.

Deux vis de rappel, l'une interne, l'autre externe, fixées par leur extrémité libre aux crémaillères inférieures, permettent d'exercer une traction graduée. Un index placé sur les têtes de vis permet de compter le nombre de tours de vis donnés. La force de traction dépend du pas de vis employé. La vis que nous utilisons est d'un diamètre de 9 millimètres; le pas est de quatre tours au centimètre. Cinq tours de vis donnent deux kilogs de traction.

En outre, il est utile de graduer les extrémités des montants latéraux de deux en deux centimètres, de façon à se rendre compte plus exactement encore, de ce que produit l'extension du membre.

Toutefois, même avec ce dispositif, la traction sur le membre inférieur s'exerce sur la jambe et, par suite, n'atteint le fémur que par l'intermédiaire des ligaments du genou. Il est possible, en utilisant l'artifice suivant, d'exercer la traction au niveau des condyles fémoraux, tout au moins dans les fractures de cuisse moyennes et hautes.

Sur la partie condylienne et supra-condylienne de la botte ouatée on enroule une bande de toile solide, de façon à réaliser

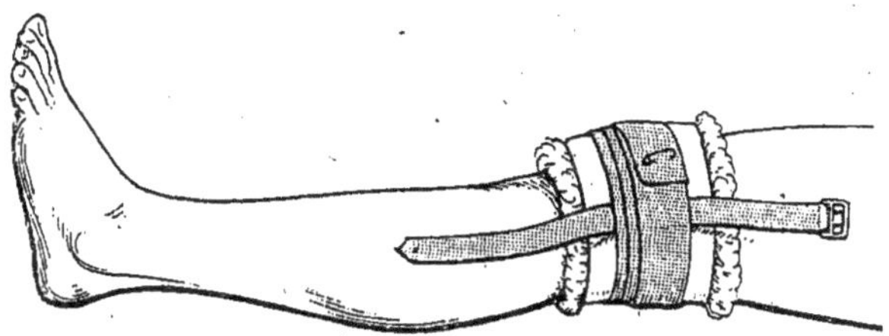

Fig. 76. — Schéma montrant le collier condylien posé sur un matelassage ouaté. La botte ouatée de la jambe et du pied a été supprimée pour la clarté de la figure. Passage du lac condylien au-dessous du collier.

un véritable collier analogue au collier plâtré condylien du Delbet type. Deux lacs, l'un interne, l'autre externe, embrassent ce collier, en passant au-dessous, puis au-dessus de lui et viennent se réfléchir chacun autour de l'extrémité libre de l'oméga supérieur et s'y fermer (fig. 76). En exerçant sur les lacs une traction plus ou moins forte, — il n'y a, pour cela, qu'à tirer sur le chef libre, — on fait supporter au collier condylien la totalité ou, tout au moins, la majeure partie de la traction. Si le blessé accuse des douleurs au talon et sur le dos du pied, c'est que la traction se fait surtout par la jambe; il suffit alors de resserrer les deux lacs latéraux, la traction se trouve reportée sur le collier condylien et les douleurs disparaissent aussitôt.

La largeur du cadre est suffisante pour permettre les pansements; la cuisse peut être soutenue, dans la portion crurale de l'appareil, pour éviter la chute des fragments en arrière, par de petits hamacs de toile; plus simplement, on la soutient en

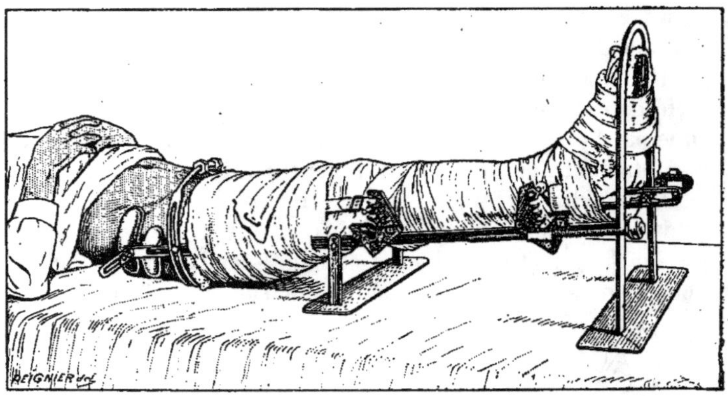

Fig. 77. — Appareillage d'une fracture de cuisse dans l'appareil à cadre. La jambe et le genou sont immobilisés sur l'attelle de Bœckel; le lac tire sur le collier condylien. La traction sur la jambe se règle par les deux vis latérales. Le pansement solidarise la cuisse et le cadre de l'appareil.

embrassant dans une même bande de gaze apprêtée, le membre et le cadre de l'appareil (fig. 77).

Réduction. — Elle se fera par traction à la vis. Il ne faut pas chercher à la réaliser d'emblée; elle doit être obtenue *progressivement, en 5 à 6 jours. Elle sera d'autant plus lente que l'infection est plus grave.* Dans ces fractures très infectées, la contention est le point capital; en cherchant à réduire trop rapidement, on s'exposerait à des escarres, les tissus infectés supportant très mal toute pression. On vérifiera le degré de réduction par la radiographie, l'appareil permettant de transporter facilement le blessé sans mobiliser le foyer de fracture. Pendant tout le temps de son séjour au lit, le blessé peut s'asseoir dans son lit; nous avons dit que la flexion de la cuisse sur le bassin, en relâchant les muscles cruraux, facilitera la réduction.

Surveillance de l'appareil. — Elle se trouve très facilitée par la suppression du collier plâtré condylien; seuls les points d'appui de l'arc pelvien sont à surveiller. Le dispositif que nous avons adopté pour cet arc pelvien, c'est-à-dire son montage sur un cadre spécial, mobile sur le cadre même de l'appareil, permet de faire varier les points d'appui pelviens suivant les nécessités. En inclinant plus fortement le cadre mobile sur le cadre fixe, on augmente la pression sur l'ischion et on soulage la branche ischio-pubienne; c'est l'inverse qui se produit si l'on diminue l'obliquité du cadre mobile.

Indications. — L'appareil à cadre convient à toutes les fractures de cuisse par projectiles de guerre; mais, en raison de sa complexité relative, nous restreignons ses indications, dans notre pratique :

1° Aux fractures très comminutives et infectées. Dans ces fractures, le collier plâtré supra-condylien est mal toléré; la tige réductrice antérieure est gênante pour les pansements; l'appareil à cadre, au contraire, immobilise bien et laisse toute facilité pour les interventions diverses que nécessite la fracture. En outre, il permet l'application de l'irrigation continue ou discontinue, pratique impossible avec le Delbet improvisé, par suite du ramollissement du plâtre qu'entraîne le liquide qui imbibe le pansement.

2° Aux fractures sous-trochantériennes dans lesquelles le Delbet improvisé est inapplicable : c'est l'appareil à cadre qui nous a donné, dans cette variété de fractures, les meilleures réductions.

Durée d'application de l'appareil. — Elle est essentiellement variable suivant les cas, et nous ne saurions donner ici des chiffres précis.

L'appareil à cadre répond au traitement des fractures de cuisse pendant la période d'infection. Lorsque les phénomènes infectieux ont disparu, lorsque la température est revenue, depuis quelque temps déjà, à la normale, lorsque la plaie bourgeonne régulièrement, que le cal est en voie de formation, c'est-à-dire dans un délai variant, en moyenne, de trois à cinq semaines, on substitue l'appareil de Delbet type ou improvisé à l'appareil à cadre, de façon à permettre, dès que possible, le lever et la marche du blessé. Nous avons dit précédemment, que la reprise précoce des fonctions du membre était à la base

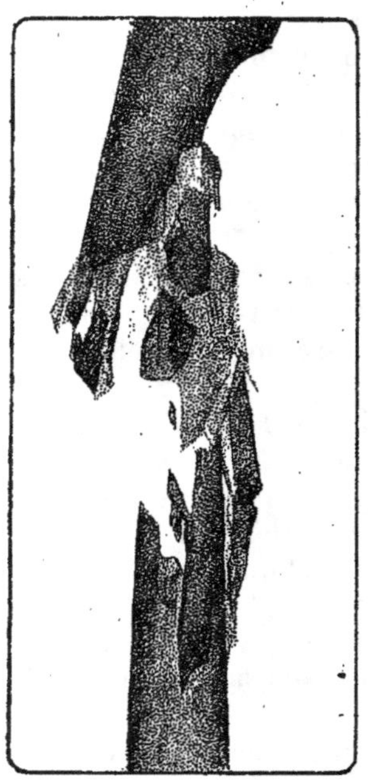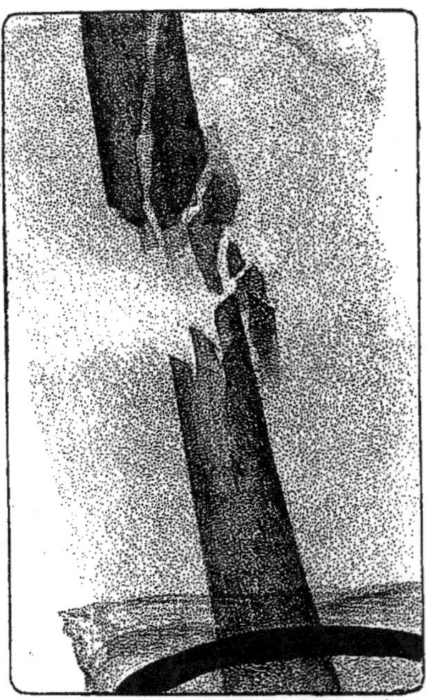

Fig. 78.   Fig. 79.

Fig. 78. — Fracture comminutive et infectée du fémur par éclat d'obus, à l'union des tiers supérieur et moyen. Déformation en crosse par abduction du fragment supérieur. Avant intervention.

Fig. 79. — La même après intervention. Réduction et immobilisation dans l'appareil à cadre. L'axe est parfaitement rétabli.

du traitement orthopédique des fractures, tel que nous le concevons.

Les figures 78 et 79, montrent un résultat obtenu avec l'appareil à cadre.

Traitement ambulatoire. — Nous faisons lever et marcher les blessés dès que la réduction est obtenue, c'est-à-dire vers la fin du premier septénaire pour les blessés qui présentent des fractures fermées ou des fractures par balles, avec orifices punctiformes, qui évoluent aseptiquement. Chez les blessés infectés, la marche peut être reprise très souvent au bout de trois à cinq semaines. Il est inutile d'attendre la cicatrisation complète; la réparation osseuse et le bourgeonnement de la plaie se trouvent hâtés du fait de la marche.

Les appareils qui conviennent à cette période sont au nombre de deux :

D'une part, l'*appareil de Delbet type*, avec appareil jambier plâtré.

Il est avantageux, à cette période, de remplacer le collier condylien plâtré de cet appareil par un collier en celluloïd lacé, de façon à éviter d'être obligé de recommencer ce collier trop souvent et d'adapter à l'appareil un verrou permettant la flexion du genou pendant les périodes de repos.

D'autre part, l'*appareil improvisé*, à attelles métalliques à extensibles et point d'appui pelvien que nous avons décrit précédemment.

On aura soin, toutefois, dans la construction de cet appareil, de substituer à la gouttière plâtrée jambière un appareil plâtré jambier de Delbet, de façon à permettre la marche directe.

Retards de consolidations et déviations secondaires sont relativement fréquents à la cuisse, dans les fractures fermées. Ils s'observeront avec plus de fréquence encore dans les fractures ouvertes, la formation du cal y étant généralement plus lente et sa période de malléabilité plus prolongée.

On voit, au bout de quelques jours ou de quelques semaines, chez un blessé qui se levait et marchait, la déformation primitive se reproduire, en même temps qu'un raccourcissement apparaît et que la claudication augmente. Le cal, encore insuffisamment résistant pour suppor-

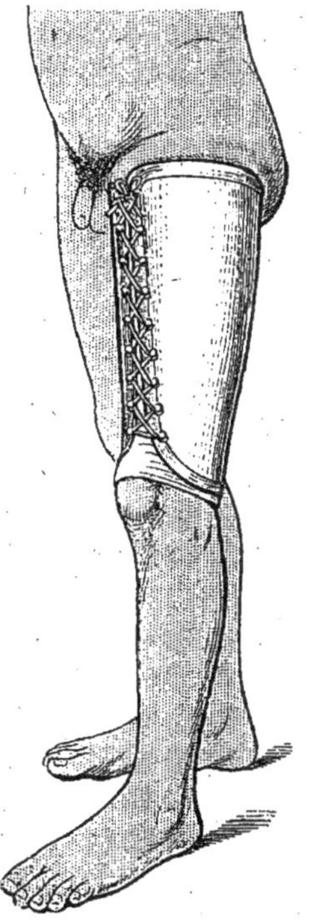

Fig. 80. — Cuissard moulé, en celluloïd, pour retards de consolidation.

ter le poids du corps, s'est infléchi. Il est donc indispensable de prolonger, dans les fractures de cuisse ouvertes par projectiles de guerre, la période de contention, pour éviter ces déviations secondaires. Toutefois, il est utile, chez ces blessés, de rendre au genou, au moins en partie, sa mobilité. Pour cela, on supprime la partie jambière de l'appareil de Delbet, ou bien on remplace l'appareil de cuisse par un cuissard moulé, en celluloïd, et lacé à la face antérieure du membre. Ce cuissard prend point d'appui, en haut sur l'ischion, en bas sur les condyles fémoraux. La figure 80 le représente appliqué sur un blessé.

Variétés anatomo-cliniques.

1° **Fractures du tiers supérieur, intra et sous-trochantériennes.** — La déformation y est considérable. Elle est d'autant plus forte que le fragment supérieur est plus court.

Le fragment supérieur se met en *abduction forte et rotation externe* sous l'action des pelvi-trochantériens, en *flexion* sous l'action du psoas; le fragment inférieur, attiré en dedans par les adducteurs, en haut par les muscles à fibres longues, chevauche le supérieur en passant ordinairement en arrière de lui et s'incline en bas et en dedans. Les deux fragments font un angle obtus ouvert en dedans; la *déformation* est *en crosse* accentuée. Le point culminant de la crosse est d'autant plus haut que le fragment supérieur est plus court.

Dans cette variété de fractures, les résultats sont ordinairement mauvais avec les appareils ordinaires. On est obligé de porter le fragment inférieur, c'est-à-dire le membre, en abduction extrême et en flexion, pour le mettre dans le prolongement du fragment supérieur; l'angulation est toujours mal corrigée, les déviations secondaires sont à peu près la règle. Avec l'appareil de Delbet ou l'appareil à cadre, et d'après notre pratique personnelle, les résultats sont, au contraire, généralement bons. Il est même à remarquer qu'on réduit beaucoup mieux l'abduction du fragment supérieur que le chevauchement du fragment inférieur, en d'autres termes, on agit davantage sur le fragment supérieur que sur l'inférieur, fait en apparence paradoxal (fig. 81 et 82).

Si la fracture est sous-trochantérienne basse, le fragment supérieur de longueur appréciable, la technique d'application de l'appareil type ou à cadre est celle que nous avons décrite plus haut. La pression du point d'appui externe sur la base du grand trochanter contribue à la correction de l'abduction du fragment supérieur.

Si la fracture est haute, le fragment supérieur court, il faut reporter l'appui de la tige externe dans la fosse iliaque externe,

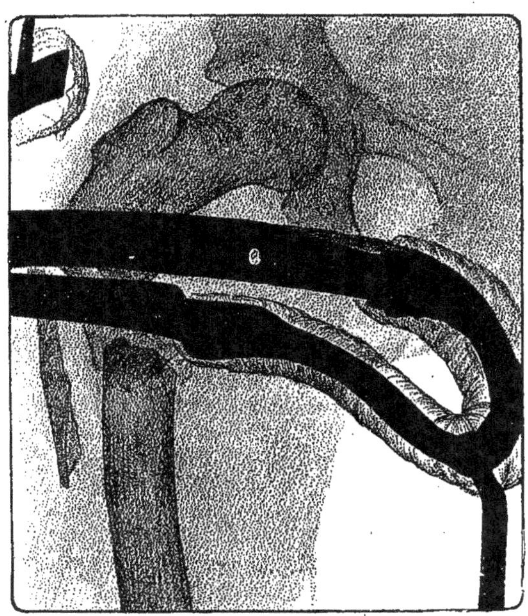

Fig. 81. — Fracture sous-trochantérienne comminutive par éclat d'obus.
Forte abduction du fragment supérieur.

au-dessous de la crête iliaque, en relâchant la courroie dans l'appareil de Delbet type, en faisant jouer la glissière verticale dans le Delbet modifié ou dans l'appareil à cadre.

Un point mérite attention dans l'appareillage de ces fractures, c'est la *correction de la rotation externe du pied.*

Il est classique, pour la correction de ce déplacement, de ramener le pied en avant, sur la ligne médiane, de telle façon que l'axe longitudinal du membre inférieur, qui réunit l'épine iliaque A. S., le milieu de la rotule et le bord interne du gros orteil soit rétabli. Or, en rétablissant cet axe par une action sur le segment inférieur du membre, on ne tient pas compte de la rotation du fragment supérieur et on *décale* artificiellement la partie inférieure du fémur et la jambe. Après consolidation, le mouvement de rotation externe du membre se trouve annulé, les muscles rotateurs pelvi-trochantériens étant à bout de course. La figure 85 représente une consolidation

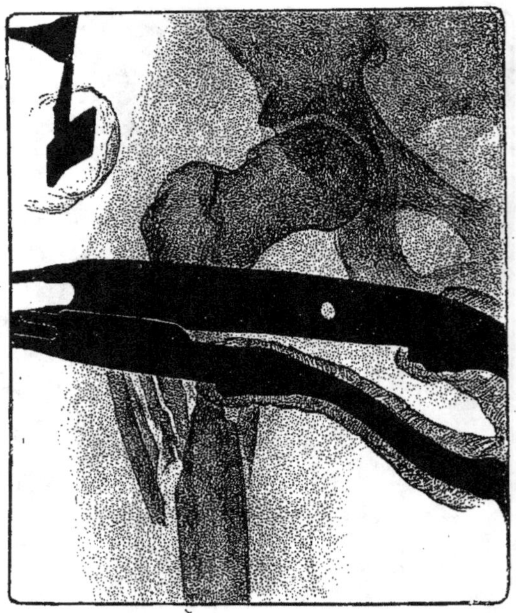

Fig. 82. — La même, après réduction dans l'appareil à cadre.
Le fragment supérieur est en situation normale.

vicieuse de cet ordre, avec décalage considérable du fragment inférieur, rotation externe très marquée du fragment supérieur, dont le grand trochanter regarde directement en arrière.

Pour éviter cet écueil, on se rappellera qu'après réduction de la rotation externe du pied, le grand trochanter, la tête du péroné et la malléole externe doivent se trouver sensiblement sur la même ligne.

La consolidation est ordinairement lente dans les fractures sous-trochantériennes, le cal reste longtemps mou, les déviations secondaires sont fréquentes ; il est donc indispensable de prolonger longtemps le port de l'appareil, tout en laissant marcher

le blessé, en moyenne 80 à 90 jours. Les pseudarthroses ne sont pas rares à la suite de ces fractures ; nous en avons observé un cas à la suite d'une fracture par balle ayant évolué aseptiquement. Une première intervention, par avivement simple des extrémités osseuses et suture métallique, échoua, la fracture se consolida à la suite de l'application d'une plaque de Lambotte.

2º Fractures du tiers inférieur, supra-condyliennes. — Si le fragment inférieur est assez long (fractures supra-condyliennes hautes), la ligne âpre se trouvant dans sa plus grande partie dans le fragment supérieur, celui-ci reste en rectitude, ou bien se porte

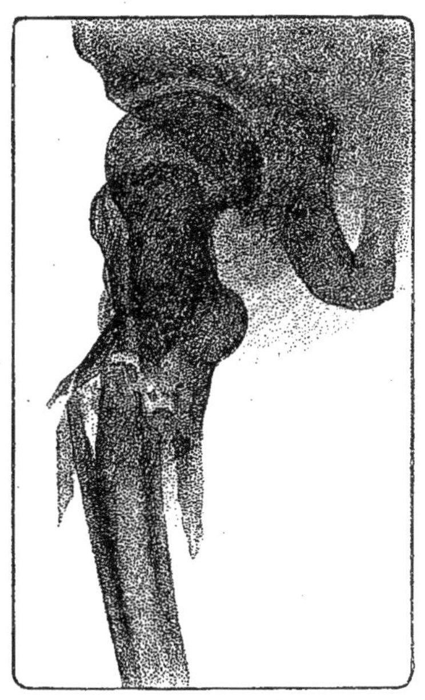

Fig. 83. — Fracture sous-trochantérienne par balle, vicieusement consolidée. Décalage. Rotation externe considérable du fragment supérieur.

en avant et en dedans ; le fragment inférieur s'incline en bas, en dehors et en arrière, la déviation angulaire est à sinus postéro-externe.

Dans les fractures basses, à fragment inférieur court, le fragment supérieur, sous l'action combinée du quadriceps et des adducteurs, se porte en dedans, assez souvent cependant en dehors. Son extrémité inférieure embroche très souvent le tendon du quadriceps fémoral et vient faire saillie sous les téguments, — qu'il perfore parfois, — immédiatement au-dessus de la base de la rotule.

D'autres fois, l'extrémité inférieure du fragment supérieur déchire le cul-de-sac synovial sous-tricipital, pénètre dans l'articulation et refoule la rotule en bas et en avant (voy. fig. 89,

p. 118). Le fragment inférieur, attiré par les gastro-cnémiens, bascule en arrière ; les deux fragments font angle à sinus antérieur.

La réduction de ces fractures est très difficile, l'angulation jamais complètement corrigée.

Dans les fractures hautes, il est possible de construire le collier condylien. On aura soin, dans cette variété de fractures, lorsqu'on applique un appareil Delbet type, d'équilibrer la ten-

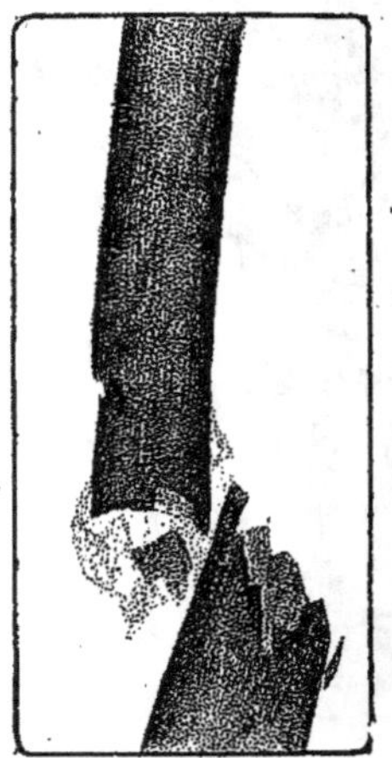 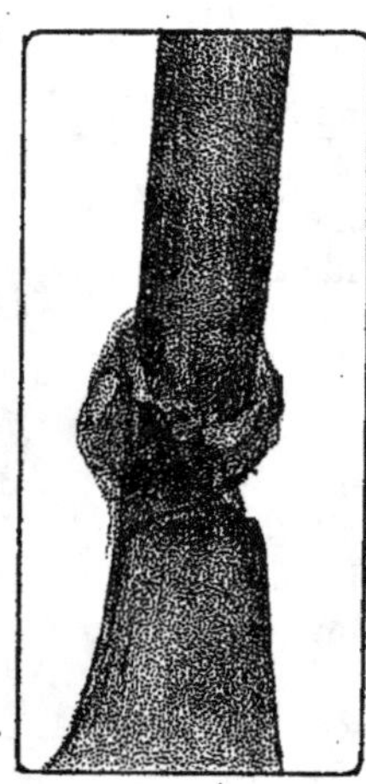 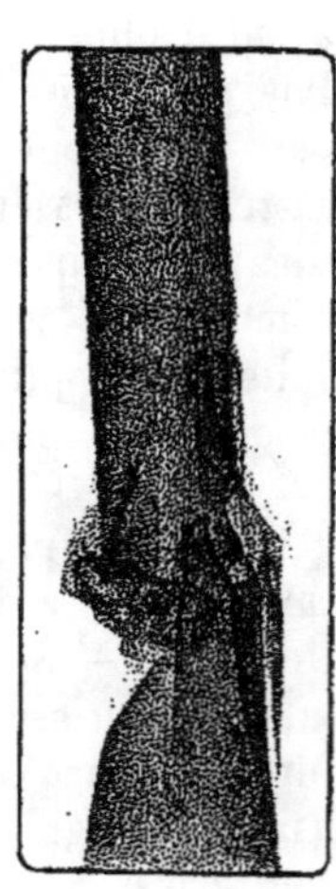

Fig. 84.   Fig. 85.   Fig. 86.

Fig. 84. — Fracture supra-condylienne haute du fémur par éclat d'obus. Avant intervention. Vue de profil. Déplacement antéro-postérieur. Angulation à sinus antérieur.

Fig. 85. — La même, après réduction par l'appareil à cadre et consolidation. Vue de face.

Fig. 86. — La même, vue de profil, après réduction par l'appareil à cadre et consolidation.

sion de la tige interne par celle de la tige externe. Il n'y a, en effet, pas d'abduction du fragment supérieur dans ces fractures. Il ne faut donc pas trop tendre la tige interne, car elle porte le fragment inférieur en abduction, d'où angulation des deux fragments à sinus externe. Sa tension doit être très soigneusement équilibrée par celle de la tige externe. On y réussit peut-être mieux en remontant le cylindre de cette dernière jusque sous la crête iliaque. Le fragment supérieur n'ayant pas de tendance à se porter en abduction, la pression sur le grand

trochanter est inutile. Le point d'appui sur l'évasement de la
crête iliaque est plus efficace (fig. 84 à 88).

Dans les fractures basses, à fragment inférieur court (fig. 89),
on est obligé, pour appliquer l'appareil à cadre, de reporter le
collier condylien au-dessous du genou, sur l'évasement tibial

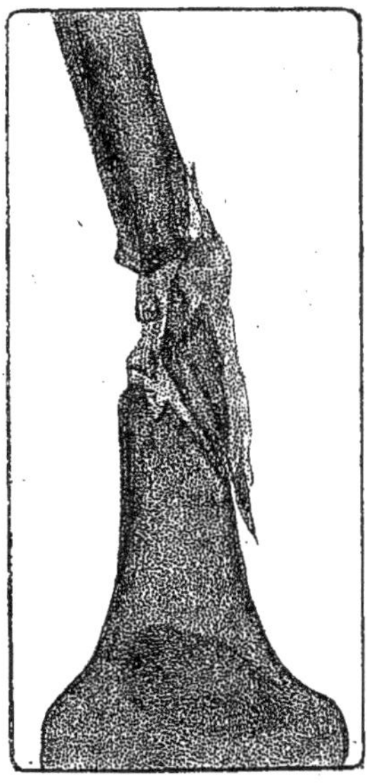
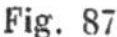
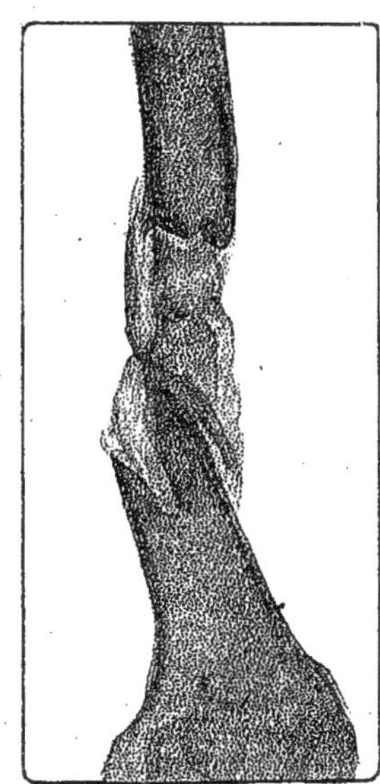

Fig. 87.   Fig. 88.

Fig. 87. — Fracture supra-condylienne haute traitée par l'appareil à cadre, puis
par le Delbet. Esquillectomie sub-totale. Consolidation. Vue de face. Il persiste
encore une légère angulation à sinus externe.

Fig. 88. — La même, vue de profil. Il persiste une légère angulation
à sinus antérieur.

supérieur; la traction s'exerce alors par l'intermédiaire des
ligaments du genou, condition défavorable avons-nous dit,
mais qui, ici, est une nécessité.

Il est avantageux, dans cette variété de fractures, de pouvoir
exercer des tractions sur le fragment inférieur, le genou en
flexion, de façon à relâcher les jumeaux qui attirent ce fragment inférieur en arrière. Notre appareil à cadre permet d'arriver à ce résultat; il suffit, pour cela, d'augmenter la longueur
de la crémaillère supérieure, de façon à surélever la cuisse, et

de remplacer la crémaillère inférieure sus-jacente au cadre, par une crémaillère sous-jacente au cadre.

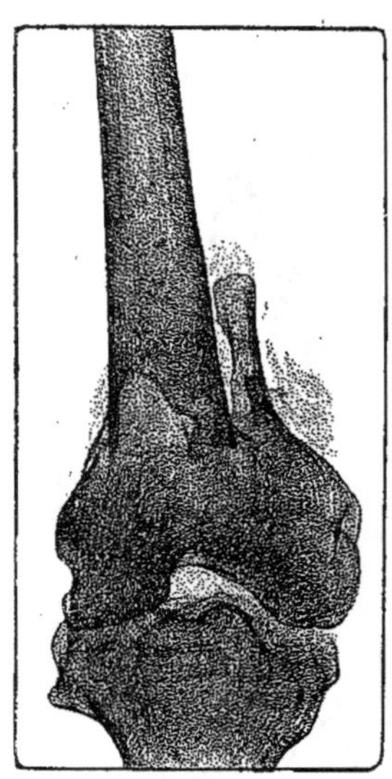

Fig. 89. — Fracture supra-condylienne basse par éclat d'obus, avec déchirure de la synoviale du genou et pénétration du fragment supérieur dans l'articulation. Réduction par l'appareil à cadre et consolidation.

L'appareillage du membre est le même que précédemment, mais l'attelle de Boeckel jambière s'arrête au creux poplité. Les extrémités de l'oméga supérieur reposent sur un cran plus ou moins élevé de la crémaillère correspondante, celles de l'oméga inférieur sur un cran plus ou moins bas de la crémaillère inférieure sous-jacente au cadre, suivant le degré de flexion que l'on veut donner au genou. La figure 90 montre ce dispositif appliqué.

Nous répétons que, dans cette variété de fractures, c'est l'appareil de Delbet improvisé qui nous a donné les meilleurs résultats. L'attelle postérieure refoule le fragment inférieur en avant et favorise la réduction.

Résultats. — Nous avons traité, depuis deux ans, dans notre service, 253 fractures de cuisse par l'appareil de Delbet type ou modifié, ou par l'appareil à cadre. Tous nos blessés, sauf un, ont parfaitement toléré ces appareils.

Sur ce nombre de 253 fractures, nous comptons :

    44 fractures fermées.

    209   —   ouvertes.

Ces fractures se répartissent de la façon suivante :

Fractures sous-trochantériennes, 41 ; ouvertes, 39 ; fermées, 2.

Fractures diaphysaires moyennes, 130 ; ouvertes, 99 ; fermées, 31.

Fractures supra-condyliennes, 82 ; ouvertes, 71 ; fermées, 11.

La durée moyenne de la consolidation a été de 56 jours pour les fractures fermées, de 70 à 80 jours pour les fractures ouvertes, avec les chiffres extrêmes de 50 et 70 jours pour les fractures fermées, 50 et 110 pour les fractures ouvertes.

Sur nos 253 fractures de cuisse, 147 ont été traités d'emblée par le Delbet type ou modifié, 106 par l'appareil à cadre pendant le stade de désinfection, puis par le Delbet type ou modifié après ce stade.

Les 147 applications primitives se rapportent à :

    44 fractures fermées;

    63 fractures par balles;

    40 fractures par éclats d'obus.

Les 106 cas traités primitivement par l'appareil à cadre ont

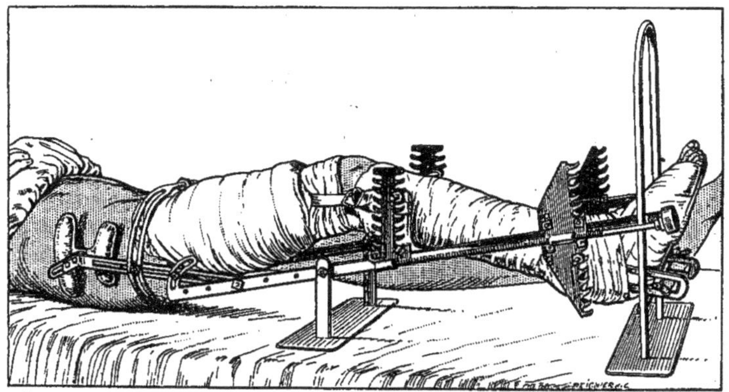

Fig. 90. — Dispositif permettant de faire la traction, le genou en flexion, dans l'appareil à cadre.

tous trait à des fractures graves par éclats d'obus, de grenades ou de torpilles.

Tant que nous avons utilisé la botte plâtrée jambière comme point d'appui pour la traction, nous avons observé quelques escarres talonnières ou dorsales, d'ailleurs sans gravité. Depuis que nous avons adopté le dispositif précédent, nos blessés n'ont jamais présenté d'escarres, et le membre est enlevé de son attelle, après 3 ou 5 semaines, aussi net qu'au début. C'est là un résultat dont ceux qui savent les difficultés auxquelles on se heurte pour l'appareillage des fractures de cuisse infectées, apprécieront la valeur.

Notre expérience nous permet de formuler les conclusions suivantes :

D'une façon générale, dans les fractures diaphysaires du

fémur, il est à peu près impossible d'obtenir la correction complète du chevauchement, d'arriver au bout à bout parfait. Le raccourcissement est, dans la plupart des cas, minime; il mesure de un demi-centimètre à 2 centimètres. C'est particulièrement dans les fractures transversales que cette correction reste incomplète ; elle est meilleure dans les fractures obliques.

Dans les fractures du tiers supérieur (sous-trochantériennes hautes et basses), l'abduction du fragment supérieur est bien corrigée, la rectitude de l'axe rétablie. C'est avec l'appareil de Delbet ou l'appareil à cadre que nous avons obtenu les meilleurs résultats; les figures 81 et 82 en sont des exemples.

Dans les fractures du tiers inférieur (supra-condyliennes hautes et basses), la réduction est ordinairement défectueuse. L'inclinaison du fragment inférieur en arrière est incomplètement corrigée, il est habituel d'observer une ensellure supra-rotulienne de la cuisse traduisant la déviation. La réduction est défectueuse, croyons-nous, avec n'importe quel appareil, même lorsqu'on maintient la jambe en flexion sur la cuisse.

C'est dans cette variété de fractures que, pour les fractures abritées, la réduction sanglante suivie d'ostéosynthèse ou le clou de Steinmann trouvent leur indication. Le clou de Steinmann n'est pas à conseiller en chirurgie de guerre, car il faut craindre la propagation de l'infection du foyer de fracture à l'épiphyse, à la faveur de sa transfixion.

La ligature métallique, pratiquée comme complément de l'intervention de désinfection chirurgicale du foyer, peut rendre des services, et, bien que nous soyons peu partisan de l'ostéosynthèse dans le traitement des fractures de guerre, c'est là, croyons-nous, un des cas où elle peut être utile.

CHAPITRE V

TRAITEMENT ORTHOPÉDIQUE
DES FRACTURES DE JAMBE

Considérations générales.

Les fractures des deux os de la jambe par projectiles de guerre siègent, tantôt au même niveau sur les deux os, tantôt à des niveaux différents. Ce sont alors des fractures *étagées*. Ces dernières, en chirurgie de guerre, sont beaucoup moins fréquentes que les fractures des deux os au même niveau.

Assez fréquentes sont les fractures *doubles*. Le fragment intermédiaire est tantôt unique, tantôt représenté par des esquilles de dimensions plus ou moins grandes (voy. fig. 111, p. 147).

Il est rare d'observer, dans les fractures de jambe par projectiles de guerre, tout au moins dans celles de la partie moyenne, une tendance au déplacement selon la longueur, c'est-à-dire au chevauchement, aussi marquée que dans les fractures du fémur. La moindre importance des masses musculaires de ce segment de membre explique ce fait. De par la constitution même de la fracture, le foyer en est malléable et la réduction généralement facile par des manœuvres de traction manuelle ou mécanique extemporanées. Ce n'est que dans quelques cas de fracture par contact, transversales ou en ailes de papillon, à esquilles latérales de grandes dimensions, dans les fractures supra-malléolaires entre autres, que l'on peut constater un chevauchement parfois assez marqué, comme cela se produit dans les fractures fermées.

Les fractures abritées des deux os de la jambe, lorsque les deux os sont fracturés au même niveau, sont caractérisées par ce fait : *le pied est ballant, la déformation variable* et *sans caractère*. A fortiori en est-il ainsi, lorsque ces fractures sont comminutives.

C'est dire que l'on observera des *déplacements angulaires* de tout ordre et de toute direction, mais ces angulations sont surtout *passives*, et non actives, dues à l'action musculaire.

Entraîné par son propre poids, le pied subit un mouvement de rotation qui le porte en dehors ou en dedans, ordinairement en dehors, mouvement tel qu'il repose sur le plan du lit par son bord externe. Là, encore, c'est un déplacement passif, et c'est lui qui crée l'angulation dans le foyer de fracture.

Cette rotation du pied *décale* le segment inférieur de la jambe par rapport au segment supérieur ; sa correction s'impose donc, rigoureusement, sous peine de troubles fonctionnels sérieux.

En raison de la faible tendance au chevauchement, le problème de la réduction, à l'inverse de ce qui s'observe dans les fractures abritées, offre rarement des difficultés dans les fractures de jambe ouvertes par projectile de guerre ; la contention prime donc la réduction jusqu'à un certain point. L'extension continue, qui était une nécessité à la cuisse, ne l'est plus à la jambe. Elle est néanmoins avantageuse, et cela : parce qu'elle permettra de corriger le chevauchement, au moins en grande partie, dans les cas où il existe et, par suite, de rendre au membre sa longueur normale ; parce qu'elle favorisera, par la tension des masses musculaires, la reposition des esquilles ; parce qu'enfin c'est le meilleur procédé pour maintenir l'axe de la jambe. Ce dernier point est capital ; la correction du chevauchement est, au contraire, secondaire, car l'expérience nous a appris que la persistance d'un certain degré de chevauchement, dans les fractures diaphysaires, ne compromet nullement le résultat fonctionnel.

Ajoutons en outre que, dans le cas où une infection du foyer de fracture aura conduit à pratiquer une esquillectomie totale, c'est l'extension continue qui seule permettra, en s'opposant à l'action musculaire, de maintenir largement béante la cavité qu'aura causée la perte de substance, et de conserver au membre fracturé sa longueur primitive.

La réduction en longueur s'obtenant, en général, facilement par une traction légère, on ne demandera à l'extension qu'une action réductrice passagère, le résultat de cette extension sera figé par l'appareil contentif.

Nous avons dit quelles conditions doit remplir l'appareil contentif : immobilisation parfaite des fragments, examen facile du membre maintenu à découvert, abord également facile des plaies, possibilité d'évacuer le blessé, dans son appareil même, à n'importe quel moment ; l'appareil plâtré interrompu à attelles métalliques extensibles que nous décrirons, permet de remplir toutes ces indications.

Pour les fractures de la jambe, comme pour celles de la cuisse, il est avantageux de chercher à assurer la reprise précoce des fonctions du membre, c'est-à-dire la reprise précoce de la marche. Cela est possible de très bonne heure pour un certain nombre de fractures ouvertes, au bout d'un temps plus long seulement pour d'autres. Mais la déambulation n'est vraiment avantageuse qu'autant qu'elle est obtenue par le jeu actif des muscles, des tendons et des articulations du membre fracturé lui-même, c'est-à-dire qu'elle est réalisée par la marche *directe*, méthode dont Delbet est le protagoniste. Il faut, pour cela, que, tout en maintenant la réduction de la fracture et la contention des fragments, les articulations sus et sous-jacentes au foyer de fracture (genou et cou-de-pied) se trouvent libres. Nous indiquerons dans quelle mesure, suivant la variété de la fracture et son état anatomique, cette dernière indication peut être remplie.

D'une façon générale, l'appareil de choix sera celui qui remplira les diverses conditions que nous avons posées.

Immobilisation des fractures de jambe.

1° **Immobilisation provisoire : appareils d'évacuation.** — Les trois meilleurs appareils sont incontestablement : l'attelle de Thomas, la gouttière en zinc laminé ou en aluminium de Raoult-Deslonchamps ou de Delorme, et la gouttière plâtrée.

Nous avons décrit l'attelle de Thomas à propos des fractures de cuisse ; la technique de son application est identique pour les fractures de jambe : l'immobilisation est obtenue par l'extension continue, la force extensive demandée à l'élasticité du caoutchouc.

Une gouttière métallique bien matelassée immobilise parfaitement une fracture de jambe, sous cette condition expresse, toutefois, qu'elle doit comprendre également le genou et l'immobiliser.

Pour évacuer une fracture de jambe, on doit donc utiliser une gouttière de cuisse et jambe.

La gouttière plâtrée d'Hergott, dont nous parlerons plus loin, est également un excellent appareil d'évacuation; mais son application demande plus de temps que celle d'une gouttière métallique, ce qui en restreint l'emploi aux évacuations du second degré.

2° **Appareils d'immobilisation définitive. — Gouttière plâtrée.** — C'est la gouttière postérieure d'Hergott, qui va des orteils au milieu de la cuisse, et immobilise l'articulation tibio-tarsienne et le genou. Les attelles de Maisonneuve remplissent le même but.

La gouttière convient aux fractures sans déplacement ou avec un déplacement minime, qu'il est facile de réduire par de simples tractions manuelles et de maintenir réduites. Rares seront, cependant, les cas où elle pourra être appliquée, car elle ne convient qu'aux fractures avec plaies occupant la face antérieure du membre.

La gouttière plâtrée, comme agent de contention, présente deux inconvénients qui nous en font déconseiller l'emploi autrement que comme appareil d'immobilisation provisoire.

1° Elle immobilise les articulations sus et sous-jacentes à la fracture.

2° Elle expose à une déformation du membre — « attitude de gouttière » — que l'on constate lors de l'ablation de l'appareil et qui est la conséquence de fautes thérapeutiques qu'il faut connaître pour les éviter.

Cette déformation est en *arc de cercle à concavité antérieure*.

En faisant coucher le blessé sur un plan rigide, une table par exemple, on constatera que la jambe, appareillée en gouttière, ne prend contact avec la table qu'au niveau du mollet, le talon reste en l'air, alors que, dans le décubitus dorsal, le talon se trouve sur le même plan que le mollet.

Cette déformation, qui traduit une angulation des fragments à sinus antérieur, tient à plusieurs causes.

Tout d'abord, pendant la pose de l'appareil, la jambe n'est maintenue qu'à ses deux extrémités, si bien qu'au niveau du foyer de fracture se produit un affaissement des fragments.

En outre, en tirant sur le fragment inférieur, l'aide propulse instinctivement le talon en avant ; il en résulte une inflexion des fragments dans le foyer de fracture : l'extrémité supérieure du fragment inférieur se porte en arrière et s'enfonce dans la masse des muscles postérieurs qui ne lui oppose aucune résistance ; les deux fragments font un angle obtus ouvert en avant, angle dont le sommet est au niveau du trait de fracture.

Enfin, la contraction musculaire immobilisant plus ou moins l'articulation tibio-tarsienne, lorsque le chirurgien veut mettre le pied à angle droit le mouvement se produit, non pas dans l'article, mais dans le foyer de fracture, et angule les deux fragments.

Dès que la plaie des parties molles est étendue, le fracas osseux important, la gouttière plâtrée n'est plus de mise. C'est à l'extension continue qu'il faut s'adresser, sous cette réserve que son action peut être momentanée, si l'on en fige le résultat par l'appareil contentif. Nous employons, d'une façon presque systématique, l'appareil plâtré interrompu à attelles métalliques extensibles.

Appareil plâtré interrompu à attelles métalliques extensibles. — Il comporte :

Un collier plâtré supérieur, moulé sur les tubérosités tibiales

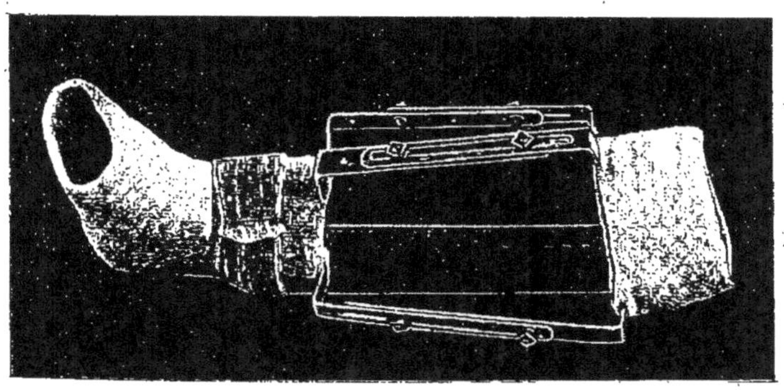

Fig. 91. — Appareil plâtré interrompu à attelles métalliques extensibles, avec attelle postérieure rigide, pour fractures ouvertes de jambe.

sur lesquelles il prend point d'appui, laissant par conséquent le genou libre.

Une botte plâtrée inférieure, embrassant le pied et le cou-de-pied, de façon à maintenir le pied en rectitude et remontant jusqu'au voisinage de la plaie.

Trois attelles extensibles, une antérieure, une interne et une externe (fig. 91).

La réduction est demandée à l'extension aux poids ; puis, lorsqu'on juge la réduction obtenue, les écrous des attelles sont bloqués, de façon à figer cette réduction.

Ainsi constitué, l'appareil serait insuffisant.

Malgré l'extension, malgré les attelles métalliques, les extrémités fragmentaires tendent à plonger en arrière, la jambe s'incurve au niveau du foyer de fracture, la consolidation se fait vicieusement, avec une *déformation en arc de cercle à concavité antérieure.*

Pour éviter cette déformation, il est de toute nécessité d'appliquer, à la face postérieure de la jambe, une attelle rigide qui maintienne les fragments, tout en laissant cependant la possibilité d'exercer des tractions sur le membre.

Nous nous sommes arrêtés au dispositif suivant :

Une attelle en bois, recouverte d'imperméable, se termine, à une de ses extrémités, par une lame métallique sur laquelle elle est mobile au moyen d'une charnière (fig. 92).

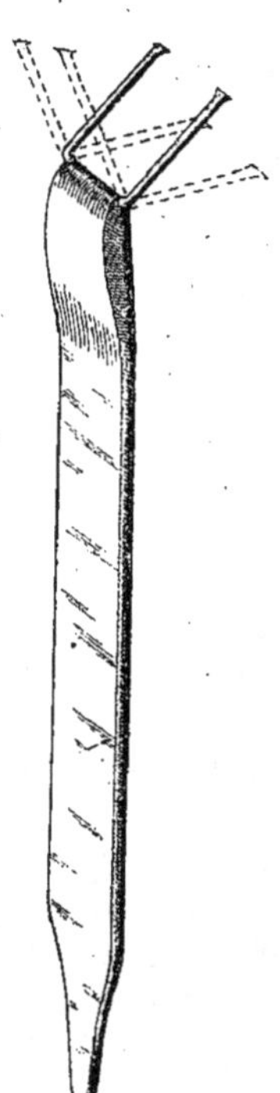

Fig. 92. — Attelle postérieure en bois, avec charnière. Le coussinet qui fait suite à la charnière n'a d'autre but que de permettre le libre jeu de l'attelle autour de la charnière.

La lame métallique, de 5 à 6 centimètres de long, est incorporée au collier plâtré supérieur. L'attelle, jouant autour de cette lame par sa charnière, peut, lors d'un pansement, être abaissée, de façon à permettre toutes les manœuvres nécessaires ; le pansement terminé, elle est ramenée au contact de la jambe, fixée par un tour de bande au collier plâtré inférieur, et reprend ainsi son rôle contentif.

Technique d'application. — Le pansement étant recouvert par deux manchons de taffetas imperméable, destinés à être ultérieurement rabattus sur les colliers plâtrés, on entoure le membre, au niveau des points d'application du collier et de la botte plâtrée, d'une bande de crépon ou de lint.

Avec des bandes plâtrées de 10 mètres sur 10 centimètres, on construit le collier et la botte, en ayant soin, pour cette

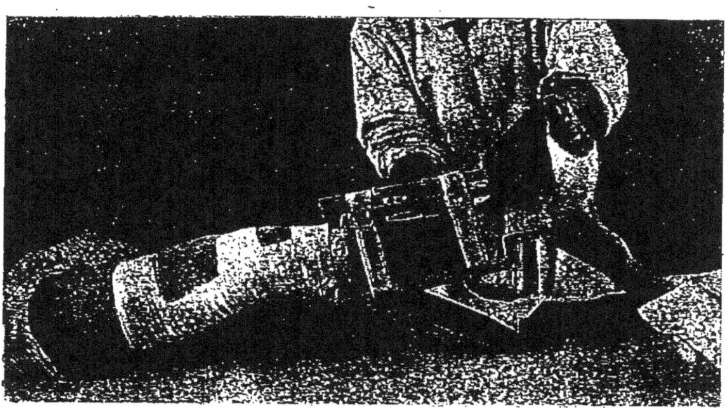

Fig. 95. — Application de l'appareil à attelles métalliques extensibles pour une fracture ouverte de jambe. La fracture étant sous-tubérositaire, le genou est immobilisé et le point d'appui supérieur embrasse les 2/3 supérieurs de la cuisse et le genou. Les 3 attelles métalliques sont en place, maintenues par 2 lacs. Leurs pattes supérieures et la charnière de l'attelle postérieure sont scellées au collier tibial par une bande plâtrée. L'attelle postérieure est rabattue pendant qu'on scelle avec une bande plâtrée les pattes supérieures des 3 attelles métalliques.

dernière, de maintenir le pied soigneusement à angle droit sur la jambe; puis on laisse le plâtre sécher.

L'attelle postérieure est alors mise en place, sa lame métallique fixée au collier supérieur par une deuxième bande plâtrée qu'on laisse également sécher.

Les trois attelles métalliques à glissière, interne, antérieure et externe, sont présentées, mises en place et provisoirement fixées au moyen d'un lac qui les entoure.

Avec une nouvelle bande plâtrée, on scelle les pattes de ces attelles au collier supérieur.

Avant de procéder à la même opération en bas, on abaisse l'attelle postérieure, car son extrémité inférieure doit rester libre, la deuxième bande plâtrée ne prend que les pattes des trois attelles métalliques (fig. 93).

Collier et botte sont enfin entourés d'une bande de crépon, et l'on attend la prise du plâtre.

La dessiccation du plâtre obtenue, — elle demande de douze à vingt-quatre heures, — l'appareil est terminé. Il faut alors réduire la fracture. Pour cela, on applique sur le cou-de-pied un étrier de Delbet, auquel est attaché un poids de 10 à 15 kilogrammes; les écrous des attelles métalliques sont desserrés, la traction établie (voy. fig. 95, p. 133).

Lorsqu'on juge celle-ci suffisante, — cette indication est fournie par la disparition de la contracture des muscles de la loge antéro-externe et par le rétablissement de la longueur du membre — les écrous des attelles sont bloqués, et l'extrémité inférieure de l'attelle postérieure fixée à la botte plâtrée par un tour de bande.

On doit s'attacher, sous peine de résultat fonctionnel défectueux, à rétablir de façon rigoureuse l'axe du membre, c'est-à-dire à ramener sur une même ligne droite l'épine iliaque antéro-supérieure, le milieu de la rotule et le bord interne du gros orteil.

En fait, le rétablissement de cette ligne ne tient pas compte du déplacement propre, par rotation, du fragment supérieur, et l'on s'expose, en ramenant le fragment inférieur en rectitude, à créer un *décalage* : les deux fragments se consolidant, le supérieur en rotation externe, l'inférieur en rotation interne. On contrôlera le rétablissement de cet axe en s'assurant que la crête du tibia prolongée tombe sur le deuxième espace inter-métatarsien.

Y a-t-il intérêt, pendant la période de désinfection de la plaie, et jusqu'au moment où l'on estime possible la reprise de la marche, à appliquer aux fractures de jambe la méthode de la suspension?

Nous utilisons assez souvent, dans les fractures de jambe, la suspension dans la gouttière de Hogden-Smith, mais le membre y est placé *appareillé* (voy. fig. 17, p. 19). Nous ne demandons à la suspension, ni réduction, ni contention de la fracture, mais simplement de donner au blessé un peu plus de confort, en lui permettant de se remuer plus facilement dans son lit et de favoriser les mouvements du genou. Cette suspension est supprimée pendant la nuit, si le blessé le demande.

Traitement ambulatoire. — Dès que la réparation est en bonne voie, il y a intérêt à faire lever et marcher les blessés. La réparation osseuse, la consolidation s'en trouvent avancées, le fait est actuellement hors de doute et ne prête plus à discussion.

La marche peut être précoce dans les fractures par balles, qui évoluent aseptiquement, et commencée dès le huitième ou dixième jour.

Dans les fractures par projectiles d'artillerie, avec plaies étendues des parties molles, il faut attendre beaucoup plus longtemps. La marche ne peut être commencée qu'après cessation complète des phénomènes infectieux et début de la réparation osseuse, en moyenne trois à quatre semaines.

Dans les fractures qui auront été l'objet d'une esquillectomie totale, la reprise de la marche ne peut être également que tardive. Ceci est affaire de sens clinique. On retiendra, toutefois, que l'existence de la plaie n'est pas une contre-indication à la reprise de la marche, dès l'instant que toute infection a disparu et que la réparation a commencé; cette dernière se trouve, au contraire, hâtée.

L'appareil de choix pour la période ambulatoire du traitement d'une fracture de jambe est l'appareil de Delbet.

On le substituera, au moment voulu, à l'appareil à attelles extensibles qui a assuré la réduction et la contention pendant la première période du traitement.

Appareil de Delbet. — Il représente la réalisation, à la jambe, d'une méthode générale : la reprise précoce de la marche par le jeu actif des muscles, des tendons et des articulations du membre fracturé lui-même. Il combine la réduction des déplacements par l'extension temporaire, le maintien de cette réduction et la contention des fragments par le même appareil, et permet la marche *directe*. C'est donc un appareil contentif et ambulatoire.

Cette méthode de marche directe doit être différenciée de la méthode purement ambulatoire et des appareils qui la réalisent, appareils dont le type est l'appareil de Reclus. Le but que l'on poursuit, dans cette dernière méthode, est uniquement de soustraire le blessé à l'obligation de rester au lit. Un levier rigide, — en l'espèce un étrier métallique, — prend point d'appui au-dessus du foyer de fracture, sur le chapiteau tibial, et transmet directement au sol le poids du corps. Le malade marche comme un amputé ; le foyer de fracture et le segment du membre sous-jacent au trait de fracture sont soustraits à l'action du poids du corps.

Dans ces appareils, la marche se fait en « pied suspendu », le segment de membre fracturé est inactif ; dans l'appareil de Delbet, les muscles, les tendons et les articulations du segment de membre fracturé lui-même concourent à la déambulation.

La substitution de l'appareil de Delbet à l'appareil à attelles extensibles ne se faisant que tardivement, alors qu'une ébauche de cal et les transformations fibreuses circa-fracturaires ont déjà fixé les fragments dans la position qui leur a été donnée, aucun déplacement n'est plus à craindre ; la réduction de ces déplacements primitifs par l'extension aux poids, qui constitue le premier temps de l'application de cet appareil, devient donc inutile, de même que l'application du Scultet. Nous décrirons néanmoins le dispositif type ; il nous suffit de signaler les simplifications qui peuvent y être apportées suivant les cas.

CONSTRUCTION DE L'APPAREIL DE DELBET. — Les deux points d'appui supérieur et inférieur sont fournis : le supérieur, par l'évasement tibial, l'inférieur, par les saillies malléolaires. Ces deux points d'appui sont utilisés par deux colliers plâtrés moulés sur ces saillies et les dépressions sous et sus-jacentes. Ils sont réunis par deux attelles plâtrées latérales, qui servent de tuteurs au squelette et réalisent la contention.

Les colliers sont constitués : le supérieur par une bande de tarlatane de 16 épaisseurs, longue de 65 centimètres et large de 5, dimension suffisante pour permettre à la bande de faire 2 fois le tour complet de la jambe ; l'inférieur par une autre bande de tarlatane de 16 épaisseurs, mais de 12 centimètres de large. Le tiers moyen seul de cette bande est conservé, de façon à former une sorte de chappe, de longueur telle, qu'enveloppant la partie postérieure du talon, ses bords libres répondent au bord antérieur des malléoles. Les deux tiers externes de la bande de tarlatane sont taillés de façon à constituer 2 bandes de

5 centimètres de large, destinées à entourer la partie antérieure
de la jambe (fig. 94). Afin d'éviter la douleur talonnière qui
apparaît quelquefois, il est utile d'évider en demi-cercle la
partie inférieure de la chappe.

Les 2 attelles latérales sont constituées chacune par une
bande de tarlatane de 65 centimètres de long, sur 8 de large,

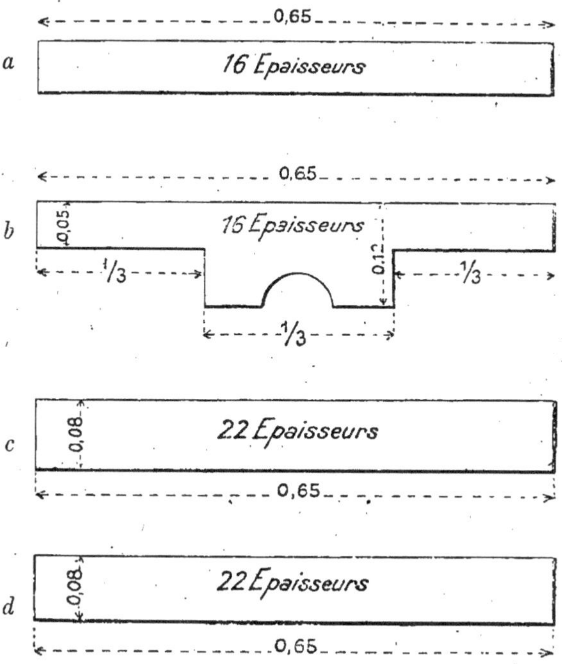

Fig. 94. — Attelles de tarlatane pour la construction de l'appareil de Delbet.

    a) Collier tibial.
    b) Collier sus-malléolaire avec chappe talonnière.
    c et *d)* Attelles latérales jambières.

et taillée dans une pièce de 22 épaisseurs. Elles sont notablement
plus longues que le membre, de façon à pouvoir être repliées
dans leur partie inférieure, ce qui renforce la portion malléolaire.

Pour modeler et fixer l'appareil pendant la dessiccation du
plâtre, sans être obligé de déplacer le membre et de supprimer
la traction, on utilise un « Scultet ». Celui-ci est constitué par

une série de bandelettes, longues de 50 centimètres, imbriquées de telle sorte qu'elles se recouvrent partiellement de haut en bas, et disposées sur une serviette. Les extrémités du Scultet sont enroulées chacune autour d'une attelle en bois, de façon à éviter le déplacement des bandelettes. (Voy. fig. 95).

APPLICATION DE L'APPAREIL. — Elle comporte deux temps :

1° La réduction de la fracture par extension mécanique momentanée;

2° L'application proprement dite de l'appareil.

1° *Réduction de la fracture par extension mécanique momentanée.* — Le blessé est couché sur une table en bois, longue de 2 mètres environ; l'extrémité de la table qui correspond aux pieds du blessé est un peu surélevée, de façon que le poids du corps assure la contre-extension.

L'extension est pratiquée sur le pied au moyen d'un étrier que l'on construit de la façon suivante. On coupe, dans un ruban de toile large de 5 centimètres, trois bandelettes de 25 à 30 centimètres de longueur. La première s'applique par son milieu sur le dos du pied et chacun de ses chefs est conduit sous la pointe de la malléole correspondante ; la seconde a son plein dans la cavité talonnière, au-dessus du calcaneum, et chacun de ses chefs est également conduit sous la malléole correspondante, à la rencontre de celui de la bandelette supérieure, et un peu en arrière. La 3ᵉ bandelette, formant étrier, est fixée, par ses chefs interne et externe, au point de rencontre des deux bandelettes précédentes, et là les extrémités des trois bandelettes sont réunies par quelques points de couture. Il faut veiller soigneusement à ce que la réunion des 3 bandelettes se fasse exactement sous la pointe des malléoles, de telle sorte que la traction s'équilibre pour chacune des bandelettes, dorsale et talonnière, faute de quoi, le pied se met en équinisme si la traction est plus forte sur la bandelette dorsale, ou bien le talon se surélève si la traction est trop forte sur la bandelette postérieure.

On attache alors à l'étrier une corde à laquelle on fixe un poids de 12 à 18 kilos. La corde se réfléchit, au bout de la table, sur un corps cylindrique quelconque, billot, verre, etc. (fig. 95).

La rotation externe du pied doit être, au préalable, corrigée.

Sous l'influence de la traction continue, la réduction se fait progressivement, sans à-coups; la contracture musculaire cède peu à peu. On est averti de sa disparition par la mollesse et la dépressibilité sous le doigt des muscles de la loge antérieure de la jambe, primitivement durs et tendus.

Les deux membres étant placés l'un près de l'autre, on voit facilement à quel moment le raccourcissement est corrigé. Le

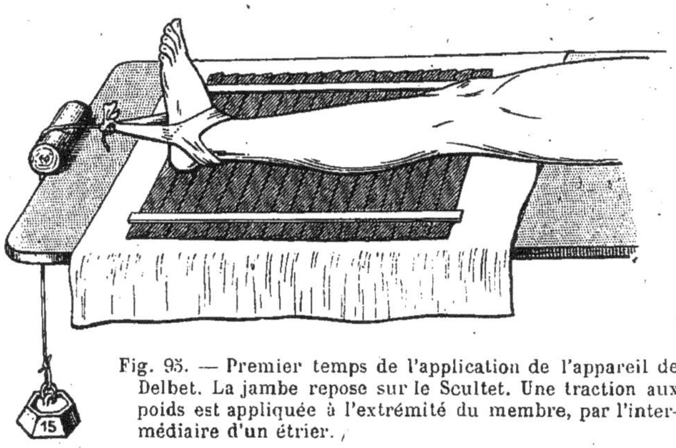

Fig. 95. — Premier temps de l'application de l'appareil de Delbet. La jambe repose sur le Scultet. Une traction aux poids est appliquée à l'extrémité du membre, par l'intermédiaire d'un étrier.

membre reposant sur la table par le mollet et par le talon, il ne peut se produire d'angulation dans le plan antéro-postérieur.

Enfin, en déplaçant un peu en dedans ou un peu en dehors la corde de traction, on modifie comme on veut l'axe du pied, et l'on obtient ainsi le maximum de réduction possible. Celle-ci demande de 20 à 30 minutes en moyenne.

2° *Application de l'appareil contentif et ambulatoire.* — Il a pour but de figer l'extension. Au moment où l'on juge la réduction suffisante, on imprègne les attelles d'une bouillie plâtrée suffisamment claire pour qu'elle ne durcisse que lentement. Les 2 attelles destinées à faire les colliers sont disposées les premières sur le Scultet et étalées; la supérieure répond à la dépression de la jarretière, notablement au-dessous de l'interligne, de façon à ne pas gêner la flexion; l'inférieure répond à la dépression sus-malléolaire, le bord inférieur de la chappe doit rester à quelques millimètres au-dessus du niveau de la plante du pied, de telle façon que celle-ci repose directement sur le sol lorsque le blessé est debout. Le milieu de la chappe correspond à l'axe médian de la jambe.

On applique alors, l'une en dedans, l'autre en dehors, les deux attelles latérales bien imprégnées de bouillie plâtrée. En haut, elles atteignent l'interligne du genou; en bas, on les plie et on les double, pour leur donner plus de solidité, sur une hauteur de 10 à 12 centimètres. Leur extrémité inférieure doit

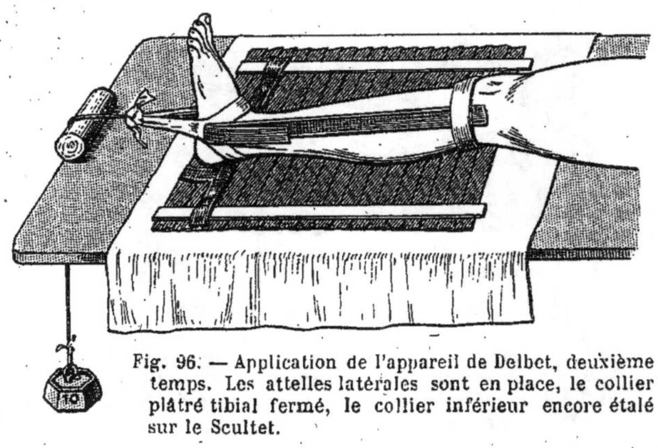

Fig. 96. — Application de l'appareil de Delbet, deuxième temps. Les attelles latérales sont en place, le collier plâtré tibial fermé, le collier inférieur encore étalé sur le Scultet.

rester à quelques millimètres au-dessus de la plante du pied.

Pendant que deux aides maintiennent fixées et tendues les 2 attelles latérales, on enroule les colliers. Le collier supérieur doit passer sur la tubérosité antérieure du tibia et ne pas atteindre, en bas, la crête tibiale, sur laquelle les pressions sont intolérables. Les bords de la chappe sont ramenés sur chaque malléole et les chefs du collier entrecroisés très obliquement sur la face antérieure de la jambe, de façon à dégager largement la saillie du tendon du jambier antérieur (fig. 96).

Il suffit alors de ramener de bas en haut sur la jambe, en entrecroisant leurs chefs en avant, les bandelettes du Scultet, pour fixer l'appareil; la dernière bandelette est nouée en avant.

Pendant la dessiccation du plâtre, on moule soigneusement les saillies malléolaires, la dépression sus-malléolaire et l'évasement tibial.

La traction est supprimée lorsque la dessication est complète et l'étrier de traction enlevé. Ce dernier point est important, car cet étrier, incrusté dans les tissus par une traction de

15 à 20 kilogs, risque, si on le laisse, de produire des escarres.
Pour l'enlever, on coupe en son milieu la bandelette dorsale,
on en rabat chacun des chefs du côté correspondant, puis, en
fléchissant fortement le pied sur la jambe, on dégage la bandelette talonnière qu'il est alors facile d'enlever. Les bandes du
Scultet ne sont enlevées qu'au bout de 24 heures.

L'appareil doit être changé dès que, l'œdème ayant diminué,
les colliers ne s'appliquent plus exactement sur les points d'appui.

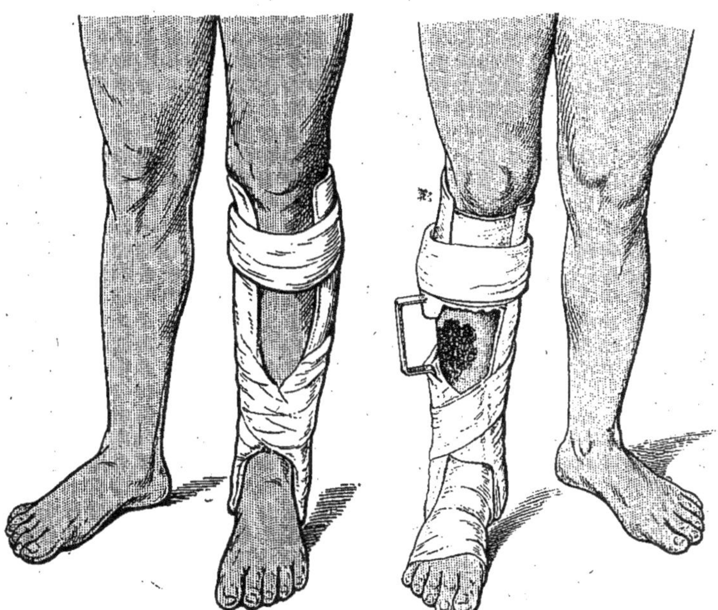

Fig. 97. — Appareil jambier de Delbet
appliqué; le blessé est debout. Vue
antérieure.

Fig. 98. — Appareil jambier de Delbet
avec attelle métallique latérale externe
passant en pont au-dessus d'une plaie.

Dès le 2ᵉ ou le 3ᵉ jour, quelquefois le lendemain même de
l'application de l'appareil, les blessés peuvent marcher sur le
membre, d'abord avec des béquilles, puis en supprimant rapi-
ment tout appui (fig. 97).

Tel est l'appareil type. Nous avons indiqué précédemment
les modifications à apporter à la technique, suivant le moment
de l'application de cet appareil.

L'existence d'une plaie dans la région que doivent occuper les attelles latérales n'est pas une contre-indication à son emploi ; il suffit d'interrompre l'attelle correspondante au niveau de la plaie et de la remplacer par une attelle coudée, en feuillard, dont on scellera les extrémités dans les colliers supérieur et inférieur. La figure 98 montre ce dispositif réalisé.

En outre des indications que nous venons de préciser, c'est-à-dire, du traitement ambulatoire, à la période *secondaire* de l'évolution des fractures, l'appareil de Delbet peut convenir, dans certains cas, au traitement *immédiat* des fractures de jambe par projectiles de guerre.

Ces indications immédiates se résument aux fractures par balles avec orifices punctiformes, évoluant aseptiquement.

La condition absolue, pour que l'appareil de Delbet soit applicable au traitement des fractures de jambe, est que *le blessé puisse se lever et marcher immédiatement.*

Dès que, pour des raisons locales : étendue de la plaie, importance de la perte de substance osseuse, infection, le séjour au lit doit être prolongé, cet appareil est défectueux, car le pied se met rapidement en équinisme. Nous avons constaté plusieurs fois, chez des fracturés de jambe ainsi appareillés, qui nous sont arrivés au bout de trois à quatre semaines, un équinisme irréductible du pied.

Modifications de l'appareillage
suivant les variétés cliniques de fractures.

1° **Fractures hautes, sous et intra-tubérositaires.** — Les fractures sous-tubérositaires s'accompagnent souvent d'un déplacement du fragment supérieur, qui, obéissant à l'action du quadriceps crural, fait saillie en avant et en dedans.

Dans les fractures trans-tubérositaires, des fissures verticales partent habituellement du foyer de fracture, et se propagent au fragment inférieur et au fragment supérieur. Ces dernières divisent l'épiphyse tibiale en plusieurs fragments et ouvrent largement l'articulation. Dans ces cas, une hémarthrose accompagne la fracture, l'infection peut s'étendre à l'articulation, et l'immobilisation doit s'adresser à la fois aux fragments et à l'articulation.

Il est impossible, dans ces fractures, d'appliquer le collier plâtré supérieur comme on le fait dans les fractures de la partie moyenne : ce collier devra être reporté sur la cuisse. L'immobilisation du genou, dans ces cas, est une nécessité.

Un grand carré de tarlatane, de dimensions telles qu'il recouvre les deux tiers postérieurs de la cuisse, et de 18 épaisseurs,

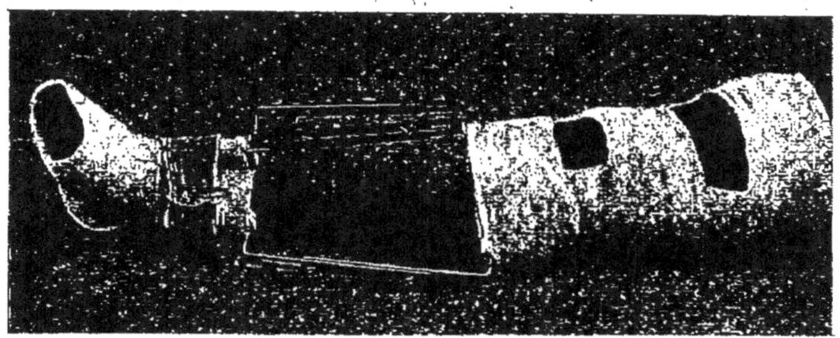

Fig. 99. — Appareil plâtré interrompu à attelles métalliques extensibles, pour fractures de jambe hautes (sous-tubérositaires). Le collier supérieur est reporté sur la cuisse et le genou immobilisé.

est imbibé de bouillie plâtrée et appliqué à la face postérieure du genou et de la cuisse; le bord inférieur de ce carré descend le plus près possible de la plaie. Un premier collier, fait d'une bande plâtrée de $10 \times 0,10$, fixe l'extrémité inférieure de ce carré et entoure la région fémoro-condylienne et le genou. Un deuxième collier, supérieur, fixe l'extrémité supérieure du carré; un troisième, intermédiaire, peut y être ajouté si c'est nécessaire (fig. 99 et fig. 93, p. 127).

La lame métallique de la charnière de l'attelle postérieure (fig. 92, p. 126) est fixée au collier fémoro-condylien. Pendant la dessiccation du plâtre, on moule soigneusement les dépressions postéro-supérieures des condyles fémoraux, comme nous l'avons dit précédemment.

Lorsque le plâtre est bien sec, on pratique l'extension par le procédé de Delbet, puis on bloque les écrous des attelles métalliques.

2° Fractures basses, supra-malléolaires. — Au point de vue anatomo-pathologique, ce sont, tantôt des fractures transversales avec petites esquilles, tantôt des fractures pseudo-spiroïdes à longues esquilles, tantôt de véritables éclatements de l'épiphyse tibiale.

Lorsque le foyer de fracture est juxta-articulaire, des fissures irradiées à l'épiphyse tibiale transforment souvent la fracture extra-articulaire en fracture articulaire, aggravant ainsi le pronostic de la fracture du risque d'une infection de l'articulation tibio-tarsienne.

En outre, elles s'accompagnent très souvent de lésions du paquet vasculo-nerveux interne.

Le chevauchement des fragments y est fréquent, surtout dans les fractures transversales et obliques, et c'est ordinairement le fragment inférieur qui passe en arrière du supérieur.

Deux déformations principales s'y observent :

Une déformation en arc de cercle à concavité postérieure ;

Une déformation en arc de cercle à concavité antérieure, inverse de la précédente.

La première déformation est une déformation *active*, due à l'action du triceps sural.

La seconde déformation au contraire, est habituellement *passive* et d'origine thérapeutique. Elle résulte d'une hypercorrection de la déformation précédente et, en particulier d'une propulsion du talon en avant, de la flexion à angle droit du pied sur la jambe pendant la réduction et la pose de la gouttière plâtrée, ou, lorsque le membre est appareillé, de la pression du talon sur le plan du lit et du refoulement du pied en avant, tandis que les muscles du mollet, plus dépressibles et atrophiés, laissent les os de la jambe s'enfoncer du côté du lit ; c'est une *attitude de gouttière.*

La non-correction de la première déformation entraîne une attitude vicieuse en équin, qui ne gênera que modérément la marche. La non-correction de la deuxième déformation entraîne une attitude vicieuse en talus qui crée une infirmité grave.

Une angulation latérale, à sinus interne ou externe, par suite, une déformation en valgus ou varus, se surajoute de façon à peu près constante au déplacement angulaire antéro-postérieur.

A l'inverse des déformations des fractures de la partie

moyenne, les angulations à sinus postérieur et latéral des fractures supra-malléolaires sont généralement fixes, fixées par la contracture musculaire.

La réduction et la contention des fractures supra-malléolaires sont toujours très difficiles, en raison même de la brièveté du fragment inférieur, de la difficulté qu'il y a à trouver des points d'appui inférieurs et de les utiliser; l'exten-

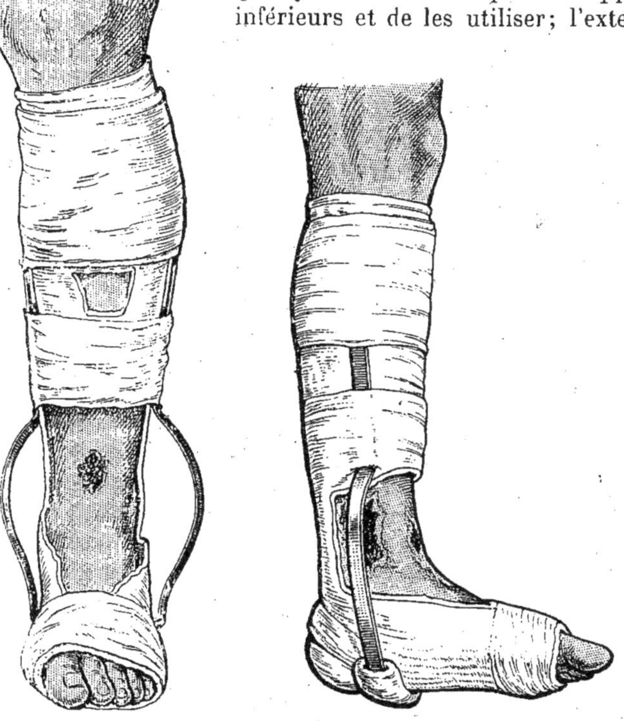

Fig. 100.   Fig. 101.

Fig. 100. — Appareil plâtré avec anses métalliques pour fracture supra-malléolaire vu de face.

Fig. 101. — Le même, vu de profil.

sion continue est à peu près toujours indispensable, qu'elle soit réellement permanente ou simplement temporaire et qu'on en fige alors les résultats par l'appareil contentif.

Il est cependant très souvent possible de prendre un point

d'appui distal sur le pied et de construire une botte plâtrée, qui sera réduite, toutefois, à sa portion métatarsienne et à la coque talonnière. La jambe fournira le point d'appui supérieur ; un étrier métallique remontant haut sur la jambe, évasé en anse au niveau de la fracture, laissera la plaie largement à découvert (fig. 100 et 101).

APPAREILLAGE DES FRACTURES SUPRA-MALLÉOLAIRES. — Il faut, avant tout, réduire la déviation antéro-postérieure et s'opposer à sa reproduction. Pour cela, il est indispensable d'appliquer, à la face postérieure du membre, une attelle plâtrée de « *position* », qui maintiendra l'aplomb du pied sur la jambe.

1er *Temps : Construction d'une botte plâtrée pédieuse et d'une botte jambière.* — La botte, faite avec des bandes plâtrées de 10 × 0,10, entoure l'avant-pied, jusqu'à la base des orteils qu'elle laisse libres, et la saillie talonnière. Elle reproduit exactement la forme du « godillot » classique.

La botte jambière part du creux poplité et s'arrête un peu au-dessus de la plaie.

2me *temps : Réduction de la fracture et pose de l'attelle postérieure de position.* — Dès que les bottes pédieuse et jambière sont sèches, on passe à l'exécution de ce temps. Un Scultet est, au préalable, disposé au-dessous de la jambe ; il est destiné à fixer et modeler l'attelle de position pendant sa dessication.

a) *Réduction de la fracture.* — Un étrier de Delbet est appliqué sur le pied, un poids de 10 kilogs fixé à cet étrier. La réduction est en général rapidement obtenue.

b) *Préparation et pose de l'attelle de position.* — Pendant que la réduction s'effectue, on prépare l'attelle postérieure de *position.*

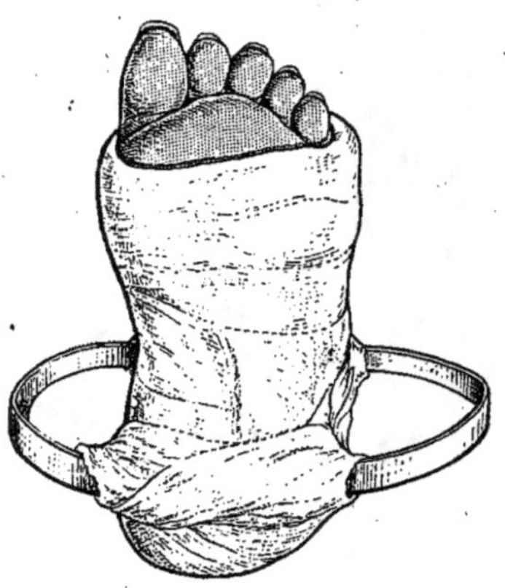

Fig. 102. — Figure montrant la façon de sceller la partie plantaire de l'étrier métallique à la semelle plâtrée.

Cette attelle, taillée dans une feuille de tarlatane de 18 à 20 épaisseurs, va du creux poplité à la base des orteils. Une attelle latérale pour appareil jambier de Delbet, remplit parfaitement le but.

On l'imprègne de bouillie plâtrée claire, puis, sans enlever la traction, on la glisse sous le membre. Elle est alors moulée autour de la jambe et du pied, et fixée par les bandelettes du Scultet. La traction est maintenue jusqu'à dessiccation de l'attelle.

3ᵐᵉ temps : Pose de l'étrier métallique. — Cet étrier est destiné à maintenir le pied latéralement.

Pendant la dessiccation du plâtre, on construit, avec une lame de feuillard de 10 à 15 millimètres de large et 1 millimètre d'épaisseur, un étrier que l'on modèle sur la gouttière jambière ; au niveau du foyer de fracture cet étrier s'incurve de chaque côté, en anse, !puis vient reprendre contact avec la botte plâtrée au niveau des malléoles, et s'appuyer sur la semelle plâtrée plantaire.

Dès que le plâtre est sec, la traction est supprimée, l'étrier présenté, mis en place, et pendant qu'un aide maintient son extrémité supérieure, on scelle sa partie transversale plantaire à la semelle plâtrée, par une bande plâtrée enroulée autour d'elle en huit de chiffre (fig. 102). On scelle ensuite son extrémité supérieure à la botte jambière par quelques tours de bande plâtrée.

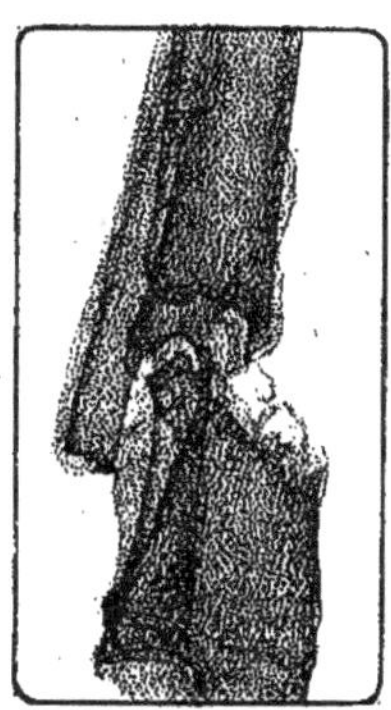

Fig. 103. — Fracture supra - malléolaire des deux os de la jambe, par éclat d'obus. Après réduction, vue de face.

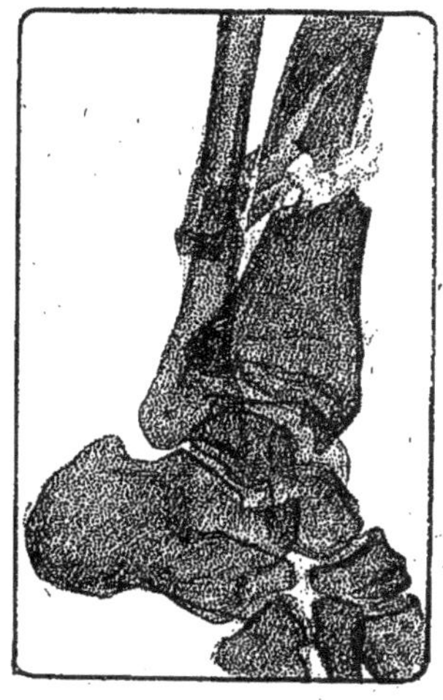

Fig. 104. — La même, après réduction, vue de profil.

Les figures 103 et 104 montrent le résultat obtenu dans une fracture supra-malléolaire.

Il peut arriver que des plaies concomitantes du pied empêchent de construire une botte plâtrée.

Dans ces cas, nous utilisons, comme appareil d'immobilisation et de contention pour les fractures supra-malléolaires, l'attelle de Boeckel modifiée.

Attelle de Boeckel avec point d'appui pelvien. — La modification apportée à l'attelle classique consiste essentiellement, en ce que nous avons adapté à son extrémité supérieure l'arc pelvien de l'appareil de cuisse de Delbet.

L'addition, à l'attelle primitive de Boeckel, du point d'appui ischiatique, donne une immobilisation infiniment plus parfaite et permet de pratiquer une légère extension sur le fragment inférieur, par l'intermédiaire du pied.

Notre attelle de Boeckel métallique (fig. 105) est constituée essentiellement par un cadre en feuillard de 25 millimètres de

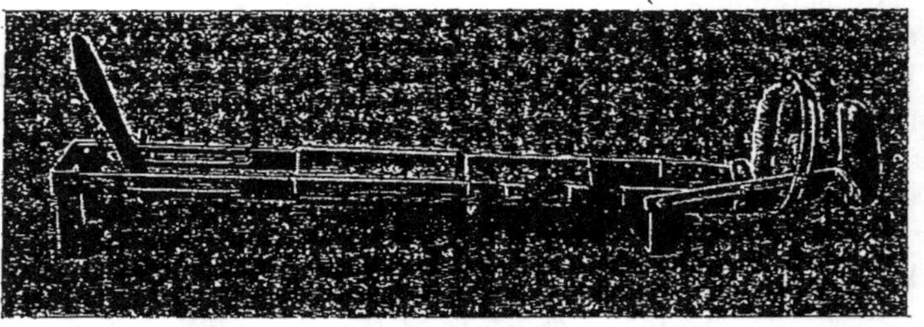

Fig. 105. — Attelle métallique de Boeckel avec point d'appui pelvien.

large et 2 millimètres d'épaisseur, long de 90 centimètres, large, en bas de 14 centimètres, en haut de 20 centimètres, fermé uniquement en bas, assez long pour recevoir le membre inférieur de n'importe quel sujet. Un chevalet terminal, haut de 12 centimètres, supporte l'extrémité inférieure de l'appareil; un deuxième chevalet, de 8 centimètres de haut, supporte son extrémité supérieure. La différence de hauteur des deux chevalets donne au cadre une obliquité légère d'avant en arrière. Les tiges latérales du cadre présentent, sur leurs 20 derniers centimètres, une fenêtre destinée à faire coulisser une semelle métallique montée sur un axe transversal. Cette semelle peut être rapprochée ou éloignée de la racine de l'appareil, suivant les dimensions du membre, et inclinée au degré voulu. On la bloque dans la position désirée, par le simple serrage de deux écrous latéraux.

Le fond de l'attelle est formé par des hamacs de tôle perforée, mobiles et déplaçables au gré du chirurgien.

A l'extrémité supérieure de l'attelle est adapté l'arc métallique pelvien de l'appareil de cuisse de Delbet, mais avec la modification que nous lui avons fait subir, c'est-à-dire : arc pelvien *fermé* par un arc métallique complémentaire, s'articulant à charnière sur le précédent. Cet arc supérieur est relié au cadre de l'attelle par deux montants latéraux, l'un interne, l'autre externe qui lui sont soudés. Le cadre de l'attelle étant incliné de haut en bas, du pied à la racine de la cuisse, les montants latéraux de l'arc pelvien se réunissent au cadre de l'attelle en faisant avec lui un angle obtus ouvert en haut. Ces montants sont à glissière, de sorte que l'on peut remonter ou abaisser le niveau de l'arc ; le cadre qu'ils constituent est mobile sur le grand cadre de l'attelle, ce qui donne au point d'appui une mobilité antéro-postérieure.

La tige interne est recourbée en U à sa racine, de façon que la base de l'U porte sur le plan du lit ; l'arc complémentaire porte un point d'appui externe mobile transversalement, comme celui de l'appareil à cadre.

Application. — Le collier pelvien étant ouvert, le membre inférieur est placé dans la gouttière préalablement bien mate-

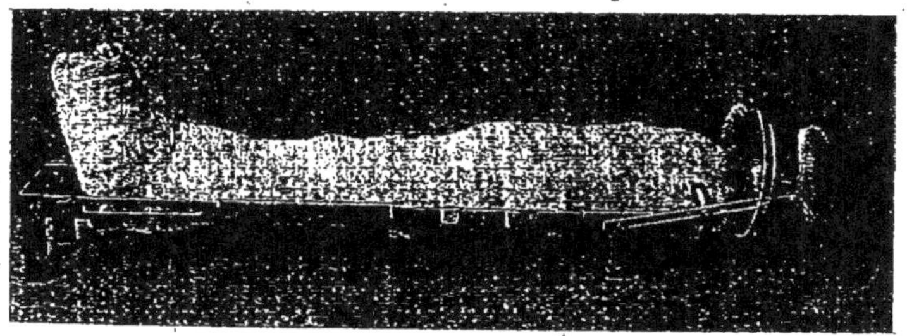

Fig. 106. — Immobilisation d'une fracture supra-malléolaire dans l'attelle de Boeckel avec point d'appui pelvien.

lassée, l'arc pelvien bien appliqué contre l'ischion, la semelle ramenée contre le pied, et le pied, fléchi à angle droit, fixé contre elle par quelques tours de bande. Il est alors possible d'exercer une légère traction sur le pied et de maintenir cette traction, en bloquant la semelle par les deux écrous latéraux.

Disons tout de suite que la traction que l'on peut exercer ainsi est très faible, parce que la pression, se faisant sur la face dorsale du pied, devient rapidement douloureuse. Il faut donc demander presque uniquement à l'attelle de Boeckel d'être un appareil contentif, d'ailleurs excellent (fig. 106).

Lorsque l'existence d'un chevauchement ou la nécessité d'étaler largement le foyer de fracture rend l'extension continue indispensable, l'étrier de Finochietto-Chutro nous paraît, dans ces fractures, le seul moyen pratique de la réaliser.

Étrier de Finochietto-Chutro. — Le clou qui transfixe le calcaneum dans le procédé de Codivilla est remplacé par un ruban métallique souple qui passe sur la face dorsale de la grosse tubérosité calcanéenne, entre la face antérieure du tendon d'Achille et la face postérieure de la forte aponévrose qui maintient les tendons et le paquet vasculo-nerveux postérieurs appliqués contre le squelette.

L'appareil comprend 3 parties :

1° Un ruban métallique de 25 centimètres de long, 8 millimètre de large, 6 dixièmes 5 de millimètre d'épaisseur, et perforé à chaque extrémité.

2° Un conducteur, plus large que le ruban, effilé à une de

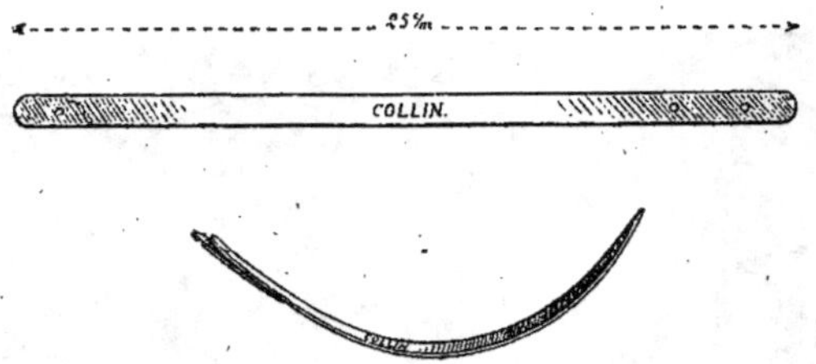

Fig. 107. — Ruban métallique de l'étrier de Finochietto et son conducteur.

ses extrémités, terminé, à l'autre extrémité, par un fixateur recouvert auquel s'adapte le ruban flexible (fig. 107).

3° Un étrier avec deux vis pour fixer le ruban, et un anneau qui sert à fixer la corde de traction.

Sous anesthésie locale, on fait une petite incision cutanée au-devant du tendon d'Achille, et l'on y introduit le conducteur armé du ruban. On le fait progresser en rasant la face supérieure du calcaneum, jusqu'à ce qu'il fasse relief sous la peau du côté opposé. On fait, sur le relief, une contre-ouverture et l'on finit de passer le ruban (fig. 108).

Les incisions cutanées doivent être faites à 1 centimètre au-

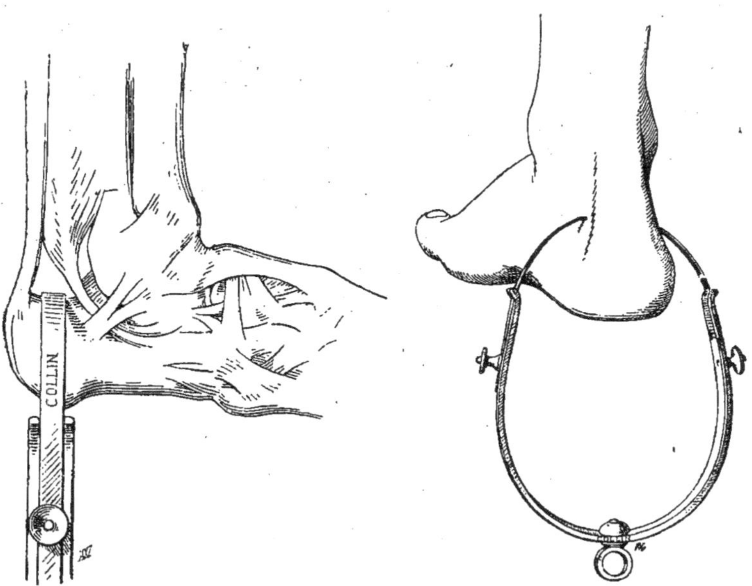

Fig. 108.— Position du ruban métallique par rapport au squelette et aux tendons.

Fig. 109. — Vue de l'appareil en place.

dessous de la face supérieure du calcaneum, pour éviter la traction de la peau par le ruban pendant l'extension.

On retire alors le conducteur; le ruban est fixé par ses trous aux vis de l'étrier (fig. 109). Des compresses de gaze sont interposées entre le ruban et le pied pour éviter la compression par le ruban, puis tout l'étrier est enveloppé d'un pansement et le pied fixé à angle droit. Une corde, portant un poids de 5 à 6 kilogrammes à son extrémité distale, et se réfléchissant sur une poulie, vient se fixer à l'anneau de l'étrier.

L'extension est bien supportée, et les risques d'infection des petites plaies latérales, des plus minimes.

Retards de consolidation et pseudarthroses. — Les retards

de consolidation sont loin d'être rares à la suite des fractures de jambe par projectiles de guerre ; nous en avons personnellement observé 5 cas.

Tous ont guéri, d'ailleurs, par la méthode de marche directe de Delbet, au bout d'un temps variable ; nous n'avons dû intervenir chirurgicalement chez aucun.

Nous appliquons, pour ces retards de consolidation, l'appareil de Delbet type.

Nous avons construit, pour quelques-uns de nos opérés, afin de ne pas être obligé de changer l'appareil lorsqu'il joue ou lorsqu'il se brise, une guêtre de celluloïd amovible, se laçant à la face postérieure du mollet, moulée sur le membre et reproduisant exactement l'appareil de Delbet, dont elle utilise les points d'appui. La figure 110 montre cette guêtre appliquée sur un blessé.

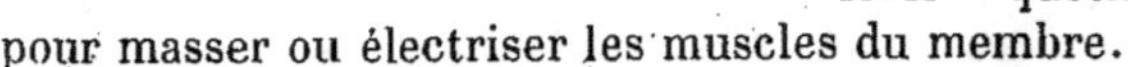

Fig. 110. — Guêtre jambière en celluloïd, lacée à sa face postérieure pour traitement des retards de consolidation par la marche directe.

La guêtre étant amovible, il est facile de l'enlever quotidiennement, pour masser ou électriser les muscles du membre.

Quant aux pseudarthroses vraies, elles résistent au traitement par la marche directe, et réclament une intervention sanglante. C'est surtout dans les fractures du tiers supérieur qu'on les observera ; les figures 13 et 14 en sont un exemple.

Fractures isolées du tibia.

Les déplacements y sont peu marqués, le chevauchement nul, en raison de l'intégrité du péroné, qui fait attelle (fig. 111).

Dans les fractures du tiers supérieur, l'extrémité inférieure du fragment supérieur tend à pointer en avant sous l'action du triceps sural et à se porter en dehors.

Dans les fractures supra-malléolaires, le fragment inférieur, obéissant à l'action des muscles postérieurs et internes, s'incline en haut et en dehors : d'où angulation à sinus interne.

Le traitement orthopédique des fractures isolées du tibia se confond avec celui des fractures des deux os.

Pour lutter contre les déviations du fragment supérieur, dans les fractures sous-tubérositaires, on mettra, après appareillage dans un plâtre interrompu à attelles extensibles, la jambe en flexion sur la cuisse.

Pour cela, on utilisera la suspension, soit dans l'attelle de Hodgen-Smith (Voy. fig. 20, p. 27), soit dans un hamac improvisé monté sur un cadre de bois qui repose sur le plan du lit.

Dans les fractures supra-malléolaires, l'extension continue est indispensable, pour lutter contre la déviation du fragment inférieur. Nous avons dit précédemment les moyens de la réaliser.

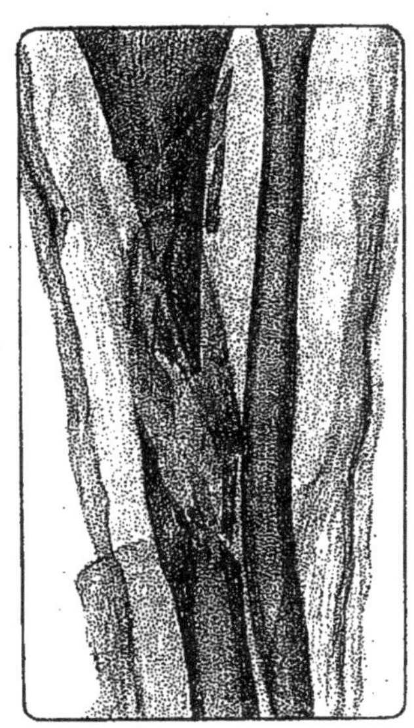

Fig. 111. — Fracture double du tibia par éclat d'obus. Le foyer supérieur est sous-tubérositaire, le foyer inférieur à la partie moyenne de la diaphyse. Après esquillectomie économique et consolidation sans raccourcissement ni fistule. Traitement ambulatoire dans un appareil de Delbet. La marche a été commencée au début de la 5ᵐᵉ semaine.

Fractures isolées du péroné.

Les déplacements y sont également peu marqués. Dans les fractures du tiers supérieur, le fragment supérieur, obéissant à l'action du biceps, se porte en dehors et en avant ; le fragment inférieur tend à se rapprocher du tibia, et à combler l'espace interosseux. La disparition de cet espace, la synostose tibio-péronière même, n'ont aucun inconvénient si l'axe du membre est rétabli.

A ces fractures conviennent les mêmes appareils que pour les fractures des deux os : la marche peut y être reprise de façon très précoce.

Fractures simultanées de la cuisse et de la jambe.

Elles sont loin d'être rares en chirurgie de guerre (fig. 112).

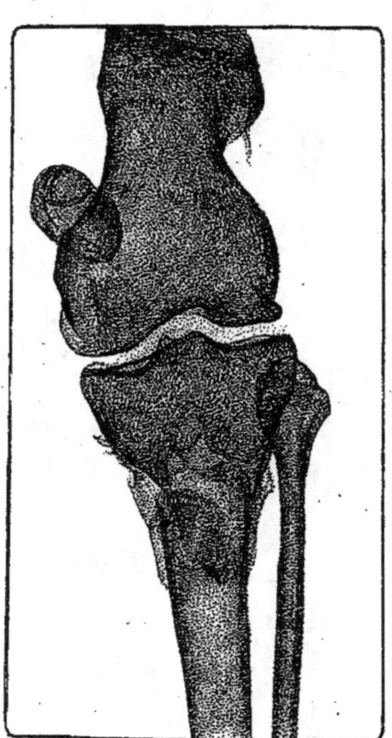

Fig. 112. — Fracture simultanée de la cuisse et de la jambe; supra-condylienne sur le fémur, sous-tubérositaire sur le tibia. Consolidation après traitement dans l'appareil à cadre d'Alquier.

A leur réduction et à leur contention convient l'appareil à cadre.

Lorsque des plaies multiples empêchent de prendre des points d'appui sur les condyles fémoraux ou les tubérosités tibiales, l'attelle de Boeckel avec appui pelvien donne une excellente immobilisation du membre. Si l'extension continue est indispensable pour la réduction des déplacements, l'étrier de Finochietto-Chutro est indiqué, et c'est un des cas dans lesquels il peut rendre de grands services.

Résultats.

Nous avons eu à traiter :

173 fractures des deux os de la jambe, dont 81 ouvertes et 92 fermées ;

75 fractures isolées du tibia, dont 14 ouvertes et 61 fermées ;

35 fractures isolées du péroné, dont 15 ouvertes et 20 fermées ;

5 fractures simultanées de la cuisse et de la jambe.

Ces chiffres comprennent, pour les fractures des deux os :

11 fractures du tiers supérieur ;
70   —   —   moyen ;
92   —   —   inférieur ;

Pour les fractures isolées du tibia :

    22 au tiers supérieur ;
    27   —   moyen ;
    25   —   inférieur.

Pour les fractures isolées du péroné :

    5 au tiers supérieur ;
    10   —   moyen ;
    20   —   inférieur.

Tous nos blessés ont été traités par l'appareil à attelles
extensibles ou par l'appareil de Delbet. Nos résultats, dans le
détail desquels nous ne saurions entrer ici, ont été, dans l'en-
semble, très satisfaisants.

CHAPITRE VI

LE TRAITEMENT ORTHOPÉDIQUE
DANS LES RÉSECTIONS ARTICULAIRES

Considérations générales.

Nul chapitre de la thérapeutique chirurgicale des blessures par projectiles de guerre n'a donné lieu à plus de discussions et à des opinions plus divergentes que celui du traitement des fractures articulaires.

Quelle est la valeur de la résection en tant que méthode générale de traitement de ces traumatismes?

Quelle est sa valeur suivant le moment de son exécution et le niveau où elle porte sur les extrémités osseuses?

Quelle est sa valeur au point de vue du rétablissement de la fonction?

Autant de questions qui se posent au chirurgien et auxquelles il doit répondre avant de prendre le bistouri.

Il est impossible de formuler des règles générales s'appliquant à la fois à toutes les résections articulaires. Le problème est différent pour chaque articulation, et presque pour chaque cas, suivant le but poursuivi et suivant les lésions anatomiques.

Il est cependant possible de tracer quelques grandes lignes, pouvant servir de directives.

La résection articulaire a 3 indications thérapeutiques :

1° Une indication *prophylactique*, vis-à-vis de l'infection du foyer de fracture articulaire; c'est la *résection préventive*;

2° Une indication *curative*, vis-à-vis d'une infection ostéo-articulaire établie; c'est la *résection-drainage*;

3° Une indication *fonctionnelle*, ayant trait au rétablissement de la fonction compromise ou perdue; c'est la *résection orthopédique*.

Ces indications thérapeutiques correspondent, dans le temps. à 3 périodes différentes dans l'évolution de la lésion.

La résection préventive est une résection *primitive, immédiate.*

La résection-drainage est une résection *secondaire.*

La résection orthopédique est une résection *tardive, tertiaire* pourrait-on dire.

Est-il possible de fixer des limites dans le temps à ces différentes périodes ? Non, car l'évolution des plaies ostéo-articulaires varie pour chaque cas. Pour préciser les idées, car ces termes ont été employés dans des sens très différents, nous dirons qu'il faut entendre par résections *primitives*, ou immédiates, celles qui sont pratiquées dans les 12 premières heures après la blessure, — ce chiffre n'ayant d'ailleurs rien d'absolu, — avant l'apparition de l'infection ; par résections *secondaires*, celles qui sont pratiquées après 12 heures et jusqu'à plusieurs semaines ou plusieurs mois après la blessure ; par résections *tardives*, celles qui sont pratiquées très longtemps, 8, 10 mois et plus après le début des lésions.

Les résections secondaires embrassent donc un espace de temps relativement considérable. Aussi est-il nécessaire de les dissocier, et de distinguer :

D'une part, les résections secondaires *précoces* : celles pratiquées dans les 7 à 8 premiers jours ;

D'autre part, les résections secondaires *retardées* : celles pratiquées après ce laps de temps.

Transportons sur le terrain clinique ces différentes indications, et nous aurons :

1º La résection *anté-fébrile*, c'est la résection préventive, pratiquée avant l'apparition des phénomènes infectieux ostéo-articulaires, et avant leur traduction clinique : la fièvre ;

2º La résection *intra-fébrile*, c'est la résection-drainage, pratiquée en pleine évolution infectieuse, et pour mettre fin aux phénomènes infectieux ;

3º La résection *post-fébrile*, c'est la résection orthopédique, pratiquée en terrain cicatrisé, aseptique.

Cette dernière classification, établie par Ollier, correspond à des états anatomo-cliniques précis ; elle doit être conservée en raison même de sa précision.

Dans une fracture articulaire, l'indication thérapeutique se tire de deux éléments :

1° *La nature des lésions anatomiques*;

2° *L'existence ou l'absence d'infection.*

C'est dire que le traitement variera suivant l'étendue et la gravité de la lésion d'une part ; et suivant que le blessé sera vu avant toute infection, ou en pleine infection osseuse et articulaire, à la période anté-fébrile ou en période intra-fébrile, d'autre part. Nous laisserons à peu près de côté, dans ces considérations, les interventions post-fébriles, dont les indications, uniquement fonctionnelles, ne concernent que la chirurgie de l'arrière.

En outre, dans son intervention, le chirurgien doit être guidé par deux considérations :

Prévenir ou guérir l'infection;

Sauvegarder la fonction.

De ces deux considérations, la première est fonction de l'état des lésions et, par suite, du moment de l'intervention ; l'autre doit être un souci constant, quels que soient la nature et le moment de l'intervention.

Quelles sont les *indications* des diverses variétés de résections, en se plaçant au double point de vue de la nature des lésions anatomiques, et de l'infection?

Résection primitive. — La résection primitive a deux grandes indications :

Les grands fracas articulaires.

La prophylaxie de l'infection.

Dans les grands fracas articulaires, avec comminution extrême des extrémités osseuses, elle s'impose sans discussion, et permet de sauver le membre d'une amputation.

Son indication est loin d'être aussi formelle quant à la prophylaxie de l'infection.

L'expérience quotidienne a démontré d'une façon péremptoire que la véritable prophylaxie de l'infection réside dans la *précocité* de l'intervention chirurgicale, — intervention de désinfection au prémier chef, — et, à l'heure actuelle, beaucoup de lésions ostéo-articulaires que l'on considérait, il y a peu de temps encore, comme justiciables d'une résection primitive, évoluent d'une façon cliniquement aseptique et se réparent dans d'excellentes conditions, à la faveur d'une intervention *économique*, — esquillectomie et curettage, — mais *précoce*.

Et puisqu'il est possible, à cette période primitive, antéfébrile, de faire évoluer aseptiquement la lésion à la faveur d'une opération économique, l'indication de la résection se restreint uniquement aux considérations d'ordre fonctionnel, orthopédique ; elle dépendra uniquement des conditions d'équilibre articulaire, de statique ou de mobilité recherchées, suivant qu'il s'agit du membre supérieur ou du membre inférieur, en un mot, de l'utilisation fonctionnelle ultérieure du membre.

Or, s'il est des articulations, comme le genou, dans lesquelles la résection primitive est toujours de mise, quand elle est indiquée, puisqu'on sacrifie délibérément et systématiquement la longueur du membre et les mouvements à la solidité du pilon, il en est d'autres, où chaque lésion est un cas d'espèce, qui doit être analysé soigneusement, et où l'indication opératoire doit tenir compte, à la fois, des nécessités immédiates de la désinfection et de l'avenir fonctionnel du membre.

Dès que se pose la question de l'avenir fonctionnel du membre, le niveau de la résection intervient.

Tant que les lésions restent limitées à l'épiphyse articulaire proprement dite, la résection primitive est indiquée ; elle se confond d'ailleurs, dans ces cas, avec une simple esquillectomie et n'y ajoute que la régularisation de l'extrémité articulaire intéressée. La valeur fonctionnelle du membre, après ces interventions, dépendra de l'état des muscles et de la conduite du traitement post-opératoire.

Par contre, dès que le sacrifice osseux doit être étendu, — c'est le cas des résections épiphyso-diaphysaires, — l'avenir fonctionnel du membre implique la nécessité de la reconstitution, au moins partielle, du levier osseux. Celle-ci est fonction de la régénération osseuse par le périoste.

Or, ce que nous avons dit, sur ce point particulier, des esquillectomies primitives pour les fractures diaphysaires, reste vrai pour les fractures articulaires.

Les résections primitives se jugent par des résultats fonctionnels déplorables, comme d'ailleurs les esquillectomies primitives. Les articulations relâchées ou ballantes atteignent la proportion de 70 à 80 pour 100, suivant l'articulation intéressée, après les résections primitives.

Ces résultats condamnent donc la résection primitive anté-
fébrile, ou du moins limitent ses indications au traitement des
grands fracas articulaires. L'étendue de la résection est, dans
ces cas, imposée par l'étendue des dégâts osseux. La fonction
sera sauvegardée, autant que possible, par la conservation du
périoste ; mais la destruction, souvent étendue, de la capsule
articulaire, des muscles périphériques et du périoste lui-même,
par le traumatisme compromettra fréquemment le résultat
fonctionnel.

Résection secondaire. — La *résection secondaire, intra-
fébrile,* a une indication primordiale : le *drainage de l'article.*
Deux considérations se posent à ce moment de l'évolution de
la lésion :

D'une part, sauver la vie du blessé, que met en danger l'infection ostéo-articulaire.

D'autre part, sauver le membre, en lui assurant par une
intervention conservatrice, — en l'espèce la résection, — le
meilleur résultat fonctionnel pour l'avenir.

Le but à remplir est la suppression de toutes les esquilles en
voie de séquestration et la réalisation d'une cavité à parois
régulières se drainant largement à l'extérieur.

L'arthrotomie est insuffisante ; la résection s'impose comme
moyen héroïque, d'une part en tant que représentant, comme
le disait Ollier, la plus haute expression du drainage articulaire, d'autre part, en tant que permettant seule de supprimer
toutes les portions osseuses infectées, atteintes d'ostéite et
vouées à la nécrose.

Elle ne devra jamais être différée, que la résection soit purement épiphysaire, ou épiphyso-diaphysaire ; c'est une opération
d'urgence. Elle sera *sous-périostée*, bien entendu, pour sauvegarder au maximum la fonction, mais il s'agit de sauver le
périoste de la destruction, qu'entraînerait une infection d'une
virulence extrême.

Ce sont des opérations graves, dont la mortalité, à en juger
par les différentes statistiques déjà publiées, est considérable.
Il semble, toutefois, que leur gravité tienne souvent à ce
qu'elles sont trop tardivement faites, sur des blessés déjà en
état de septicémie, et chez lesquels c'est l'amputation et non
plus la résection qui se trouve indiquée.

Résections secondaires précoces et résections secondaires retardées. — Tant que la désinfection n'intéresse que les épiphyses articulaires, le problème de la réparation fonctionnelle s'efface devant celui du drainage et de la désinfection articulaires ; la résection immédiate est indiquée.

Dès que la résection est étendue, épiphyso-diaphysaire, le problème de la réparation fonctionnelle reprend son importance.

Or, plus la résection est étendue, plus l'articulation ballante est à craindre, si la régénération osseuse n'intervient pas pour reconstituer, au moins en partie, la portion sacrifiée du levier. L'expérience démontre, qu'au point de vue de la régénération osseuse, les meilleurs résultats sont fournis par les résections secondaires *retardées*, et que la période optima pour cette régénération est le 3me septenaire. On devra donc, toutes les fois que ce sera possible, essayer de conduire son blessé jusqu'à cette période, avant d'intervenir.

Dans ces résections secondaires retardées, l'âge du sujet perd beaucoup de son importance. Les limites de la régénération osseuse sont beaucoup plus étendues que ne le disent les traités classiques, et l'on peut espérer des régénérations osseuses parfaites jusqu'à 40 ans. Nous en avons personnellement plusieurs observations.

En résumé, désinfecter et drainer le foyer de fracture : tel est le but immédiat que se propose le chirurgien ; le moyen à employer dépend, pour une même articulation, du moment de l'intervention, et de l'importance des lésions.

La résection *primitive* doit être limitée dans ses indications, car le résultat fonctionnel s'y trouve habituellement sacrifié.

La résection *secondaire* est celle qui donne le meilleur résultat fonctionnel.

Précoce, elle répond à une indication primordiale : le drainage.

Retardée, elle répond à la même indication, et sauvegarde au maximum la fonction. C'est donc elle que l'on devra préférer.

L'intervention de désinfection chirurgicale précoce exécutée d'après les principes que nous avons précédemment exposés, permettant, dans la plupart des cas, d'assurer la désinfection d'un foyer de fracture articulaire, les indications de la résection primitive se trouveront, de ce fait, singulièrement réduites.

En cas d'échec de cette désinfection, la résection secondaire se trouvera indiquée; l'intervention primitive aura permis de la retarder, tout en limitant les phénomènes infectieux, et de conduire le blessé jusqu'à la période optima, c'est-à-dire au 3me septenaire.

Les partisans de la résection primitive systématique font intervenir, au nombre des arguments en faveur de cette conduite, la conservation de l'intégrité de l'appareil musculaire, dont une infection prolongée du foyer de fracture augmente l'atrophie et favorise la transformation scléreuse.

Certes, on ne saurait nier qu'assez nombreux sont les cas de cette sorte, dans lesquels la sclérose fasciculaire et l'atrophie musculaire compromettent, de façon souvent définitive, le résultat opératoire; en nous basant sur notre expérience, nous pouvons cependant déclarer que la conduite chirurgicale que nous avons exposée précédemment ne nous a jamais montré de semblables résultats; chez tous nos réséqués, la fonction n'a jamais été entravée par le déficit musculaire.

Traitement post-opératoire. — Le traitement orthopédique, *post-opératoire*, est beaucoup plus important, chez un réséqué, que l'opération elle-même : aussi, mérite-t-il que nous l'indiquions dans ses grandes lignes, en prenant pour type les résections secondaires intra-fébriles.

Il existe 3 phases dans le traitement post-opératoire de toute résection intra-fébrile :

1° Une phase de *désinfection* et de *drainage*;

2° Une phase de *réparation anatomique*;

3° Une phase de *réparation fonctionnelle*.

1° PHASE DE DÉSINFECTION ET DE DRAINAGE. — Le drainage de la cavité qu'a réalisée la résection exige, pour être efficace, que cette cavité soit largement étalée. Or, l'action musculaire tend, en permanence, à rapprocher les extrémités osseuses réséquées, et à supprimer, au moins en partie, cette cavité. Il faut donc, après toute résection intra-fébrile, écarter au maximum les surfaces osseuses par un artifice d'appareillage, jusqu'à ce que la désinfection de la cavité soit obtenue. C'est la *phase d'écartement*. Sa durée est commandée par la température.

Elle prend fin dès que la courbe thermique est revenue à la normale.

2° PHASE DE RÉPARATION ANATOMIQUE. — Elle consiste dans la reconstitution approximative du type primitif de l'articulation.

Le manchon capsulo-périostique primitif doit se rétracter, et s'hyperplasier dans sa portion capsulaire, refaire ses insertions distales en bonne place, sur le squelette, de façon à rapprocher les extrémités osseuses, à les maintenir au contact, et à donner à la néarthrose la solidité et la précision dans les mouvements.

Il doit, par sa portion plastique, périostique, régénérer, au moins en grande partie, le tissu osseux sacrifié. Ce dernier résultat est fonction, non seulement de l'emploi de la méthode sous-capsulo-périostée dont Ollier a montré la valeur, mais encore, comme nous l'avons vu, de l'époque de la résection.

Quelle que soit la vigueur plastique du périoste, il est rare qu'il régénère en totalité le tissu osseux sacrifié; il faut, comme l'a montré Ollier rapprocher mécaniquement et maintenir rapprochées les extrémités réséquées, de façon à diminuer du tiers ou de moitié, suivant les cas, la longueur du manchon primitif; la néoformation osseuse n'en sera que plus épaisse, la capsule articulaire plus solide. Ce rapprochement devra être d'autant plus important que la résection a été plus étendue, et que l'on compte moins sur la régénération; plus important, par suite, dans les résections *primitives* et secondaires *précoces* que dans les résections secondaires *retardées*. Dans ces résections primitives et secondaires précoces, le sacrifice de la longueur doit être fait au profit de la réinsertion capsulaire.

Cette deuxième phase est la *phase de rapprochement*.

Sa durée est de 30 à 40 jours.

Le rapprochement sera, dans la plupart des cas, progressif, et non complet d'emblée. On constatera très souvent, à chaque étape, une élévation passagère de la température.

Pendant ces deux périodes d'écartement et de rapprochement l'articulation sera immobilisée.

Dans la période d'écartement ou de drainage, l'immobilisation supprime la douleur, et contribue à la sédation des phénomènes infectieux.

Dans la période de rapprochement ou de réparation anatomique, l'immobilisation a pour but de maintenir les os dans un rapport fixe, pendant un temps suffisant pour que la gaine périostéo-capsulaire se rétracte, s'hyperplasie, sécrète de l'os nouveau, et acquière toute sa résistance pour fixer solidement l'une à l'autre les deux extrémités osseuses.

3° **Phase de réparation fonctionnelle.** — Elle consiste dans la récupération des mouvements normaux de l'articulation, et a, comme moyen, la mobilisation, d'abord *passive*, puis *active*, de l'articulation.

Nous estimons, d'une façon générale et lorsqu'il s'agit de résections typiques intra-fébriles, que cette mobilisation doit être relativement tardive. Il y a avantage, croyons-nous, à prolonger la période d'immobilisation beaucoup plus longtemps que ne le conseillent les classiques, — pendant 30 à 40 jours en moyenne, — et cela :

— Pour permettre une rétraction et une cicatrisation suffisantes du manchon capsulaire ;

— Pour permettre à la régénération osseuse de se faire sans être déviée dans sa forme (périostéomes traumatiques par irritation exagérée du périoste) ni dans sa direction ;

— Pour éviter le réveil de l'infection, que caractérisera le retour de poussées fébriles à l'occasion de la mobilisation.

La mobilisation passive devra être extrêmement prudente au début. Elle sera lentement progressive, et toujours exécutée avec douceur ; il faut savoir s'arrêter dès que la douleur apparaît. Les bains chauds, l'aéro-thermothérapie, l'héliothérapie, contribueront beaucoup au retour de la fonction,

Dès que possible, on demandera au blessé de faire des mouvements actifs ; la mobilisation active d'une articulation étant infiniment supérieure à sa mobilisation passive, car elle s'adresse à la fois à la musculature, à la nutrition du membre et à l'articulation elle-même, et réalise une véritable synthèse du traitement fonctionnel.

Nous estimons que la mécanothérapie est à rejeter, comme trop brutale, d'autant qu'elle est souvent confiée à des mains inexpertes. De nombreuses néarthroses activement mobiles lorsque le blessé quittait son chirurgien, ont abouti, après traitement mécanothérapique, à des ankyloses, et tous les chirurgiens s'accordent actuellement à la rejeter. « C'est un mauvais calcul, dit Ollier, que de chercher à obtenir en 8 jours ce qui demande plusieurs mois. Il ne s'agit pas de vaincre des résistances, de rompre des adhérences, mais de laisser se constituer un appareil de glissement et d'organiser une séreuse intermédiaire. Or, le temps est indispensable pour cela ; un exercice trop violent et trop prolongé peut irriter le tissu qu'il a pour but d'assouplir, et ramener un processus plastique et adhésif, au lieu de créer un organe de glissement ». C'est une erreur « d'avoir cru que la création d'une néarthrose pouvait être l'œuvre des machines », ajoute Leriche.

Il faut 2 à 3 ans pour qu'une articulation ait recouvré toute sa perfection après résection : il ne faut donc pas chercher à obtenir ce résultat en 2 ou 3 mois. Le modelage des extrémités articulaires l'une par l'autre, en particulier, ne se fait que lentement, dans le sens de la reconstitution approximative du type primitif.

CHAPITRE VII

RÉSECTIONS ARTICULAIRES DU MEMBRE SUPÉRIEUR

Le résultat orthopédique que l'on poursuit dans les résections articulaires du membre supérieur, qu'il s'agisse de l'épaule, du coude ou du poignet, est l'obtention d'une *néarthrose solide* et *activement mobile*.

La mobilité prime la solidité au membre supérieur, mais la mobilité n'est un bénéfice que si la solidité est suffisante. Mobilité et solidité sont fonction de l'étendue et de l'époque de la résection, de la technique opératoire et surtout des soins post-opératoires ; l'automotilité est fonction de l'état des muscles et par suite, du moment de l'intervention.

Dans la grande majorité des cas, ce sont des résections secondaires, précoces ou retardées, que l'on sera appelé à pratiquer. C'est donc en nous plaçant à leur point de vue que nous allons discuter la technique orthopédique.

Tout d'abord, en raison même du but poursuivi : la mobilité, on peut poser en principe que les résections typiques sont à préférer, au membre supérieur, aux résections atypiques, partielles, économiques, surtout étant donné que l'on intervient généralement chez des sujets jeunes.

Une résection économique aboutira très souvent à l'ankylose ; la résection typique, rarement, si les soins post-opératoires sont bien conduits.

Les résections semi-articulaires même aboutissent souvent à l'ankylose, à moins qu'elles ne soient très étendues sur la diaphyse intéressée.

Un raccourcissement, même important, des leviers a peu d'importance au membre supérieur, si la mobilité et la solidité sont conservées. Une résection très étendue expose toutefois à l'articulation relâchée ou ballante. C'est à un traitement post-opératoire bien conduit qu'il faut demander l'amélioration de ce résultat.

TRAITEMENT ORTHOPÉDIQUE DES RÉSECTIONS DE L'ÉPAULE

Considérations générales.

La résection peut porter à des niveaux différents : sur le col anatomique, sur le col chirurgical ou même sur la diaphyse, dont le quart ou le tiers supérieur se trouvent ainsi sacrifiés.

On peut catégoriser ces différentes résections, suivant leur niveau, de la façon suivante :

Résections sous-capitales (col anatomique).

Résections trans-tubérositaires.

Résections sous-tubérositaires hautes (col chirurgical).

Résections sous-tubérositaires basses.

Les résections sous-tubérositaires basses comprennent elles-mêmes, suivant leur niveau, des résections intra-tendino-pectorales, infra-tendino-pectorales, et infra-deltoïdiennes.

Les résections sous-capitales et trans-tubérositaires sont des résections épiphyso-métaphysaires ; les résections sous-tubéro-sitaires, intra-tendino-pectorales, infra-tendino-pectorales et infra-deltoïdiennes, des résections épiphyso-diaphysaires.

Dans la très grande majorité des cas, la résection de l'épaule est une résection semi-articulaire humérale. On se bornera ordinairement, du côté de la glène, à des interventions écono-miques : esquillectomie, curettage, régularisation, lorsqu'elles sont indiquées. Il n'est pas rare que des lésions concomitantes de l'acromion ou de l'extrémité externe de la clavicule obligent à pareille conduite à leur niveau (voy. fig. 113).

Le but poursuivi, après une résection de l'épaule, est l'obten-tion d'une néarthrose solide et automobile. A ce point de vue, la résection primitive ne semble pas avoir donné des résultats bien satisfaisants. C'est ainsi que, sur un total de 90 articula-tions ballantes, après résection de l'épaule, représentant 38 pour 100 des cas opérés, Nové-Josserand et Tuffier en trouvent 17, soit 80 pour 100, ressortissant à des résections immédiates, alors que cette proportion se réduit déjà à 39 pour 100 pour les résections secondaires.

En raison même des petites dimensions de l'épiphyse humérale, il est rare qu'un projectile limite son action à cette épiphyse ; dans la grande majorité des cas, le massif tubérositaire est également fracturé ; des fissures peuvent même se propager à la diaphyse.

Tant que la résection se limite à l'épiphyse ou à la métaphyse, la résection primitive peut donner des résultats fonctionnels satisfaisants. Par contre, les résections sous-tubérositaires déjà et, *a fortiori*, les résections épiphyso-diaphysaires basses se jugent le plus souvent par des articulations relâchées ou ballantes. On devra donc, à moins d'indication immédiate bien nette, se borner, dans ces cas, à une intervention de désinfection *primitive*, économique, mais suffisante, quitte à pratiquer une résection secondaire retardée si elle se trouve indiquée.

Soins post-opératoires.

Les indications orthopédiques sont différentes suivant le niveau de la résection et le moment de son exécution.

A la *période de désinfection et de drainage*, la cavité doit être largement étalée. Il est inutile d'établir aucune traction sur le bras ; le simple poids du membre suffit à maintenir les surfaces écartées. Cette période est très courte, 2 à 5 jours, voire même nulle, dans les résections primitives anté-fébriles qui évoluent de façon cliniquement aseptique ; elle est de durée variable dans les résections secondaires, précoces ou retardées ; c'est la courbe thermique qui indique sa cessation.

A la *période de réparation anatomique*, la conduite doit être différente suivant le niveau de la résection.

Tant que la résection est restée très limitée (résections sous-capitales et trans-tubérositaires) le blessé est exposé à l'ankylose. Ce danger est d'autant plus à craindre que le blessé est plus jeune. On devra, dans ce cas, chercher à conserver à la gaine périostéo-capsulaire toute sa longueur, et se contenter d'immobiliser le membre en bonne position, sans chercher à rapprocher les extrémités osseuses jusqu'au contact.

Par contre, dès que la résection est plus étendue, lorsqu'elle porte sur le col chirurgical, *a fortiori* lorsqu'on a sacrifié une partie de la diaphyse, il faut, au contraire, rapprocher l'extrémité humérale de la glène, de façon à éviter l'articulation flottante.

Là encore, des cas particuliers interviennent.

On rapprochera d'autant plus que l'on comptera moins sur la régénération osseuse. C'est le cas des résections *primitives* et des résections *secondaires précoces* (fig. 113).

A l'humérus, un raccourcissement de quelques centimètres n'a pas d'importance au point de vue fonctionnel; il faut donc, dans ces résections primitives étendues, sacrifier d'emblée une certaine longueur du membre, en rapprochant l'extrémité humérale supérieure de la cavité glénoïde et en la maintenant rapprochée, afin de diminuer la longueur de la gaine capsulo-périostique, de permettre son

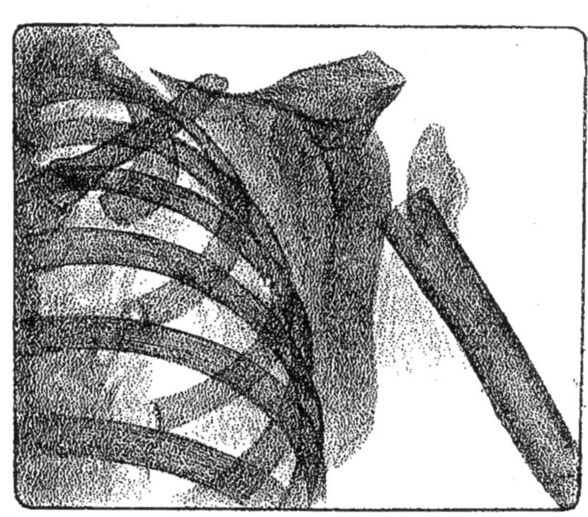

Fig. 113. — Résection secondaire précoce, sous-tubérositaire basse, de l'épaule droite, avec résection de l'extrémité externe de la clavicule. L'extrémité supérieure de l'humérus a été fortement rapprochée de la glène. Résultat fonctionnel satisfaisant.

épaississement, de favoriser la réinsertion distale de la capsule articulaire, et d'obtenir une articulation solide et un humérus bien fixé.

S'il s'agit d'une résection *retardée* chez un sujet jeune, dans laquelle le périoste épaissi est déjà en voie d'ossification, on peut demander à ce dernier une régénération plus abondante, et diminuer de moitié ou du tiers seulement l'espace à combler. Les figures 114 à 117 montrent un de nos opérés qui, après une résection épiphyso-métaphysaire de 14 centimètres, régénéra une colonne osseuse de 10 centimètres; nous avons maintenu chez lui, en nous bornant à un rapprochement minime, la plus grande partie de la longueur de la gaine capsulo-périostique.

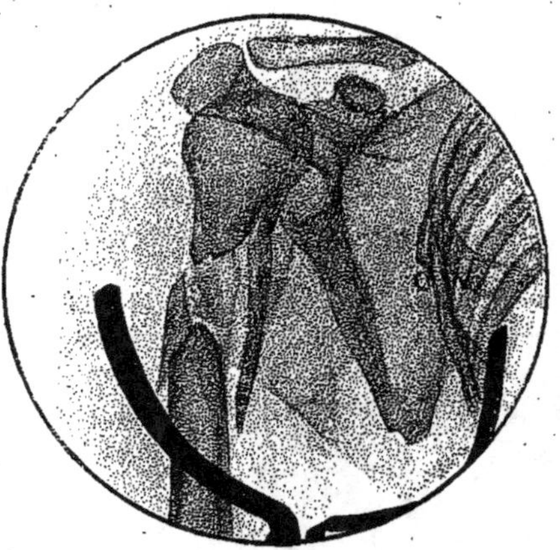

Fig. 114. — Évolution d'une fracture comminutive du col chirurgical de l'humérus droit par éclat d'obus. Blessé vu au 4ᵐᵉ jour.

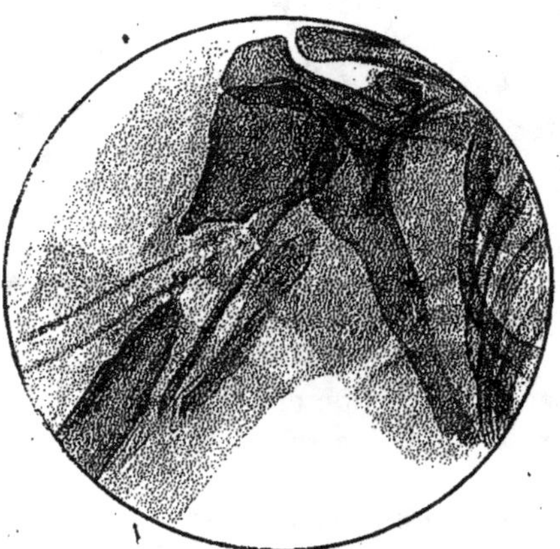

Fig. 115. — La même, après esquillectomie subtotale secondaire précoce 5ᵐᵉ jour. Une fissure irradie à la partie interne de la tête humérale jusque dans l'article.

L'*attitude* à donner au membre après la résection est importante.

Tant que la résection se limite à l'ablation de la calotte cartilagineuse, la position du membre a peu d'importance, la capsule articulaire étant à peu près intacte. Mais ces cas sont l'exception.

D'une façon générale, trois indications sont à remplir :

1º Il faut éviter la rétraction des muscles adducteurs thoraco-huméraux, qui tendent à rapprocher le bras du tronc ;

2º Il faut éviter que l'extrémité supérieure de l'humérus, obéissant à l'action des mêmes muscles, ne se porte en avant et en dedans, au-devant de la glène ou au-dessous de la coracoïde ;

3º Il faut favoriser la réinsertion distale, en bonne place, sur le squelette, de la capsule articulaire, des muscles rotateurs scapulo-trochitériens, et même des abducteurs lorsque la résection a été infra-deltoïdienne.

Ces trois conditions imposent, comme position d'immobilisation du bras, l'*abduction* à 45 degrés environ, avec *antéposition* légère du coude.

L'abduction du bras tend les muscles thoraco-huméraux et évite leur rétraction, met l'extrémité humérale supérieure en

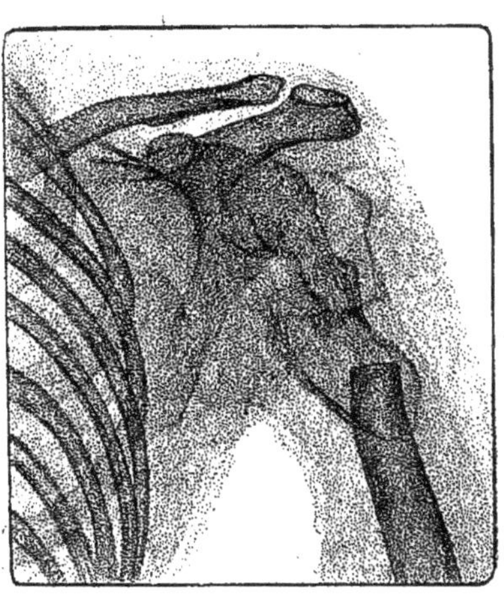
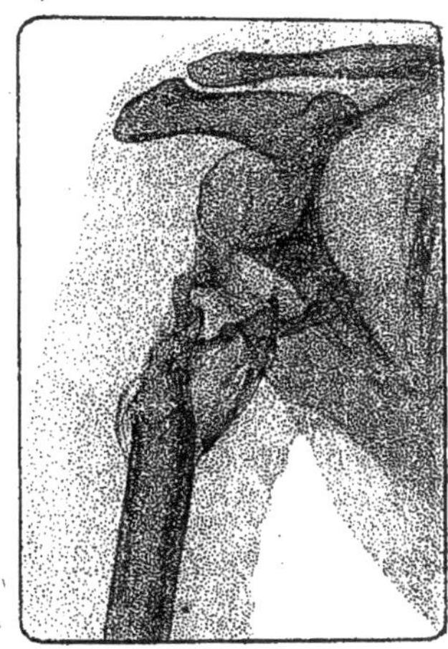

Fig. 116.   Fig. 117.

Fig. 116. — La même après résection infra-tendino-pectorale (14 cent.). Régénération d'une colonne osseuse de 10 centimètres, 72 jours après la résection.

Fig. 117. — Régénération osseuse après 4 mois. Densification de la colonne osseuse. Résultat fonctionnel excellent. En raison de la vigueur plastique du périoste, le rapprochement n'a été que du quart de la perte de substance.

face de la glène, et favorise la réinsertion distale basse de la capsule et des scapulo-trochitériens.

L'antéposition du coude s'oppose à la luxation de l'extrémité supérieure de l'humérus en avant et en dedans.

L'abduction sera d'autant plus forte que la résection aura été plus étendue, et que l'on comptera moins sur la régénération osseuse.

Appareil de contention pour la résection de l'épaule. — Dans les premiers jours qui suivent la résection, on peut se contenter d'appliquer un bandage de Gerdy ou de Desault. Le bras est maintenu en abduction par un coussin qui sépare le coude du tronc. La contention qu'assure ce bandage n'étant que temporaire, il faut, très rapidement, le remplacer par un appareil de contention définitive.

L'appareil que nous avons adopté comprend :

1° Un béquillon analogue à celui que nous employons dans les fractures de l'humérus. L'extrémité inférieure de ce béquillon se recourbe en crochet, et embrasse le coude, auquel elle est fixée par un collier plâtré. La tige du béquillon étant à glissière, permet de remonter le coude et, par suite, l'humérus jusqu'au point voulu;

2° Une lame de feuillard qui prend point d'appui, d'une part sur la tige du béquillon à laquelle elle se fixe, d'autre part sur un corset plâtré. Elle réalise et maintient l'abduction du bras. Sa longueur est telle que, lorsqu'elle est en place, le bras se trouve en abduction à 30 degrés.

Technique d'application. — 1er *temps* : *Pose du béquillon.* — Le membre doit être en abduction, le coude en antéposition légère, l'avant-bras fléchi à angle droit ou aigu.

Le béquillon est appliqué de façon un peu différente que pour les fractures de l'humérus. Son point d'appui supérieur n'est plus le bord inférieur du grand pectoral et du grand dorsal, car, refoulant en haut la paroi axillaire inférieure de l'aisselle, molle et dépressible, il aboutirait à supprimer partiellement une cavité qui doit être largement ouverte pour se drainer facilement à l'extérieur. Ce point d'appui sera pris sur la paroi thoracique latérale, immédiatement au-dessous du bord inférieur des muscles, comme le montrent les figures 118 et 119. Pour cela, il suffit d'incurver légèrement la tige du béquillon à son origine. La malléabilité des branches de la fourche permet de les adapter à la paroi de chaque sujet. Le bras repose sur le tuteur du béquillon qui fait attelle.

Le point d'appui inférieur est fourni, comme pour les fractures de l'humérus, par un collier plâtré qui embrasse l'extrémité inférieure du bras, le coude et l'extrémité supérieure de l'avant-bras maintenu en demi-pronation, collier assez lâche pour permettre au blessé d'exécuter des mouvements actifs de pronation et de supination, soigneusement modelé sur les éminences latérales du coude et auquel on fixe le crochet terminal du tuteur de l'appareil.

Le béquillon étant fixé, le collier plâtré sec, on réglera, au moyen de la glissière du tuteur, la situation à donner à l'extrémité humérale supérieure (écartement ou rapprochement de la glène).

2e. *temps : Construction du corset plâtré.* — Le tronc et l'épaule du côté sain étant recouverts d'un maillot de jersey,

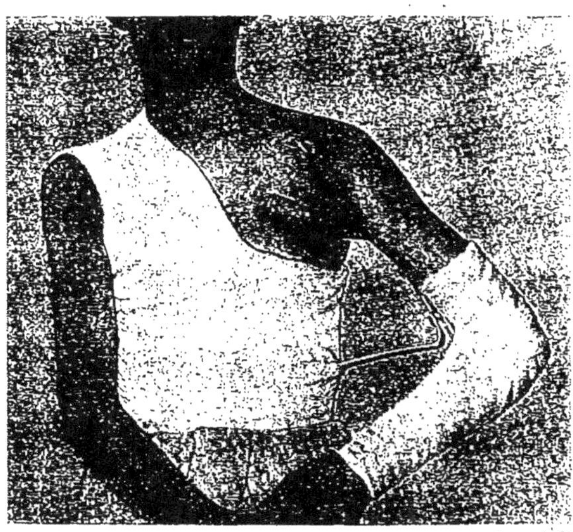

Fig. 118. — Appareil d'immobilisation pour résection de l'épaule. Le point d'appui de la fourche du béquillon est pris sur le thorax, au-dessous de l'aisselle. Le point d'appui inférieur du tuteur, sur un manchon plâtré brachial inférieur et anti-brachial. Le bras est maintenu en abduction par une tige métallique fixée, d'une part au tuteur du béquillon, d'autre part à un corset plâtré qui découvre largement l'hémi-thorax supérieur correspondant. Vue de face. (Cl. Foisy.)

on construit, avec des bandes plâtrées de 15 centimètres de large, un corset qui embrasse l'épaule saine, le thorax, en laissant toutefois largement à découvert les régions sous-claviculaire, pectorale, sous-axillaire et sous-épineuse du côté malade, comme le montrent les figures 118 et 119, la partie supérieure de l'abdomen et descend jusqu'aux crêtes iliaques. Une épaisse couche de ouate, que l'on enlèvera après dessiccation du plâtre, répond au creux épigastrique.

3e *temps : Pose de l'attelle abductrice.* — Ce temps ne doit être exécuté que lorsque le corset plâtré est sec.

La lame de feuillard qui constitue cette attelle est recourbée
à angle droit à son extrémité externe, de façon à former une
patte de 5 à 6 centimètres de long, patte percée d'un trou.
Cette patte répond à la face interne du tuteur du béquillon. Le
boulon inférieur de ce tuteur est conduit dans le trou de la
patte de l'attelle, et le même écrou bloque à la fois les deux

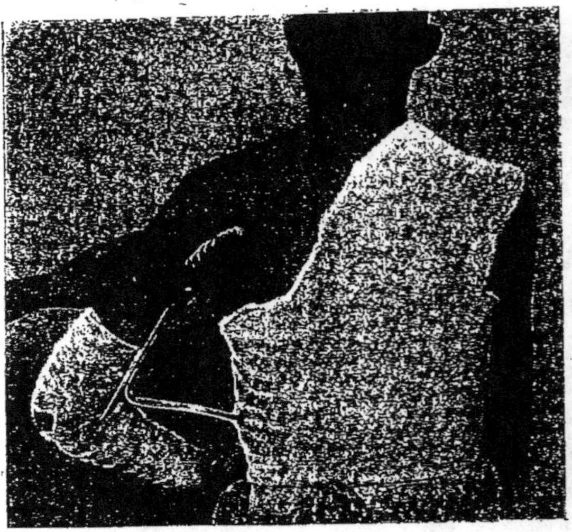

Fig. 119. — Le même, vu de dos.

lames du tuteur du béquillon et l'extrémité externe de l'attelle
abductrice. L'autre extrémité de l'attelle abductrice est également recourbée de façon à former une patte de 4 à 5 centimètres de long, que l'on modèle à la pince, de façon qu'elle
s'applique bien sur le corset plâtré. Une nouvelle bande plâtrée
solidarise la patte interne de l'attelle et le corset ; on augmente
la solidité du tout en entourant le pied de l'attelle de quelques
tours de bande plâtrée. L'appareil est alors terminé (voy. fig. 118
et 119).

Durée de l'immobilisation. — Elle varie avec l'étendue de
la résection, et l'importance de la régénération.

Dans les résections économiques, — sous-capitales et trans-tubérositaires, — et chez des sujets jeunes, il faut mobiliser très précocement, dès le 15e jour ; en raison du peu de hauteur de la portion sacrifiée l'ankylose est à craindre.

Dans les résections sous-tubérositaires au contraire, et *à fortiori* dans les résections basses, il faut immobiliser longtemps, et attendre, comme le conseillait Ollier, que l'humérus soit suffisamment fixé contre la cavité glénoïde, que la capsule soit cicatrisée et réinsérée, avant d'imprimer au bras des mouvements passifs d'abduction un peu étendus, sans quoi l'on risque de faire passer l'humérus sous l'apophyse coracoïde, et d'établir une articulation coracoïdienne, au lieu d'une articulation glénoïdienne. Le délai moyen de 30 à 40 jours nous paraît répondre à la moyenne des cas, quand il s'agit de résections sous-tubérositaires ; il doit être prolongé pour les résections basses, et, dans le cas représenté fig. 117, nous avons attendu 60 jours avant de commencer la mobilisation.

Il importe, en effet, que la colonne osseuse régénérée soit déjà résistante et que les manœuvres de mobilisation n'exposent, ni à sa fracture, ni à sa déformation ; c'est pourquoi ce délai, en apparence excessif, est nécessaire.

Lorsque la mobilisation doit être commencée à une époque relativement précoce, il est bon de pouvoir, entre les séances de mobilisation, maintenir le bras en abduction. Nous y arrivons, en remplaçant le béquillon ordinaire par un béquillon dont les deux extrémités de la fourche se terminent chacune par un anneau destiné à recevoir un lac qui, passant sur l'épaule saine, maintient l'appareil contre le thorax (fig. 120).

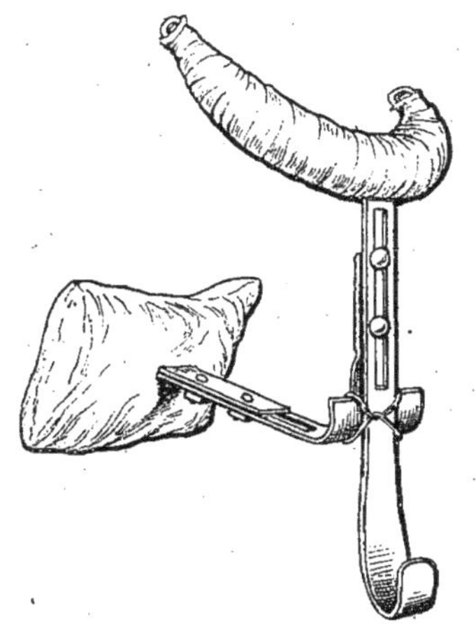

Fig. 120. — Béquillon avec plaque mobile, servant de point d'appui, pour résection de l'épaule.

Le corset plâtré est supprimé ; la tige abductrice est à glissière ; une de ses extrémités est scellée au collier plâtré brachio-antibrachial qui fixe l'extrémité inférieure du béquillon, l'autre prend point d'appui sur le flanc, immédiatement au-dessus de la crête iliaque, par l'intermédiaire d'une plaque métallique soigneusement matelassée, modelée sur la région et fixée par une ceinture. Il suffit

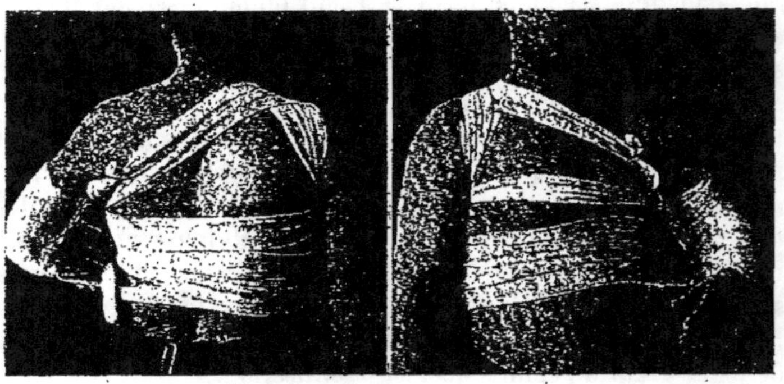

Fig. 121.   Fig. 122.

Fig. 121. — Le même appliqué et fixé par des bandes autour du thorax. Vue postérieure.

Fig. 122. — Le même, vue antérieure.

d'enlever la ceinture pour pouvoir mobiliser le bras (fig. 121 et 122).

Mobilisation. — On commencera par imprimer au bras des mouvements passifs d'abduction et de circumduction, et, pour peu que le chirurgien y tienne la main, l'amplitude de ces mouvements augmente assez rapidement.

Il importe, toutefois, que les mouvements se produisent bien entre l'extrémité diaphysaire et la glène. Il faut donc immobiliser soigneusement l'omoplate et la clavicule, dont le déplacement peut faire croire à une mobilité qui n'existe pas.

Il faut un chirurgien et un aide pour mobiliser correctement une épaule.

L'aide, se plaçant du côté opposé au côté réséqué, embrasse de ses deux mains la paroi thoracique latérale répondant au côté malade, de façon à immobiliser le bord axillaire de l'omoplate.

Le chirurgien empaume de la main droite le coude du côté blessé, en même temps qu'il immobilise l'acromion et la clavicule de la main gauche. A cette condition, les mouvements d'abduction et de circumduction imprimés au bras se passent dans la néarthrose.

L'abduction, qui est le mouvement le plus utile, est le plus difficile à récupérer, ce qui tient, dans certains cas, aux destructions deltoïdiennes. Chez le blessé dont la radiographie est représentée figure 115, l'éclat d'obus avait abrasé toute la partie antéro-supérieure du deltoïde : le mouvement actif d'abduction resta limité.

Résultats. — La néarthrose solide et mobile est le meilleur résultat; l'ankylose peut encore, à l'épaule, être considérée comme un résultat satisfaisant, en raison de la suppléance qu'apporte le déplacement de l'omoplate, qui se meut avec la clavicule dans l'articulation sterno-claviculaire. Par contre, l'articulation ballante ou relâchée est un mauvais résultat, et nécessite le port d'un appareil prothétique.

Sur un total de 257 résections, Nové-Josserand et Tuffier comptent 45 pour 100 de néarthroses solides et mobiles, 2 pour 100 d'ankyloses et 38 pour 100 d'articulations ballantes.

21 de ces résections ont été immédiates (soit 21 pour 100). Elles ont donné 4 articulations mobiles et solides (soit 19 pour 100), et 17 articulations ballantes (soit 80 pour 100).

72 résections ont été secondaires (73 pour 100). Elles ont donné 15 articulations solides et mobiles (20 pour 100), 9 ankyloses (12 pour 100), 20 bons résultats insuffisamment précisés (28 pour 100) et 28 articulations ballantes, soit 39 pour 100.

Enfin, 5 résections orthopédiques (5 pour 100); ont donné 5 articulations solides et mobiles (soit 100 pour 100).

Nous avons pratiqué personnellement 11 résections de l'humérus.

Sur ce nombre nous comptons :

3 résections trans-tubérositaires;

2 résections sous-tubérositaires;

6 résections diaphysaires, dont 3 intra-tendino-pectorales et 3 infra-tendino-pectorales

De ces 11 résections, 4 ont été primitives, immédiates; 2 secondaires précoces, 5 secondaires tardives.

Une résection infra-tendino-pectorale, pratiquée secondairement, au 30e jour, nous a donné, après 4 mois, une régénération osseuse remarquable, que montre la figure 117, et l'on voit la capsule entourer la lèvre supérieure de la glène. La colonne osseuse sacrifiée, mesurant 14 centimètres, a été presque totalement régénérée; la néoformation mesure 10 centimètres et le raccourcissement du membre est de 3 centimètres. Le blessé est actuellement soumis à une mobilisation méthodique et régulière; l'épaule est solide, et les mouvements actifs augmentent progressivement.

Deux de nos résections ont été pratiquées concomitament avec une autre intervention, l'une sur le même membre : résection de l'épaule droite, avec désarticulation du coude pour fracas comminutif de l'avant-bras avec gangrène; l'autre sur l'épaule gauche d'un blessé à qui nous avons pratiqué en même temps une résection du coude droit.

CHAPITRE VIII

TRAITEMENT ORTHOPÉDIQUE
DES RÉSECTIONS DU COUDE

Considérations générales.

Au coude, comme à l'épaule, le résultat cherché est une articulation solide, avec mobilité active étendue. D'après la statistique de Nové-Josserand et Tuffier, ce résultat a été obtenu dans 49 pour 100 des cas. Dans 20 pour 100 des cas il y avait ankylose; dans 31 pour 100, le coude était ballant.

La résection du coude peut être *totale*, c'est-à-dire porter, à la fois, sur le squelette huméral et sur le squelette anti-brachial, ou *semi-articulaire*, humérale ou antibrachiale. Les résections semi-articulaires peuvent se limiter à l'ablation d'une partie seulement de l'extrémité osseuse intéressée, un condyle, par exemple, pour l'humérus : ce sont de simples esquillectomies, la résection est alors dite *semi-articulaire partielle*.

Le niveau de la résection est également des plus variables.

Sur l'humérus, le trait peut passer :

Dans l'épaisseur des tubérosités épicondylienne et épitrochléenne : la résection est dite *intra-tubérale* ou *trans-condylienne*;

— immédiatement au-dessus de ces tubérosités : la résection est *sus-tubérale* ou *supra-condylienne*;

— en pleine diaphyse, à un niveau variable suivant les lésions : la résection est alors dite *supra-bulbaire*.

Les résections intra et sus-tubérales sont des résections épiphyso-métaphysaires; les résections supra-bulbaires, des résections épiphyso-diaphysaires.

Sur l'avant-bras, la section osseuse peut se faire à trois niveaux différents :

a) L'olécrâne est sectionné à sa partie moyenne, suivant un

plan passant par la cupule radiale; c'est la *résection intra-olécrânienne*, qui n'intéresse que le cubitus.

b) Les deux os sont sectionnés suivant un plan passant par le col du radius, et au-dessous de la coronoïde (*résection intra-cervicale* et *sous-coronoïdienne*).

c) Les deux os sont sectionnés suivant un plan passant au-dessous de la tubérosité bicipitale du radius, et à la base du renflement cubital sur le cubitus (résection *infra-bicipita'e* et *sous-bulbaire*).

En matière de résection du coude, et en raison même du but poursuivi, la règle, en chirurgie de guerre, doit être la résection totale, *typique*, c'est-à-dire intra ou sus-tubérale pour l'humérus, intra-cervicale et sous-coronoïdienne pour l'avant-bras. Les résections semi-articulaires ont donné, dans la plupart des cas, des résultats défectueux qui se sont jugés par l'ankylose.

Cette règle demande des explications, d'autant qu'elle souffre des exceptions, qui tiennent à l'âge du sujet — facteur négligeable dans beaucoup de cas — à la nature des lésions et au moment de l'intervention.

D'une façon générale, au membre supérieur, avons-nous dit, un raccourcissement, même de plusieurs centimètres, n'a que peu d'importance au point de vue fonctionnel. Aussi, dans le plus grand nombre des résections du coude, sauf lorsque le sacrifice osseux a été si considérable qu'il faut demander au périoste la reconstitution, au moins partielle, du levier, on devra rapprocher à peu près jusqu'au contact les extrémités osseuses réséquées. Dans ces conditions, on demande au périoste de régénérer du tissu osseux, non pas pour rendre au squelette sa longueur primitive, mais pour reconstituer le type anatomique primitif de l'articulation : c'est-à-dire les saillies latérales de l'humérus et la saillie olécrânienne, reproduire, grâce à ces saillies, l'emboîtement réciproque des surfaces articulaires, et donner à l'articulation sa solidité latérale et antéro-postérieure.

Or, la régénération osseuse sera d'autant plus abondante que la résection aura été pratiquée à une période plus voisine de la période optima, sous la réserve que nous avons posée dès le début, qu'une opération primitive, prophylactique, de désin-fection chirurgicale, aura préservé le périoste, même en cas d'échec de cette désinfection, d'une stérilisation par la virulence de l'infection.

C'est donc surtout dans les résections secondaires retardées, et lorsque les lésions sont justiciables d'une résection *typique*, que l'on devra recourir systématiquement à la résection *totale*, même si l'une des deux extrémités osseuses est intacte. C'est dans ces cas, en effet, que les résections semi-articulaires exposent à peu près sûrement à l'ankylose, en raison même du pouvoir plastique du périoste et de l'âge du sujet. Déjà, dans les résections orthopédiques du temps de paix,' Ollier, puis, après lui, Lucas-Championnière avaient défendu la résection typique, comme donnant bien plus sûrement de meilleurs résultats fonctionnels que les résections atypiques semi-articulaires, et Ollier était même allé jusqu'à préconiser la résection sous-périostée interrompue, pour mettre ses opérés à l'abri d'une ankylose. Cette règle est tout aussi impérieuse dans les traumatismes articulaires du temps de guerre.

Toutefois, l'étendue des lésions peut être telle, sur une seule extrémité articulaire, qu'elle oblige à un sacrifice osseux considérable.

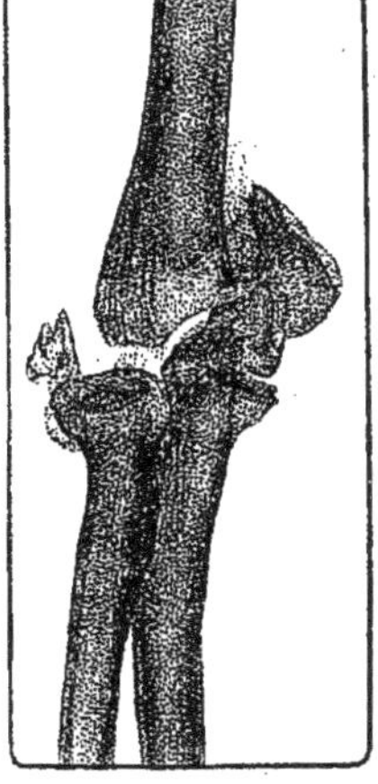

Fig. 123. — Résection semi-articulaire partielle du coude gauche. Résection primitive du condyle externe fracturé comminutivement. Le condyle interne fracturé, mais non dépériosté, a été conservé. Réunion *per priman*. Vue de face.

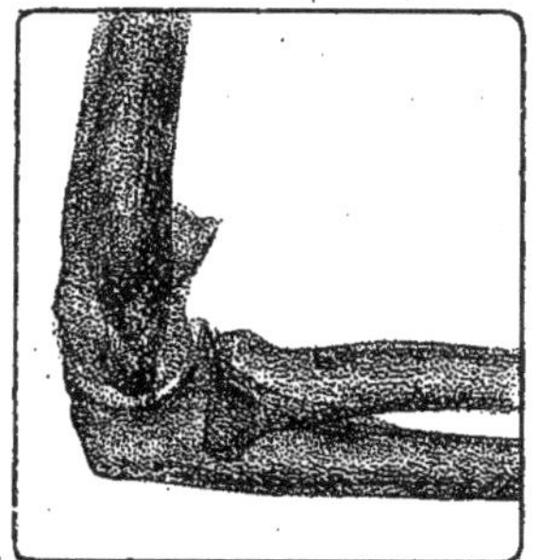

Fig. 124. — La même, vue de profil.

Dans ces cas, si l'extrémité articulaire contiguë est intacte, il est évident qu'il y a avantage à se borner à une résection semi-articulaire.

Enfin, lorsque les lésions anatomiques auront forcé à une

résection primitive, même de moyenne étendue, nous estimons plus avantageux, en raison même des résultats fonctionnels défectueux que donne ordinairement la résection primitive, de se borner à une résection semi-articulaire. Et cela, non point tant en raison de la perte de longueur du squelette qu'entraînerait la résection totale, — puisque nous sacrifions délibérément la longueur du squelette, — que pour favoriser, entre autres choses, la réparation anatomique et fonctionnelle, en conservant au manchon capsulaire une de ses insertions distales.

Les résections *semi-articulaires partielles* rentrent dans le groupe des résections primitives. Leur type, au coude, est la résection uni-condylienne et, dans nombre de cas, les lésions, alors même qu'elles sont comminutives, se limitent assez bien à un seul condyle (fig. 123 et 124).

L'intervention immédiate de désinfection est, dans ces cas, une véritable résection semi-articulaire partielle ; l'esquillectomie primitive supprime tout le condyle fracturé, et un trait de scie ou quelques coups de pince-gouge régularisent la surface au niveau de la partie conservée. De telles interventions peuvent même être parfois complétées, lorsqu'on juge la désinfection suffisante, par une fermeture primitive de l'article, et nous en avons pratiqué plusieurs avec succès.

On a condamné ces interventions économiques, en leur reprochant de créer un déséquilibre articulaire, de détruire la statique de l'articulation et de troubler sa dynamique ultérieure, en raison des déviations en cubitus varus ou valgus auxquelles elles exposent fatalement.

Que vaut exactement ce reproche ? C'est l'avenir qui nous le dira, lorsqu'on aura pu établir le bilan des résultats fonctionnels éloignés de ces interventions. Il est au moins permis de supposer, *a priori*, qu'ils ne doivent pas être plus mauvais que ceux que l'on obtenait dans la chirurgie du temps de paix, lorsqu'on traitait les fractures fermées du condyle interne ou du condyle externe par l'ablation de ce condyle.

Certes, les indications des résections semi-articulaires partielles sont rares ; néanmoins, elles existent, et en attendant que la question de leur résultat fonctionnel soit définitivement jugée, nous les estimons avantageuses en tant que résections *primitives*.

Si bien, que la conclusion de ces quelques considérations

générales nous ramène aux règles que nous avons formulées pour l'esquillectomie, à savoir ;

Résection *primitive*, économique, — nous parlons d'économie en longueur — mais suffisante ; modérée, mais non parcimonieuse, parce que le drainage de l'articulation doit être largement assuré.

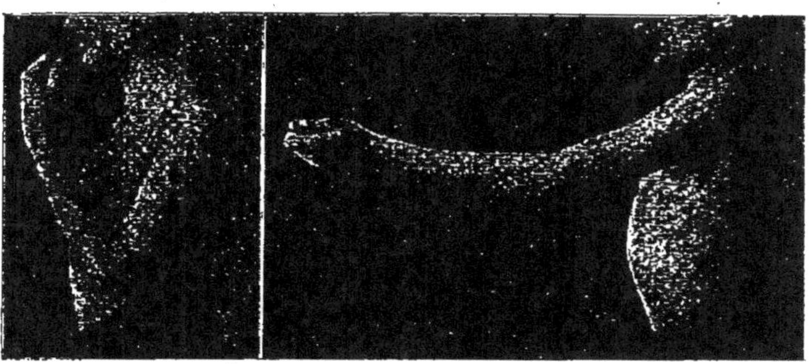

Fig. 125.   Fig. 126.

Fig. 125. — Le blessé des figures 123 et 124. Flexion active, après 3 mois.

Fig. 126. — Le même. Extension active.

cimonieuse, parce que le drainage de l'articulation doit être largement assuré.

Résection *secondaire*, large, typique, complète, supprimant toutes les portions osseuses altérées ou suspectes d'altération.

Traitement post-opératoire. — Les indications orthopédiques découlent des considérations précédentes :

A la *phase de désinfection et de drainage*, les surfaces osseuses seront maintenues écartées par l'appareil immobilisateur. Aucune traction ne sera nécessaire, le simple poids de l'avant-bras y suffit ; l'appareil s'opposera simplement au rapprochement spontané que tendent à produire la tonicité, puis la rétraction musculaire. L'immobilisation sera faite, le coude fléchi à angle droit ou légèrement aigu, l'avant-bras en demi-pronation, pouce en l'air.

Lorsque la courbe thermique indiquera que la désinfection est obtenue et que l'on entre dans la phase de *réparation anatomique*, on procédera au rapprochement des extrémités osseuses. C'est là un point important, mais trop souvent négligé, et bien des coudes ballants sont la conséquence d'un traitement post-opératoire mal conduit.

Ce rapprochement devra être d'autant plus complet que l'on compte moins sur la régénération osseuse, plus complet, par suite, après les résections primitives, et chez les sujets déjà âgés, à périoste moins plastique. Il a pour but de diminuer la longueur de la gaine périostéo-capsulaire, de permettre son hyperplasie, de favoriser la réinsertion en bonne place des extrémités du manchon capsulaire conservé et des extrémités tendineuses, par suite, de maintenir les extrémités osseuses dans un rapport étroit, et d'assurer la solidité de la néarthrose. C'est ce rapprochement qui permettra d'améliorer le pronostic fonctionnel des résections étendues. Il est d'ailleurs difficile à obtenir dans ces résections étendues, en raison de l'épaisseur du bourrelet des parties molles interposées et on doit y revenir à plusieurs reprises[1].

La *réparation anatomique* de l'articulation s'obtient de trois façons :

a) les segments osseux du bras et de l'avant-bras restent bout à bout dans le même plan. L'équilibre musculaire est conservé, les rapports normaux de l'avant-bras et du bras sont rétablis, le type anatomique articulaire reconstitué, la fonction excellente. Ce type s'observe surtout après les résections secondaires retardées.

b) Le squelette anti-brachial reste en avant de l'humérus; l'articulation se fait en sens inverse de la normale. Le fait s'observe surtout sur les résections étendues de l'avant-bras; il traduit un déséquilibre musculaire au niveau de l'articulation : en l'espèce, l'action prédominante du biceps et du brachial antérieur; le fonctionnement articulaire est, cependant, généralement satisfaisant.

c) Le squelette anti-brachial passe en arrière de l'humérus. Ce type est moins fréquent que le précédent, car le triceps est plus souvent déficient que les fléchisseurs, et la réinsertion des muscles épicondyliens et épitrochléens insuffisante. On observe

---

1. L'immobilisation à angle obtus, à 130°, ou même en extension, nous semble préférable, dans les résections très étendues, à l'immobilisation à angle droit, car elle permet un meilleur rapprochement des extrémités osseuses.

généralement, dans ce cas, quelques ressauts dans les mouvements de flexion et d'extension.

A ces deux périodes de désinfection et de réparation anatomique, l'immobilisation des surfaces osseuses par un appareil est indispensable.

Appareil d'immobilisation pour résection du coude. — L'appareil que nous employons est essentiellement constitué par deux colliers plâtrés, l'un embrassant le bras, l'autre l'avant-bras et le poignet. Ces deux colliers sont solidarisés par deux lames métalliques cintrées, à convexité externe, de façon

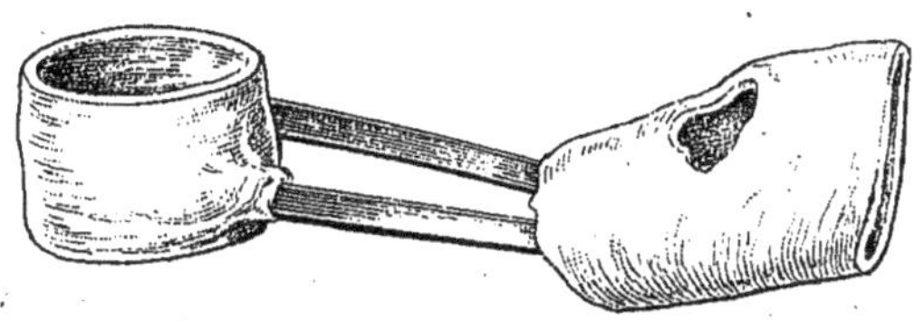

Fig. 127. — Appareil de contention pour résection du coude.

que le blessé ne soit pas gêné par leur saillie, lorsque le coude vient au contact du tronc (fig. 127).

a) Collier brachial. — Le bras étant entouré par une bande de crépon, on recouvre celle-ci par plusieurs circulaires d'une bande plâtrée, de façon à construire un manchon de 15 centimètres de haut.

b) Collier anti-brachial. — Il est construit de la même façon que le précédent, remonte jusqu'au voisinage de la partie inférieure de la plaie, entoure l'avant-bras, le poignet, et fixe la main par quelques jets de bande traversant obliquement la paume et la face dorsale, tout en laissant le pouce et les doigts libres. Cette immobilisation de la main est nécessaire, car, quand la main est laissée flottante, ses mouvements retentissent dans le coude, les extrémités réséquées peuvent alors se déplacer et contracter des rapports défectueux, souvent impossibles à corriger ultérieurement.

Le collier est moulé au niveau des extrémités inférieures du radius et du cubitus, et une forte dépression pratiquée dans la tabatière anatomique.

c) Pose des attelles métalliques. — Elles sont placées vers les extrémités distales des colliers (par rapport au coude), de façon à laisser toute liberté pour les pansements, et scellées

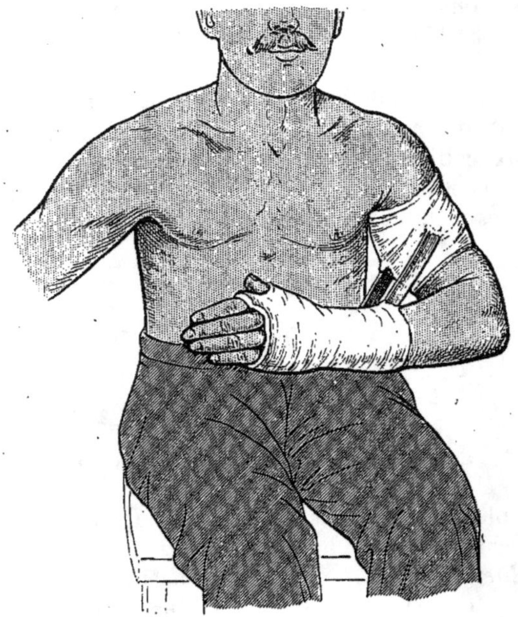

Fig. 128. — Appareil de contention pour résection du coude, appliqué.

par une bande plâtrée. On aura soin de les disposer de telle façon que leur face concave regarde le thorax (fig. 128).

Le membre supérieur est soutenu en totalité par une écharpe.

Durée de l'immobilisation. — Elle varie avec l'étendue de la résection; il est donc impossible de déterminer sa durée de façon précise.

Dans les résections semi-articulaires partielles, il faut commencer la mobilisation de bonne heure. Il ne s'agit pas, ici, de modeler des extrémités osseuses ni de former un organe de glissement; le jeu articulaire se produit au niveau des surfaces conservées; il faut, au contraire, éviter la formation d'adhérences péri-articulaires, et la limitation des mouvements qu'elles entraîneraient.

Par contre, dans les résections typiques, *a fortiori* dans les résections étendues, qu'elles soient primitives ou secondaires, nous estimons qu'il est de beaucoup préférable de ne pas commencer la mobilisation avant 30 à 40 jours. Ollier conseillait de mobiliser le plus tôt possible et, dès le premier pansement, c'est-à-dire, en moyenne, dès le 8e jour, il imprimait à l'avant-bras de petits mouvements doux et de très faible amplitude. Nous immobilisons systématiquement pendant plus longtemps et nous n'avons eu qu'à nous louer de cette conduite.

En ne commençant la mobilisation que du 30e au 40e jour, on peut la continuer de façon méthodique et régulière, sans arrêt, et les progrès sont rapides. Les phénomènes inflammatoires ont disparu, la cicatrisation est ordinairement très avancée, les tentatives de mobilisation ne sont pas entravées par la douleur, et l'on n'assiste pas à ces ossifications des insertions tendineuses qui obligent, non seulement à suspendre momentanément toute mobilisation, mais encore à réimmobiliser l'articulation dans une gouttière plâtrée, et qui augmentent la raideur articulaire. Les bains chauds, l'aérothermothérapie locale, l'héliothérapie locale, sont de précieux adjuvants, surtout les deux premiers qu'il est possible d'utiliser partout et toujours.

La mobilisation *passive* doit rapidement céder le pas à la mobilisation *active*, beaucoup plus efficace pour la récupération fonctionnelle de la néarthrose. Il faut, ici comme à l'épaule, supprimer très rapidement l'écharpe, grâce à laquelle le blessé prolonge indéfiniment son immobilisation après l'ablation de l'appareil. Le simple poids de l'avant-bras augmente l'amplitude de l'extension, et le

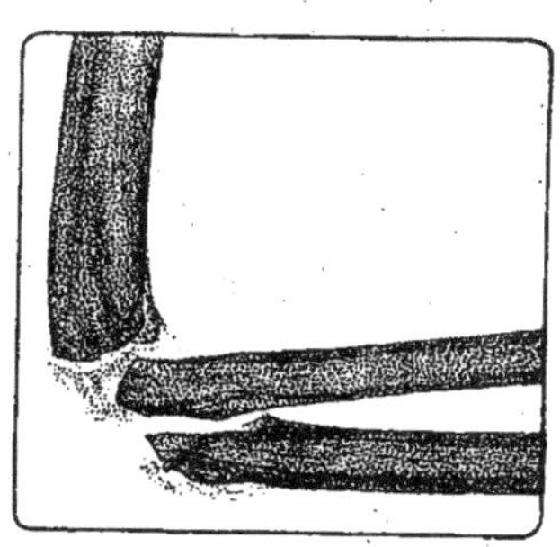

Fig. 129. — Résection typique du coude, secondaire retardée (18ᵐᵉ jour), intra-tubérale sur l'humérus, sous-coronoïdienne et trans-cervicale sur le squelette anti-brachial

blessé s'efforcera peu à peu de fléchir le coude par la seule contraction de ses muscles

L'extension de l'avant-bras est, très facilement, uniquement *passive*, due au propre poids du membre. C'est là un point auquel il faut prendre garde. C'est le cas, par exemple, lorsqu'on demande au blessé d'étendre son avant-bras fléchi et en supination : l'extension se produit grâce au relâchement graduel de la contraction du biceps. Si l'on veut obtenir une extension *active*, il faut s'opposer, avec la main, au mouvement de descente de l'avant-bras, et commander au blessé de faire un effort d'extension.

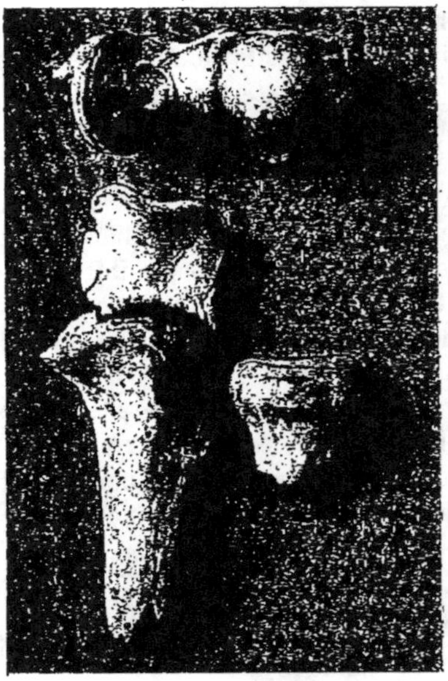

Dès que l'articulation est solide, on fera élever le bras, l'avant-bras fléchi sur le bras horizontalement placé, comme le recommandait Ollier, et l'on commandera alors au blessé de relever l'avant-bras sans abaisser le coude. L'extension de l'avant-bras, dans cette position, est due uniquement au triceps.

Les radiographies représentées fig. 131 et 132 et les photographies fig. 133 et 134, qui ont trait au même blessé, montrent les résultats obtenus par une résection secondaire typique, pratiquée au 18e jour, au double point de vue de la régénération osseuse et de la mobilité active de la néarthrose.

Fig. 130. — Pièces de la résection figure 129.

La figure 130 montre quelle a été l'étendue du sacrifice osseux.

La palette humérale s'est arrondie et régularisée, surtout dans sa partie externe; une ébauche de trochlée s'est constituée. L'épitrochlée s'est reconstituée et forme une sorte de malléole interne. Enfin, une néoplasie osseuse dense reproduit la forme de l'olécrâne en arrière, de l'apophyse coronoïde en

avant. Les rapports des nouvelles surfaces entre elles repro-
duisent le type normal de l'articulation.

Nombreux sont les *coudes ballants,* ou tout au moins relâchés,
après une résection du coude (31 pour 100, Nové-Josserand et
Tuffier).

De ces coudes ballants, les uns sont utiles et doivent être
considérés comme de bons résultats : ce sont ceux qui, présen-

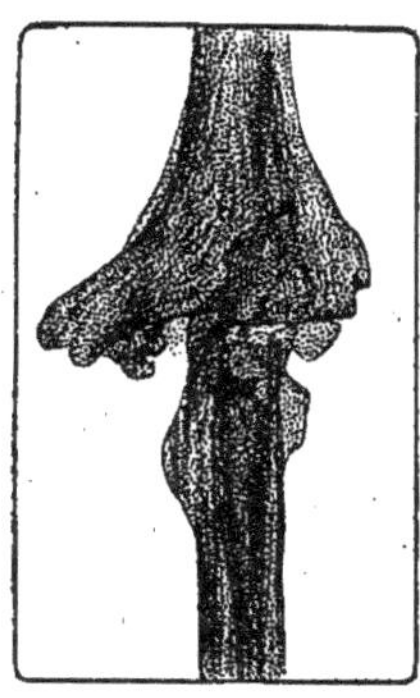

Fig. 131. — La même que figure 129,
après 4 mois. Reconstitution de l'olécrâne, de l'apophyse coronoïde. Modelage de la moitié externe de la palette humérale, reconstitution d'une
malléole épitrochléenne. Solidité parfaite de l'articulation, dans les deux
sens, antéro-postérieur et latéral.
Enboîtement réciproque des surfaces ;
ginglyme serré et complètement mobile. Vue de face.

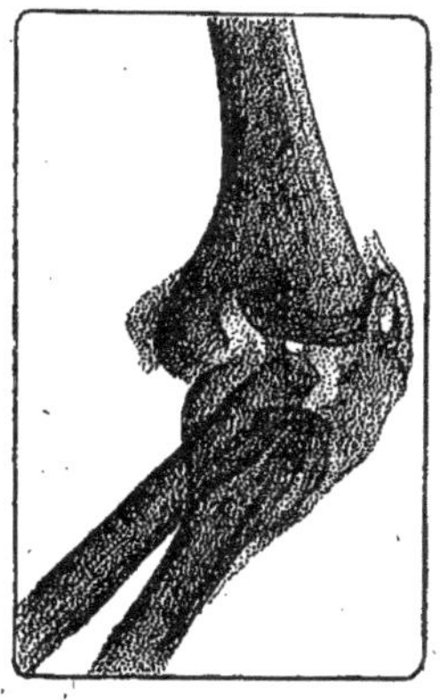

Fig. 132. — La même que figure 131,
vue de profil.

tant au repos une légère mobilité passive, dans le sens
latéral surtout, se trouvent
fixés par la contraction musculaire lors de l'exécution d'un
mouvement actif. Ce sont des coudes à articulation relâchée
plutôt que de vrais coudes ballants.

Peuvent encore être considérés comme des résultats satisfaisants, les coudes dans lesquels l'articulation présente plus ou
moins de laxité latérale au repos, et un certain degré de déviation de l'avant-bras pendant les contractions musculaires.

Par contre, les coudes ballants au repos et pendant la contraction musculaire, — d'ailleurs toujours insuffisante parce que
les os arrivent difficilement à se rencontrer et à prendre point
d'appui les uns sur les autres, — véritables coudes de poli-
chinelle, constituent une infirmité grave.

Ces coudes ballants tiennent à plusieurs causes :

— L'étendue trop considérable de la résection, souvent imposée par les lésions.

— La défectuosité de la technique opératoire : insuffisante conservation de la gaine périostéo-capsulaire, souvent, elle-même, conséquence du moment de l'intervention (résections primitives).

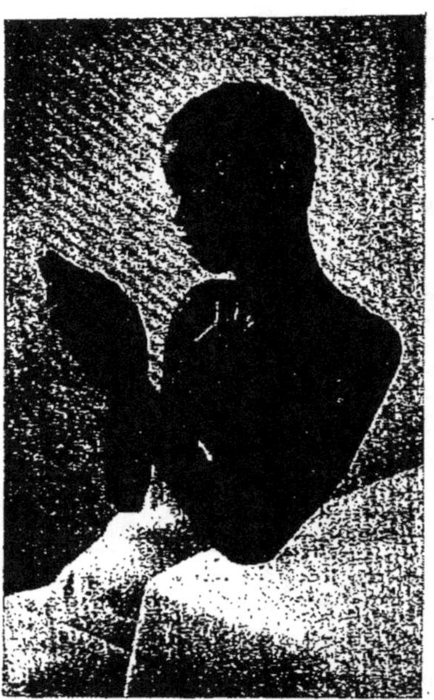

Fig. 133. — Le blessé des figures 129 et 131. Flexion active.

— Un déficit musculaire considérable, primitif ou secondaire, car les muscles sont les véritables ligaments actifs d'une articulation.

— La défectuosité des soins post-opératoires.

De tous ces facteurs, deux surtout sont à retenir :

D'une part, l'insuffisance de la technique, qui, supprimant les éléments réparateurs, la capsule et le périoste, condamne à l'infirmité définitive.

D'autre part, l'insuffisance des soins post-opératoires, en particulier, le fait d'avoir négligé le rapprochement rigoureux des surfaces réséquées, de façon à obtenir la réinsertion des extrémités de la capsule articulaire et des tendons sur le squelette conservé.

Quand il s'agit d'esquillectomies pour fractures diaphysaires c'est la conservation du périoste qui importe, car c'est lui l'agent réparateur. Quand il s'agit de résections, c'est celle de la capsule articulaire qui prime, tout au moins dans les résections typiques de moyenne étendue ; l'esquillectomie est sous-périostée ; la résection, sous-capsulo-périostée. Et la capsule est importante, non pas comme agent de régénération, car on ne peut lui demander de reconstituer une épiphyse, mais comme agent de réparation, car on doit lui demander de reconstituer une néarthrose et de modeler les surfaces réséquées.

L'étendue de la résection osseuse est beaucoup moins importante. Ollier a obtenu des récupérations fonctionnelles satisfaisantes après des résections de 10 centimètres. Le squelette sacrifié peut se régénérer, au moins en grande partie, si le moment de l'intervention a été bien choisi, sous réserve d'une technique opératoire parfaite. Et, dans les cas où, ne pouvant espérer une régénération importante, dans les résections primitives en particulier, on fait systématiquement le sacrifice de la longueur du membre, le rapprochement des surfaces osseuses permet, en favorisant les réinsertions capsulaires et tendineuses, d'espérer une néarthrose solide. Dans ces résections primitives, il ne faut pas l'oublier, c'est le manchon capsulaire, et non le périoste, qui est l'élément principal de la réparation anatomique et de la reconstitution de la néarthrose. On trouvera rarement, sur

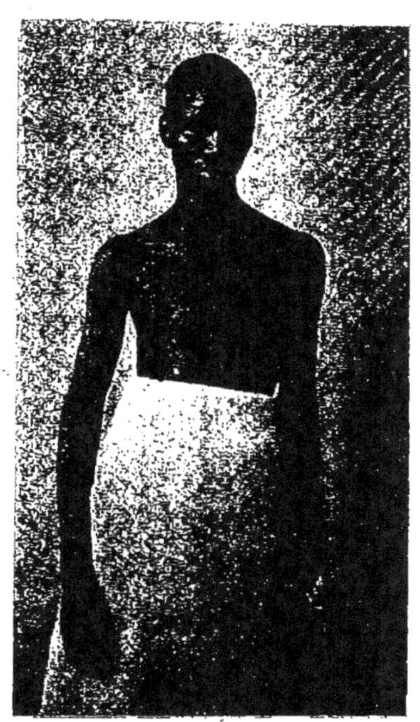

Fig. 134. — Extension active.

des radiographies de résections primitives, des néo-productions osseuses; les extrémités diaphysaires restent, à peu de chose près, ce que le trait de scie les a faites, elles se modèlent et s'adaptent, à la fois par contact réciproque et par frottement contre la capsule.

Ne voulant pas entrer, ici, dans le détail du traitement chirurgical du coude ballant, nous nous contentons d'indiquer un appareil prothétique que nous utilisons chez certains blessés qui refusent toute intervention chirurgicale réparatrice.

Il se compose essentiellement de deux manchons en celluloïd,

l'un brachial, l'autre antibrachial, se laçant à la face postérieure du membre, manchons sur lesquels sont fixées deux
attelles latérales à glissière, articulées à leur extrémité libre
par un boulon faisant pivot. Le mouvement de flexion et
d'extension se produit autour de ce pivot; la fixité latérale est
obtenue en faisant coulisser les attelles antibrachiales le long
d'un arc de cercle fenêtré, fixé par une de ses extrémités aux

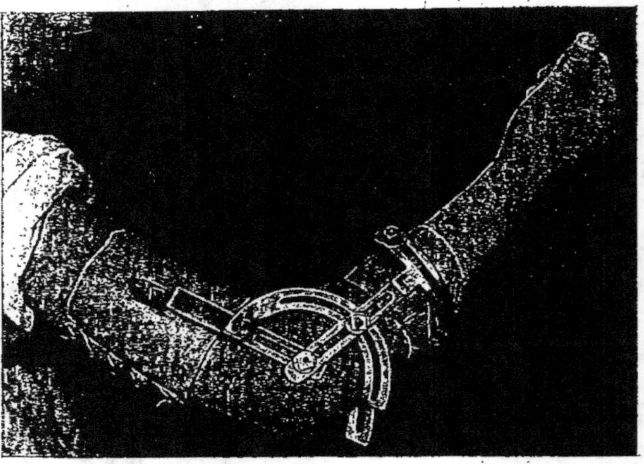

Fig. 135. — Appareil prothétique pour coude ballant.

attelles brachiales. Le mouvement de pro-supination s'obtient
d'une façon analogue, en faisant coulisser l'extrémité distale de
l'attelle antibrachiale autour d'un arc latéral fixé au manchon
antibrachial. La figure 135 montre cet appareil.

A l'opposé des coudes ballants, on peut observer, après
une résection du coude, une ankylose. C'est un cas fréquent à la suite des résections secondaires retardées économiques.

Un coude ankylosé à angle droit est excellent au point de vue
fonctionnel. Néanmoins, il y a intérêt à se préoccuper, au point
de vue de la position d'ankylose, de la profession de l'opéré et,
toutes les fois que l'on aura affaire à un ouvrier, en particulier
à un ouvrier agricole et que le bras opposé sera sain, à chercher
de préférence, comme le conseillait Ollier, l'ankylose à angle

obtus, à 150 degrés, plus favorable pour le maniement des outils de toute nature que l'ankylose à angle droit.

Resultats. — Nous avons pratiqué 39 résections du coude. Sur ce nombre, nous comptons :

22 résections typiques, dont 4 très étendues.
8 — semi-articulaires humérales.
5 — — anti-brachiales.
4 — — partielles.

Elles se répartissent, suivant le moment où elles ont été pratiquées, en :

Résections primitives, 10.
— secondaires précoces, 22.
— secondaires retardées, 7.

Les quelques figures que nous avons données dans ce chapitre permettent de juger de l'excellence de certains de nos résultats.

CHAPITRE IX

TRAITEMENT ORTHOPÉDIQUE
DES RÉSECTIONS DU POIGNET

La résection peut intéresser les extrémités anti-brachiales, le carpe, ou les bases métacarpiennes, soit isolément, soit simultanément.

Dans la grande majorité des cas, la résection se réduit à une *carpectomie*, tantôt *partielle*, lorsque l'ablation ne porte que sur quelques-uns des os du carpe tantôt *totale* (fig. 136).

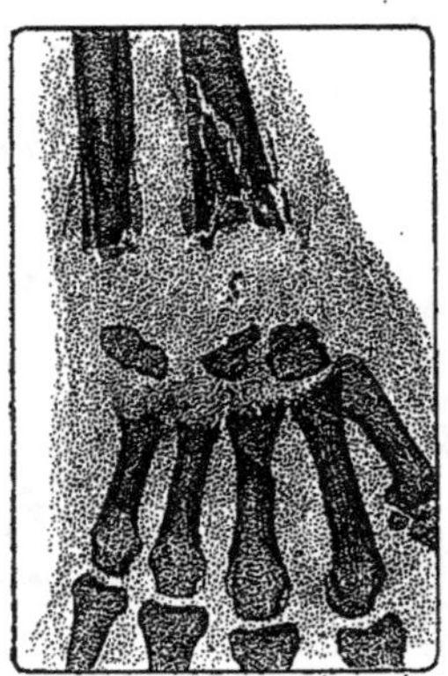

Fig. 136. — Résection totale du carpe.

Peu fréquentes sont les résections carpo-antibrachiales, ou carpo-métacarpiennes typiques. On se borne, le plus souvent possible, à des interventions atypiques, économiques (curettage, esquillectomie...), au niveau du squelette antibrachial et métacarpien, surtout au niveau du squelette antibrachial, de façon à éviter les déviations secondaires de la main. Dans quelques cas, on sera amené à extirper en même temps que le carpe, un ou plusieurs métacarpiens et les doigts correspondants.

La réparation, après résection du carpe, ne saurait se faire comme pour une résection diaphysaire, par une régénération osseuse d'origine périostique, puisque le carpe est constitué par des os courts, entourés de cartilage et privés de gaine périostique sur une grande partie de leur surface.

Cette réparation se fait par une série de grains osseux, disséminés dans une gangue fibreuse assez épaisse, assez résistante pour servir de point d'appui à la main et assez souple pour permettre à celle-ci de se mouvoir sur l'avant-bras.

Appareil de contention pour les réséctions du poignet. — Quelle que soit l'étendue de la résection pratiquée sur le poignet, la main doit être toujours maintenue en attitude fixe d'*extension*, c'est-à-dire de flexion dorsale, pendant toute la durée du traitement post-opératoire.

Normalement, en effet, l'action des fléchisseurs est prédominante au poignet, comme dans toutes les articulations. Cette prédominance physiologique se trouve accrue par l'atrophie des extenseurs, plus fragiles que les fléchisseurs.

En outre, la main tend normalement à tomber par son propre poids. Pour toutes ces raisons, la main doit être maintenue fortement relevée, afin de permettre aux extenseurs de se rétracter en fonction du rapprochement de leurs insertions et de retrouver, après cicatrisation, des contractions suffisamment énergiques.

Quel que soit l'appareil que l'on emploie, il devra présenter une partie palmaire, s'arrêtant au niveau du pli transversal inférieur, de façon à permettre la flexion des doigts; cette portion, coudée à 45° sur l'horizontale par rapport au reste de l'appareil, est destinée à relever la main.

En outre, le pouce doit être absolument libre, voire même écarté des autres doigts. C'est une faute de l'accoler à l'index pendant les pansements, car le retour des mouvements d'opposition s'en trouve compromis.

La gouttière plâtrée antérieure qu'emploient beaucoup de chirurgiens comme premier appareil d'immobilisation, immédiatement après l'intervention, ne nous paraît pas très avantageuse, car elle doit être enlevée à chaque pansement, en outre le plâtre s'imbibe rapidement des sécrétions de la plaie.

Nous nous contentons d'appliquer, sur la face antérieure de l'avant-bras en pronation, du poignet et de la main en flexion dorsale, une attelle métallique grillagée, dont la portion palmaire est coudée à 45° sur la portion anti-brachiale. Cette attelle, fortement matelassée et recouverte d'un imperméable, est fixée, d'une part à l'avant-bras par quelques tours de bande, d'autre part au métacarpe par une autre bande. Elle reste appliquée lors des pansements, ce qui rend ceux-ci beaucoup moins douloureux. Le pouce est laissé libre en dehors du pansement, et écarté de l'index par un petit coussinet d'ouate.

L'attelle de Jones, représentée figure 137, est excellente et répond à toutes les indications, car elle maintient la main

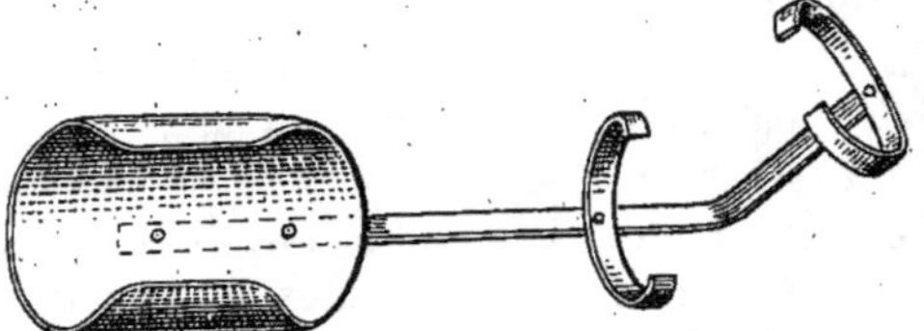

Fig. 137. — Attelle de Jones pour résection du carpe.

relevée, laisse le pouce libre, et dégage la région carpienne.

Elle se compose d'une lame de feuillard de 28 centimètres de long sur 20 millimètres de large et 3 millimètres d'épaisseur, coudée à 45° à 7 centimètres d'une de ses extrémités, de telle façon que cette portion coudée, qui répond à la paume, s'arrête un peu au-dessous du pli palmaire inférieur.

Sur cette extrémité est fixé, par un rivet, un demi-bracelet transversal, également en feuillard, de 13 centimètres de long,

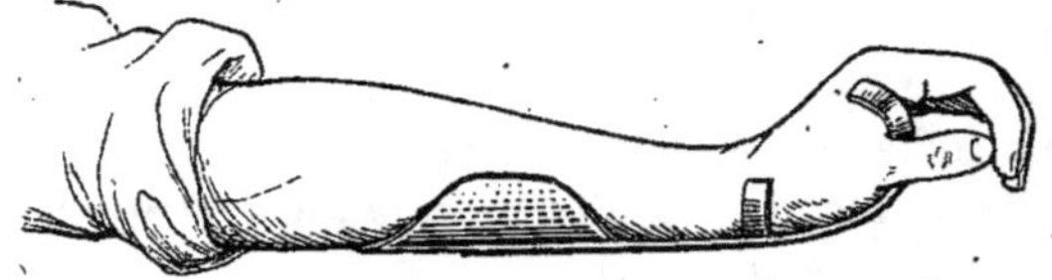

Fig. 138. — La même, appliquée.

qui reçoit la main, sauf le pouce qu'il laisse libre, et l'immobilise. Le bord supérieur de ce demi-bracelet arrive au niveau du pli palmaire inférieur, mais le laisse libre, de façon à permettre la flexion des premières phalanges.

Un deuxième demi-bracelet en feuillard, de 9 centimètres de long, embrasse le poignet au niveau des extrémités anti-brachiales.

Enfin, à l'extrémité supérieure de l'attelle est fixée une gouttière en zinc ou en aluminium, de 13 centimètres de long sur 9 centimètres de diamètre à son extrémité proximale et 7,5 à son extrémité distale, gouttière qui est destinée à recevoir et fixer l'avant-bras (fig. 138).

Durée de l'immobilisation. — Elle n'a rien de fixe et devra être d'autant plus longue que la résection est plus étendue : courte dans les résections partielles du poignet, très longtemps prolongée, au contraire, dans les résections carpo-antibrachiales.

Dans cette dernière variété de résections, on surveillera avec attention les déviations de la main, qui a tendance à s'incliner sur son bord radial, en raison de la prédominance de l'action des deux radiaux externes. Or, toute déviation latérale de la main diminue la force de préhension des doigts, et cette diminution est encore plus marquée dans les déviations radiales que dans les déviations cubitales.

Le but que l'on poursuit, après une résection du poignet, est la recherche d'une néarthrose fibreuse radio-carpienne avec doigts mobiles, ou, tout au moins, d'une ankylose fibreuse radio-carpienne avec doigts mobiles. On se souviendra que ce qui importe, au point de vue de la valeur fonctionnelle de la main, c'est la mobilité des doigts et l'indolence du poignet plus que la mobilité du poignet elle-même. Le chirurgien devra donc apporter tous ses soins à la mobilisation des doigts.

Mobilisation. — *a) Mobilisation des doigts.* — Quelle que soit la variété de résection exécutée, elle doit être commencée de très bonne heure, dès la fin de la première semaine, car les doigts s'enraidissent avec une rapidité surprenante. Raideurs des articulations phalangiennes et ankyloses tendineuses sont les conséquences fatales de leur immobilisation.

Toutes les articulations phalangiennes devront être mobilisées successivement, tous les jours, et plusieurs fois par jour, passivement, par le chirurgien d'abord, puis par le blessé lui-même au bout de quelques jours.

Les mouvements d'opposition et de circumduction du pouce seront également commencés de très bonne heure ; leur retour ou leur conservation sera d'autant plus facile qu'on aura pu conserver les trapèzes.

Le blessé sera invité à faire très rapidement des mouvements actifs de flexion et d'extension des doigts, à « jouer du piano » dans son appareil.

Il faut apporter, — comme le recommandait déjà Ollier, — une attention toute particulière à la mobilisation des articulations métacarpo-phalangiennes. Trop souvent, un appareil mal fait les immobilise ; très souvent, le blessé évite leur mobilisation, plus douloureuse que celle des autres articulations phalangiennes. On devra insister pour lui faire exécuter la flexion active, isolée et simultanée, des 4 derniers doigts.

b) Mobilisation du poignet. — On doit la commencer précocement dans les sétons antéro-postérieurs ou transversaux par balle, qui évoluent aseptiquement, ou dans les résections partielles du carpe. Dès le 8ᵐᵉ ou le 10ᵐᵉ jour dans le premier cas, dès le 15ᵐᵉ dans le second, une mobilisation méthodique progressive, d'abord passive, puis active, doit être entreprise.

Dans les carpectomies totales, et, *a fortiori*, dans les résections carpo-antibrachiales, on devra prolonger longtemps l'immobilisation. Ce n'est que lorsque le poignet présente une solidité suffisante, et qu'il peut se tenir tout seul dans l'axe de l'avant-bras, qu'on supprimera définitivement l'attelle palmaire. Ce résultat demande 2 à 3 mois dans les carpectomies, 6, 8 et 10 mois dans les résections carpo-antibrachiales.

Il est avantageux, dans les carpectomies totales, de mobiliser le poignet vers le 30ᵐᵉ ou 40ᵐᵉ jour, de façon à lui conserver un peu plus de souplesse; nous estimons, par contre, qu'il est préférable, dans les résections carpo-antibrachiales étendues, de chercher une ankylose fibreuse du poignet en bonne position, et de s'attacher uniquement à conserver la mobilité des doigts.

Chez les blessés de cette catégorie, l'immobilisation doit être longtemps prolongée, avons-nous dit; mais l'appareil immobilisateur doit être amovible, de façon à permettre, chaque jour, de libérer le membre pour le masser, le frictionner et électriser les différents muscles, s'il y a lieu.

Nous utilisons, dans ce but, une sorte de gaine en celluloïd,

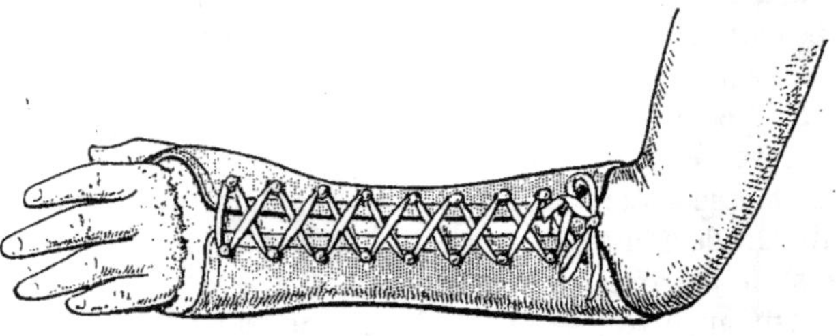

Fig. 139. — Gaine de celluloïd pour résection du carpe.

moulée sur le membre, et se laçant sur sa face dorsale (fig. 139).

Cette gaine, qui laisse le pouce libre, relève légèrement le métacarpe, tout en laissant libre le talon antérieur de la main pour la flexion des doigts. Elle est enlevée tous les jours, pour permettre de pratiquer les manœuvres que nous avons dites.

Nous avons pratiqué jusqu'ici 6 résections du carpe. Elles comprennent : 1 carpectomie partielle, 3 carpectomies totales, avec, dans 2 cas, conservation du trapèze, et 2 résections carpo-antibrachiales. Les résultats fonctionnels ont été satisfaisants dans 5 cas, médiocres dans 3 autres, en raison de lésions concomitantes du médian, — très fréquentes dans les lésions traumatiques du poignet par projectiles de guerre et qui assombrissent singulièrement le pronostic de ces lésions, — et de sections tendineuses multiples.

CHAPITRE X

RÉSECTIONS DU MEMBRE INFÉRIEUR

Alors qu'au membre supérieur on cherche surtout, après une résection, la *mobilité*, au membre inférieur on doit, avant tout, rechercher la *solidité*. Le membre inférieur est un pilon qui doit supporter le poids du corps; la soudure des extrémités osseuses réséquées réalise, au premier chef, ce desideratum. C'est dire que l'ankylose devra y être considérée comme un bon résultat fonctionnel pour toutes les articulations.

Cette formule mérite, toutefois, un correctif.

L'ankylose est une nécessité au genou ; un genou réséqué qui présente encore de la mobilité est, dans la grande majorité des cas, un genou défectueux. Par contre, lorsque, à la hanche et au cou-de-pied, la solidité s'associe avec un certain degré de mobilité, le résultat fonctionnel est supérieur à celui de l'ankylose pure et simple. C'est ainsi qu'une néarthrose solide, à mobilité restreinte, consécutive à une résection de la hanche, rend plus facile la station assise; qu'une légère mobilité antéropostérieure du cou-de-pied, après une résection tibio-tarsienne, rend également la marche beaucoup plus facile. On cherchera donc, dans la mesure du possible, à obtenir ces différents résultats, suivant l'articulation intéressée, mais en se souvenant toujours, qu'au membre inférieur, une articulation ankylosée en bonne position, solide et indolente, assure un résultat fonctionnel très supérieur à celui que peut donner une articulation à mobilité trop étendue, cette mobilité se produisant à peu près toujours au détriment de la solidité.

C'est donc dans le sens précité que devra être dirigé le traitement post-opératoire, après les résections articulaires du membre inférieur.

TRAITEMENT ORTHOPÉDIQUE DES RÉSECTIONS
DE LA HANCHE

Considérations générales.

Il est indispensable, pour étudier le traitement des résections de la hanche, de catégoriser celles-ci suivant le niveau de la section osseuse. Pour cela, il nous semble avantageux de classer les résections suivant les divisions adoptées pour les fractures du col du fémur et de distinguer :

1° Les résections sous-capitales ;
2°　　—　　trans-cervicales ;
3°　　—　　basi-cervicales ;
4°　　—　　trans-trochantériennes ;
5°　　—　　sous-trochantériennes.

On peut, pour simplifier, ranger les résections trans-cervicales dans le groupe des sous-capitales ; ces deux variétés présentent, en effet, un caractère commun : la conservation d'un fragment du col. Les résections sous-trochantériennes doivent être entendues dans le sens de *sous - parvi - trochantériennes*, pour adopter la terminologie d'Ollier. Le plan de section passe toujours au-dessous du petit trochanter, mais à une hauteur variable sur la diaphyse, parfois jusqu'à l'union des tiers supérieur et moyen de celle-ci.

La résection de la hanche est toujours une résection semi-articulaire fémorale. On se contente, d'une façon générale, lorsqu'existent des lésions concomitantes de l'acétabulum,

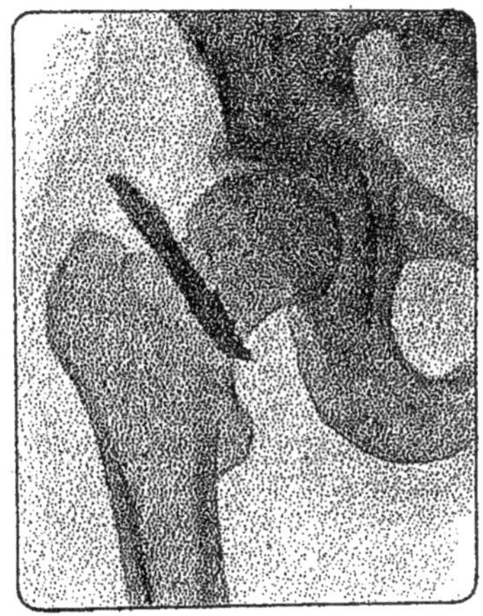

Fig. 140. — Fracture trans-cervicale du col fémoral par éclat d'obus avec projectile enclavé dans le col (fracture intra-articulaire). Pénétration du projectile par la fesse.

d'interventions partielles : esquillectomie et curettage. D'ailleurs, dès que les lésions du bassin sont importantes, elles s'accompagnent de lésions viscérales intra-abdominales qui passent au premier plan et entraînent très rapidement la mort des blessés.

Si l'on veut serrer d'un peu près le problème des indications des résections de la hanche dans les fractures par projectiles de guerre, trois variétés de cas s'observent d'après les lésions anatomiques :

a) Le projectile, suivant un trajet antéro-postérieur ou postéro-antérieur, a traversé la base du col, ouvrant d'emblée la capsule articulaire et fracturant comminutivement la tête et le col dans lequel il reste souvent logé (fig. 140). Il est rare de voir les lésions osseuses se limiter à une gouttière creusée sur le col.

b) Le projectile a traversé le massif trochantérien dans sa partie externe ou à sa base, en dehors des limites de la capsule et de la synoviale, mais des fissures irradient à la fois sur le col et la diaphyse et transforment la lésion en une vaste fracture comminutive de toute l'extrémité supérieure du fémur ; très souvent, un trait de fracture détache le col à sa base (fracture par contre-coup) (fig. 141 et voy. fig. 149, p. 207).

c) La fracture comminutive intéresse la base du grand trochanter et la partie supérieure de la diaphyse ; toutefois, l'articulation est intacte, aucune fissure irradiée du foyer de fracture ne s'y propage (fig. 142).

Ces trois ordres de faits répondent à trois variétés de lésions.

1° Des lésions intra-articulaires ;

2° Des lésions juxta- et intra-articulaires ;

5° Des lésions juxta-articulaires.

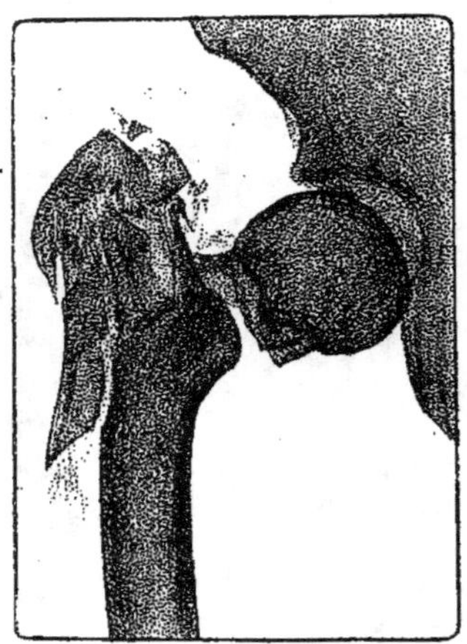

Fig. 141. — Fracture comminutive du grand trochanter, avec fracture basi-cervicale par contre-coup (fracture juxta et intra-articulaire).

De ces trois variétés de lésions, ce sont les grands fracas à la fois juxta- et intra-articulaires, s'étendant souvent très loin sur la diaphyse, qui sont de beaucoup les plus fréquents.

Il est beaucoup plus rare que l'on soit amené à réséquer

toute l'extrémité supérieure du fémur à la suite d'une fracture comminutive juxta-articulaire, sans fissure irradiée dans l'articulation et, par suite, avec une articulation indemne. C'est alors l'infection, l'ostéite des fragments, souvent très étendue sur le fragment supérieur, envahissant tout le massif trochantérien, qui impose la résection.

Le diagnostic de fracture comminutive de l'extrémité supérieure du fémur étant posé, l'indication thérapeutique se tirera de deux éléments :

a) La nature des lésions anatomiques;

b) L'existence ou l'absence d'infection.

Tant que la lésion reste limitée à la tête et au col fémoral et que le sacrifice osseux pourra, lui aussi, être limité à ces mêmes portions, la résection *primitive* s'impose (fig. 143).

L'ablation des esquilles, la régularisation de l'extré-

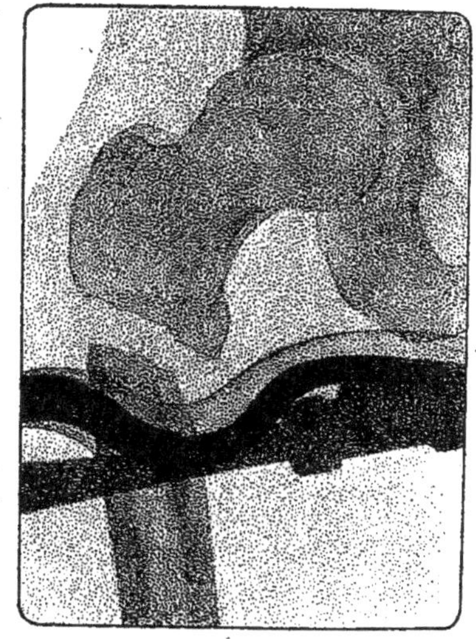

Fig. 142. — Fracture sous-trochantérienne par éclat d'obus (fracture juxta-articulaire) avec ostéite du fragment trochantérien ayant nécessité la résection secondaire de la hanche.

mité articulaire conservée, le drainage de l'articulation, tels sont les différents éléments de l'intervention de désinfection chirurgicale, que complète l'immobilisation de l'articulation en bonne position. Cette résection sera faite d'*emblée*. Si le blessé est vu de très bonne heure, avant l'apparition de l'infection, celle-ci pourra, à ce prix, être très souvent évitée.

L'indication de la résection d'emblée sera encore plus pressante dans les cas où le blessé présente une arthrite suppurée coxo-fémorale concomitante.

L'arthrotomie s'est toujours montrée insuffisante; la résection s'impose comme moyen héroïque, d'une part, en tant que représentant, comme le disait Ollier, « la plus haute expression du drainage articulaire »; d'autre part, en tant que permettant, seule, de supprimer toutes les portions osseuses infectées, atteintes d'ostéite et vouées à la nécrose. Elle ne devra jamais être différée, c'est une opération d'urgence, et, à la condition d'être *précoce* et *complète*, elle donnera des résultats fonctionnels satisfaisants.

Le souci de la conservation des insertions tendineuses et des filets nerveux des muscles abducteurs, de la partie antérieure du moyen fessier et de la partie externe et supérieure du grand fessier en particulier, — étant donné le rôle capital de ce dernier dans la station verticale et dans la marche, — le souci de la conservation de la capsule et de ses attaches externes, fera préférer, pour aborder les lésions, toutes les fois où ce sera possible, l'incision antérieure que Bérard a rajeunie, et la méthode sous-capsulo-périostée dont Ollier a montré la valeur.

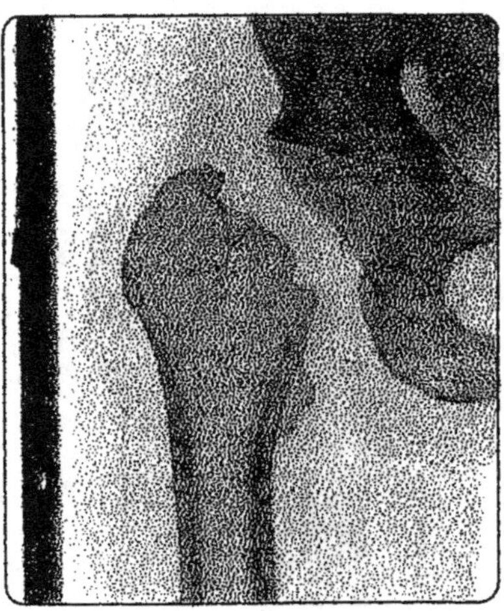

Fig. 143. — Le même blessé que figure 140. Après résection primitive basi-cervicale.

L'articulation sera drainée, dans les cas d'arthrite, soit par une contre-ouverture postérieure, soit par une contre-ouverture interne débouchant dans le pli génito-crural. Ce dernier mode de drainage, qu'indiquait déjà Ollier, nous paraît préférable au précédent : le drain est mieux toléré qu'à la face postérieure, dans la fesse, l'appui indolore, le drain non comprimé.

Tout autre est le problème dans les gros fracas, à la fois juxta-articulaires et intra-articulaires de la hanche, c'est-à-dire trochantériens ou sous-trochantériens avec fissures propagées à la tête et au col.

De par le siège et l'étendue des lésions, de par l'importance du sacrifice osseux lorsqu'il est nécessaire, le problème thérapeutique se trouve modifié et, à côté des considérations tirées uniquement de la désinfection et du drainage, il en est d'autres, tout aussi importantes, qui ont trait au rétablissement ultérieur de la fonction.

En présence de ces lésions articulaires, le chirurgien doit être guidé par deux considérations :

1° *Prévenir ou guérir l'infection;*

2° *Sauvegarder la fonction.*

L'importance respective de ces deux termes varie suivant que le blessé est vu avant toute infection, ou en pleine infection osseuse ou articulaire, à la période anté-fébrile ou en période intra-fébrile.

A la *période anté-fébrile,* c'est la sauvegarde de la fonction qui prime. La prophylaxie de l'infection sera demandée à une intervention chirurgicale précoce de désinfection. La sauvegarde de la fonction impose une esquillectomie modérée, sous peine de courir le risque d'une pseudarthrose ; la désinfection, une esquillectomie suffisante pour que le foyer de fracture soit largement mis à l'air et largement drainé.

Si cette intervention de désinfection échoue, la résection secondaire sera indiquée pour supprimer toutes les esquilles atteintes d'ostéite et en voie de nécrose. Mais l'intervention aura permis de retarder le moment de la résection secondaire, tout en préservant le périoste de la mort, si bien que cette résection secondaire, faite le plus près possible de la période optima, c'est-à-dire à la fin du 2e septenaire, assurera les meilleures conditions au point de vue de l'avenir fonctionnel du membre.

A la *période intra-fébrile,* c'est-à-dire lorsque le blessé est vu en pleine infection du foyer osseux et de l'articulation coxo-fémorale, des deux considérations précédentes, c'est la guérison de l'infection qui prime. Il faut d'abord sauver la vie du blessé, que met en danger l'infection ostéo-articulaire, il faut ensuite sauver le membre, en lui assurant par une intervention conservatrice, en l'espèce la résection, le meilleur résultat fonctionnel pour l'avenir.

Certes, ce résultat fonctionnel ne sera pas toujours très brillant ; il le sera d'autant moins que la résection secondaire aura dû être plus précoce : mais l'intervention s'impose, il faut d'abord sauver la vie du blessé.

Le but à remplir est la suppression de toutes les esquilles en voie de nécrose et la réalisation d'une cavité à parois régulières, se drainant largement à l'extérieur.

Comme pour les lésions intra-articulaires l'arthrotomie est insuffisante, la résection s'impose. Elle sera faite *d'emblée*, aussi étendue qu'il sera nécessaire, trans-trochantérienne, sous-trochantérienne ou diaphysaire, suivant le cas; elle doit être *complète, totale*, c'est le point important.

Elle sera *sous-périostée*, bien entendu, pour sauvegarder au maximum la fonction, mais il s'agit précisément de sauver le périoste de la destruction qu'entraînerait une infection d'une virulence extrême. Elle se fera davier et rugine en main, en désinsérant soigneusement les attaches capsulaires, tendineuses et le périoste des fragments trochantériens et diaphysaires.

En résumé, à la hanche, les conditions sont les suivantes :

Tant que la résection ne dépasse pas les limites du col fémoral, le problème de la réparation fonctionnelle s'efface devant celui de la désinfection et du drainage articulaires; la résection *primitive, immédiate* est indiquée.

Par contre, dès que la lésion dépasse la base du col fémoral, et que, par suite, la résection doit porter sur le massif trochantérien, *a fortiori* sur la diaphyse fémorale, il y a intérêt, en vue de la réparation fonctionnelle, à pratiquer une résection secondaire retardée, de façon à obtenir la régénération, au moins partielle, de la portion sacrifiée du levier osseux.

Soins post-opératoires.

1° **Période de désinfection et de drainage**. — A cette période, le traitement orthopédique immédiat comporte deux points principaux : l'*immobilisation* et l'*attitude*.

Immobilisation. — L'immobilisation a pour but de « maintenir les os dans un rapport fixe pendant un temps suffisant pour que la gaine périostéo-capsulaire se rétracte, s'hyperplasie dans sa partie fibreuse, reconstitue le tissu osseux sacrifié par sa portion plastique, et acquière toute sa résistance pour fixer solidement le fémur au bassin ».

Après de nombreux essais, nous nous sommes arrêtés au grand appareil plâtré ordinaire, allant de la base du thorax aux orteils, c'est-à-dire à l'appareil pour coxalgie, mais modifié.

Il est indispensable d'immobiliser la hanche et le genou, il est non moins indispensable d'immobiliser le pied en rectitude, car l'équinisme et la chute des orteils, du gros orteil en particulier, surviennent très rapidement et constituent une infirmité grave, lorsqu'on les laisse s'établir.

Pendant toute cette première période, les surfaces osseuses doivent être écartées au maximum, de façon à ouvrir largement le foyer et faciliter son drainage.

Attitude. — L'attitude à donner au membre est importante. Ollier y a insisté longuement et ses conseils sont toujours à suivre.

Quelle que soit la variété de résection, le membre doit être placé en *abduction* à 35 degrés environ, et *rotation externe* légère. Un léger degré de flexion de la cuisse sur le bassin est utile dans les résections sous-capitales ou trans-cervicales, car cette flexion facilite ultérieurement la station assise et se trouve très facilement compensée, dans la station debout, par une ensellure de la colonne vertébrale. Dans les résections étendues, trans et sous-trochantériennes, la flexion est au contraire à rejeter.

L'abduction du membre est *capitale*, et doit être maintenue pendant longtemps, pour lutter contre l'action musculaire permanente. Cette action musculaire s'exerce de deux façons. En même temps qu'ils remontent le fémur sur le bassin, les muscles le mettent en adduction; or, l'ascension est d'autant plus considérable, que l'adduction est elle-même plus forte, puisque cette adduction écarte l'extrémité supérieure du fémur, du bassin sur lequel elle pourrait prendre un point d'appui. Pour lutter contre cette action musculaire, il faut exercer sur le membre une traction permanente, associée à une abduction également permanente.

En outre, en rapprochant l'extrémité supérieure du fémur de la cavité cotyloïde, l'abduction favorise, dans les résections sous-capitales et trans-cervicales, la pénétration de l'extrémité du col dans le cotyle; dans les résections plus étendues elle favorise la formation d'adhérences fibreuses entre le fond ou le pourtour de cette cavité et la surface de section du fémur, l'hyperplasie et la densification du tissu fibreux de la gaine capsulaire conservée, par suite, le maintien des surfaces osseuses au voisinage l'une de l'autre.

Enfin, elle facilite l'abaissement du bassin lors de la reprise de la marche et, par suite, pallie en partie le raccourcissement du membre.

Quant à la rotation externe, elle favorise la réinsertion des rotateurs externes pelvi-trochantériens et permet de leur rendre, au moins en partie, leur action physiologique.

Principes de l'appareillage. — L'extension continue, suffisante *a priori*, puisque, par la traction permanente qu'elle réalise, elle écarte les surfaces osseuses et qu'il est facile de tirer en abduction, doit être rejetée. Elle n'immobilise pas, alors que l'immobilisation est capitale; en outre, elle ne permet pas, à la période de réparation anatomique, de rapprocher les surfaces osseuses.

L'appareil à appliquer, après une résection de la hanche, doit immobiliser rigoureusement les fragments, tout en laissant la plaie largement à découvert, et permettre, suivant les indications, l'écartement ou le rapprochement des surfaces.

C'est à l'appareil plâtré interrompu à attelles métalliques extensibles qu'il faut s'adresser pour obtenir ce résultat.

Appareil plâtré interrompu à attelles métalliques extensibles pour résection de la hanche. — Il comporte un point d'appui supérieur : un corset plâtré abdominal; un point d'appui inférieur : une botte plâtrée jambière et crurale. Ces deux points d'appui sont reliés l'un à l'autre par des attelles métalliques à glissière passant en pont au-dessus de la hanche.

Quelque soin que l'on apporte à construire le corset plâtré et à le modeler sur la crête iliaque, il devient très rapidement trop large, joue, et laisse l'ascension du membre se reproduire. Pour éviter cet inconvénient, nous prolongeons ce corset sur la cuisse saine jusqu'à son tiers inférieur. Ce cuissard additionnel augmente considérablement la fixité de l'appareil (fig. 144).

Technique d'application. — *1er temps : Construction du corset plâtré.* — Le blessé étant placé sur un pelvi-support, qu'il est facile d'improviser, et un aide exerçant une traction permanente sur le membre inférieur en abduction, on recouvre le thorax, l'abdomen et la cuisse saine d'un maillot de jersey, si possible. On construit alors, avec des bandes plâtrées, un corset qui embrasse la base du thorax, le bassin, l'abdomen et la cuisse du côté sain, corset que l'on modèle soigneusement sur les crêtes iliaques. On aura soin d'appliquer, au-devant de l'épigastre, avant de commencer le corset, un petit matelas de ouate que l'on enlèvera après dessiccation du plâtre ; le vide qu'il réalise permet les variations du volume de l'estomac.

2e *temps : Application de la botte jambière.* — Cette botte plâtrée doit entourer le pied, la jambe, et la partie inférieure de la cuisse, jusqu'au voisinage de la limite inférieure de la plaie. Elle est également construite avec des bandes plâtrées,

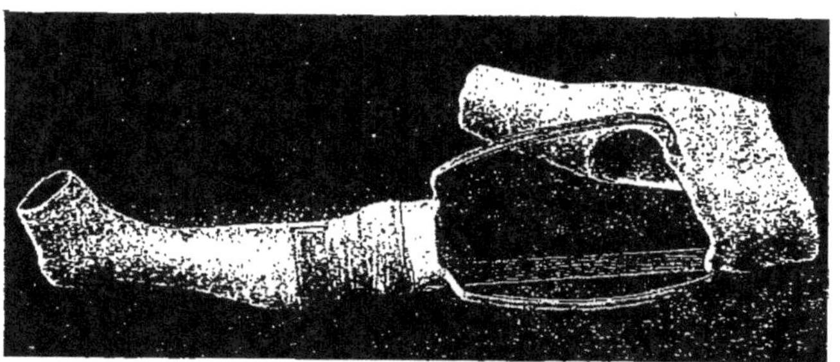

Fig. 144. — Appareil plàtré interrompu à attelles métalliques extensibles, pour résection de la hanche. On remarquera le cuissard plàtré qui descend sur le membre sain, et l'attelle postérieure à charnière.

le membre étant préalablement recouvert d'une bande de crépon ou de lint.

On laisse alors le plâtre sécher.

3e *temps : Application des attelles.* — Ces attelles sont au nombre de trois : deux sont métalliques, extensibles. De ces deux attelles, l'une est antérieure, l'autre externe. La troisième est une attelle rigide, en bois, recouverte d'imperméable ; elle se place à la partie postérieure du membre. Cette attelle est absolument indispensable, sans quoi l'extrémité fémorale supérieure tombe dans l'hiatus postérieur de l'appareil. Elle doit cependant laisser toute liberté pour les pansements ; c'est pourquoi nous utilisons une attelle à charnière, dont la charnière est scellée au corset plâtré, et dont l'extrémité inférieure sera solidarisée à la botte jambière par une bande de toile, ce qui la rend amovible (voy. fig. 144). Les attelles métalliques extensibles sont en feuillard, de 25 à 30 millimètres de large. et coulissent l'une sur l'autre par une glissière. Elles sont incurvées, à convexité externe, de façon à dégager largement la hanche pour les pansements.

Le blessé reposant toujours sur le pelvi-support, et l'aide maintenant toujours la traction, on place l'attelle en bois à la face postérieure du membre, de telle façon que l'extrémité supérieure de l'attelle réponde au bord inférieur du corset plâtré, et la charnière au corset lui-même. On scelle alors cette charnière au corset par quelques tours de bande plâtrée ; pour augmenter la solidité du scellement, on entoure la base même de la charnière de quelques tours de la bande plâtrée. On met alors en place les deux attelles métalliques, l'une à la face antérieure, l'autre à la face externe. On les maintient provisoirement avec

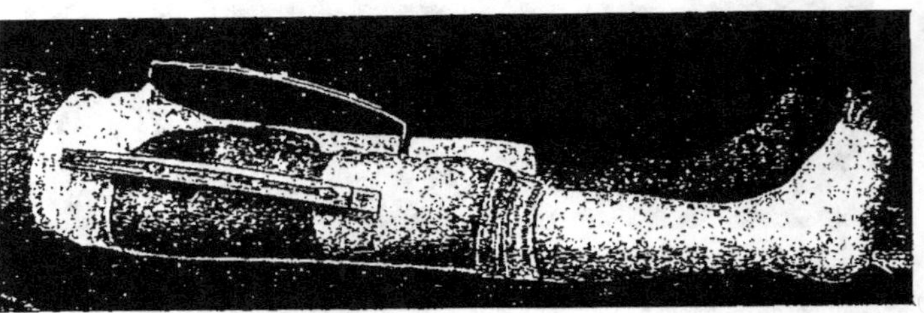

Fig. 145. — L'appareil de la fig. 144 appliqué chez le blessé de la figure 140 (résection basi-cervicale par voie antérieure).

un lac passé en bracelet autour d'elles, puis on scelle leurs pattes, d'une part au corset, d'autre part à la botte cruro-jambière par des bandes plâtrées. Pendant l'exécution de ce dernier temps, l'attelle postérieure est rabattue, la bande plâtrée inférieure ne doit sceller à la botte jambière que les pattes des attelles métalliques.

Lorsque le plâtre est pris, l'aide cesse sa traction, les écrous des attelles extensibles sont bloqués ; l'appareil est terminé (fig. 145).

2° Période de réparation anatomique. — L'idéal théorique, après une résection de la hanche, est d'obtenir une néarthrose dotée de mouvements étendus. C'est surtout dans les résections sous-capitales et trans-cervicales que ce résultat peut être espéré ; l'extrémité conservée du col peut pénétrer dans le cotyle et favoriser la reconstitution d'une néarthrose à mouvements étendus. Des résultats de cet ordre ont été obtenus à plusieurs reprises.

Par contre, dans les résections étendues, c'est une néarthrose solide, à mouvements limités, et, dans le plus grand nombre de cas, une ankylose qu'il faudra chercher, si l'on veut se placer au point de vue de l'intérêt réel des opérés qui demandent, avant tout, à marcher le plus longtemps et le plus solidement possible. Les néarthroses très mobiles donnent des résultats défectueux, ou toujours incertains, au point de vue de l'utilité du membre ; par contre, les opérés marchent d'autant plus longtemps et boitent d'autant moins, que le fémur est plus solidement fixé.

Tant que la résection se borne au col fémoral, la reconstitution de l'articulation se fait par la capsule articulaire elle-

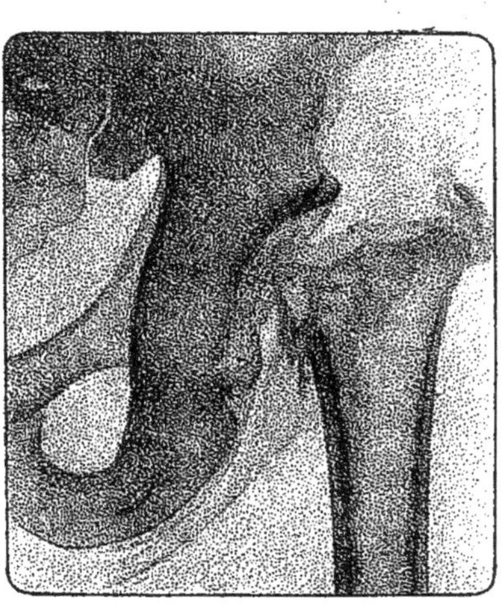

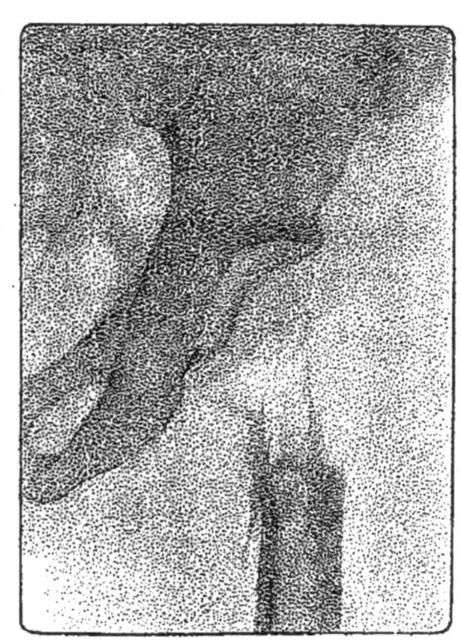

<table>
<tr><td>Fig. 146.</td><td>Fig. 147.</td></tr>
</table>

Fig. 146. — Résection trans-trochantérienne secondaire précoce de la hanche droite (2ᵐᵉ jour). Pas de régénération osseuse. Ascension du fémur. Reconstitution d'une néarthrose solide grâce à la conservation de la capsule, mais avec un raccourcissement de 6 centimètres.

Fig. 147. — Résection sous-trochantérienne basse (20 cent.), secondaire précoce (2ᵐᵉ jour). Résultat après 4 mois, pas de régénération osseuse appréciable. Raccourcissement de 9 centimètres.

même, qui quadruple ou quintuple d'épaisseur. Des faisceaux plus ou moins réguliers, partant du pourtour et du fond de la cavité cotyloïde, vont s'unir à la diaphyse fémorale au niveau de la base du col, entre les deux trochanters ; il ne saurait être question, bien entendu, de régénération de la tête du fémur. Le col fémoral osseux, rigide, est remplacé par un col *ligamenteux*, souple et flexible ; le bassin n'est plus supporté par le fémur, mais suspendu au fémur « par des ligaments solides, il est vrai, mais flexibles, de sorte que, dans la marche et la station, l'attache iliaque du ligament suspenseur tend à descendre et à devenir plus basse que son attache fémorale ». C'est une *articulation par suspension*. Et c'est précisément un des avantages de l'abduction du membre, pendant le traitement post-opératoire, de favoriser la formation d'une néarthrose solide, en rapprochant du cotyle l'extrémité supérieure du fémur, et en permettant la réinsertion des extrémités distales de la capsule articulaire sur le squelette (voy. fig. 143).

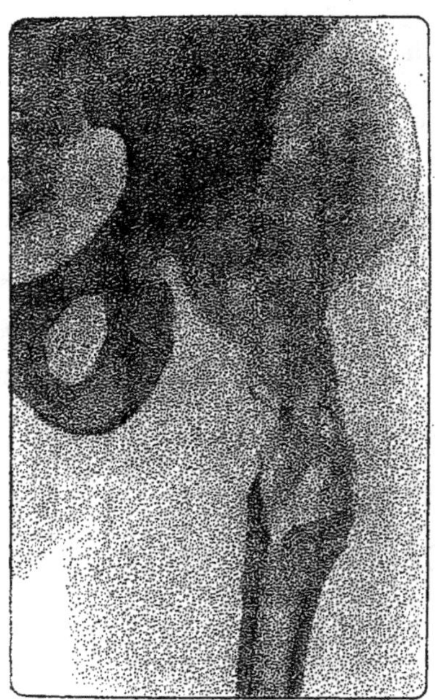

Fig. 148. — Résection sous-trochantérienne basse de la hanche droite (21 cent.), secondaire retardée (20ᵐᵉ jour). La résection s'étend presque jusqu'à la partie moyenne de la diaphyse fémorale. Régénération d'une colonne osseuse dense de 16 centimètres. Raccourcissement 5 centimètres. Néarthrose fibreuse solide, à mobilité restreinte.

Dans les résections trans et sous-trochantériennes, le résultat anatomique et fonctionnel ne peut être satisfaisant qu'à la condition que le périoste régénère, au moins en grande partie, le tissu osseux sacrifié. Ce résultat est fonction, non seulement de l'emploi de la méthode sous-capsulo-périostée, mais encore de l'époque de la résection.

La régénération de la portion sacrifiée du levier osseux exige la conservation du périoste, mais cette régénération sera d'autant plus importante que la résection aura été faite plus tardivement, à une période plus voisine de la période optima, c'est-à-dire du 3e septenaire. Si bien qu'à cette 2e période, période de réparation anatomique, le rapprochement des extrémités osseuses devra être d'autant plus important que la résection aura été faite dans de moins bonnes conditions quant à la prolifération périostique. Ce sera le cas des résections primitives et des résections secondaires précoces. Il est possible, dans ces cas, d'obtenir une néarthrose fibreuse solide, mais au prix d'un raccourcissement définitif d'autant plus considérable que la résection aura été plus étendue (fig. 146 et fig. 147).

Dans le cas de résection secondaire retardée, au contraire, la régénération peut être considérable ; la colonne osseuse néo-formée mesure 16 centimètres chez le blessé dont la radiographie est représentée figure 148, et 15 centimètres chez celui des figures 149 à 151. Il est, par suite, possible, dans ces cas, de maintenir les surfaces osseuses écartées, et de conserver au membre presque toute sa longueur primitive. On diminuera ainsi dans de notables proportions l'importance du raccourcissement.

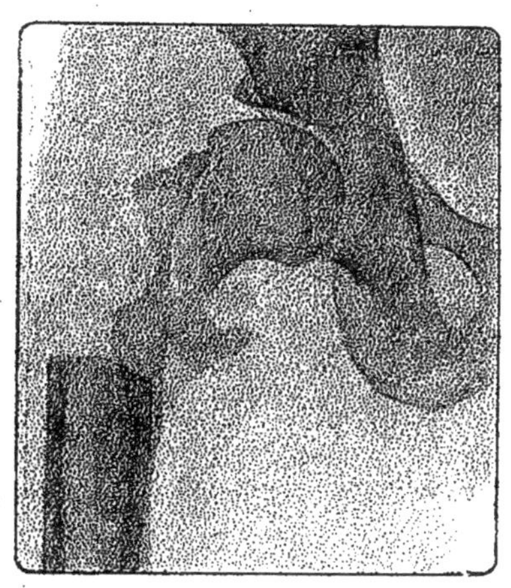

Fig. 149. — Fracture comminutive du grand trochanter gauche, avec fissures irradiées dans le col fémoral. Radiographie après esquillectomie primitive modérée.

Ce raccourcissement se réduit à 3 centimètres chez le blessé de la figure 151. Il atteint, au contraire, 6 et 9 centimètres chez certains de nos opérés, à qui nous avons dû pratiquer des résections secondaires précoces très étendues (20 centimètres) (voy. fig. 146 et 147).

Le rapprochement des surfaces est facile à faire. Il suffit, pour cela, de desserrer les écrous des attelles extensibles, de remonter le fémur près du cotyle, puis de fixer le membre dans cette nouvelle position. Le raccourcissement doit se faire

progressivement, par étapes successives, jusqu'au point nécessaire suivant les cas.

Durée de l'immobilisation. — Elle sera très variable suivant
les cas, et il est très difficile de donner des règles sur ce point.
Elle sera d'autant plus prolongée que la résection a été plus
étendue, que la régénération
périostique devra être plus
importante; on suivra par

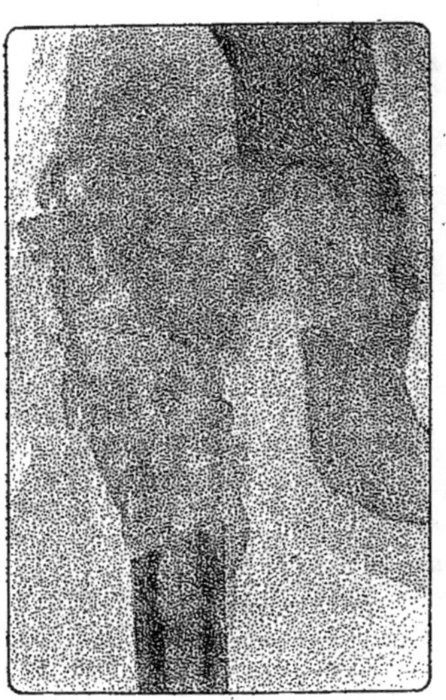

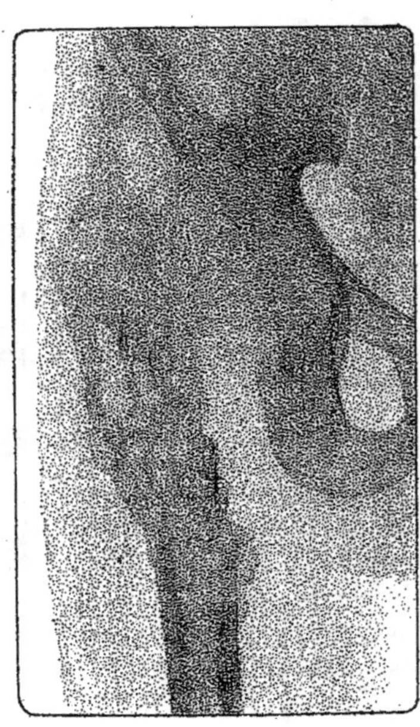

Fig. 150. Fig. 151.

Fig. 150. — La même après résection secondaire retardée (22ᵉ jour) sous-trochan-
sérienne basse (18 cent.) de la hanche gauche. Après 4 mois. Régénération d'une
colonne osseuse de 15 centimètres. Raccourcissement de 5 centimètres. Néarthrose fibreuse solide et mobile.

Fig. 151. — La même que figure 150, après 6 mois.
Densification du tissu osseux régénéré.

l'examen clinique, en particulier par la palpation, et par l'examen radiographique, les progrès de cette régénération. Dans
nos cas, l'immobilisation a varié entre 2 mois et demi et
5 mois, en moyenne 90 à 120 jours pour les résections sous-
trochantériennes.

3° **Période de réparation fonctionnelle.** — Il y a grand
intérêt à faire lever et marcher de très bonne heure les résé-

qués de la hanche, même avant cicatrisation complète de leur plaie. Cela ne peut être fait qu'à la condition de supprimer tout appui plantaire pendant la marche, c'est-à-dire de faire marcher le blessé en « *pied suspendu* », tout en maintenant la hanche immobile et le membre en abduction.

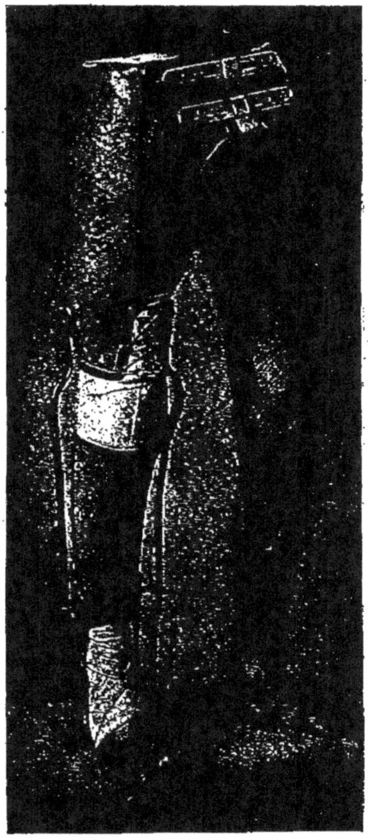

Pour réaliser ce désidératum, on substituera, à l'appareil plâtré, un corset en celluloïd moulé sur le bassin, la hanche et la cuisse, avec guêtre jambière indépendante ; un étrier métallique à la Reclus y est adapté, l'étrier dépasse la plante d'un nombre de centimètres égal au raccourcissement, moins deux, de façon à éviter que le blessé ne soit obligé de faucher pour avancer le membre (fig. 152 et 153). Il déambule ainsi avec des béquilles, prenant point d'appui sur l'étrier et, par suite, sur l'ischion, aucune pression n'étant transmise au membre.

S'il y a à lutter contre un certain degré d'équinisme du pied, on adaptera à l'appareil la semelle à ressort que représente la figure 154, semelle qui, par une pression constante s'exerçant de bas en haut, relève l'avant-pied.

Après quelques semaines de marche en pied suspendu, de

Fig. 152. — Appareil de marche en « pied suspendu » pour résection de la hanche. La marche se fait sur un étrier métallique ; les pressions sont transmises à l'ischion par le corset en celluloïd qui maintient, en outre, le membre en abduction. Le pied est relevé par une semelle à ressort. Vue de face.

3 à 5 en moyenne, et lorsqu'on aura constaté que l'articulation est indolente, — c'est là le point important, — on fera marcher le blessé sur son pied, c'est-à-dire en « *marche directe* ». Une chaussure à semelle surélevée, en liège, rétablit l'égalité de longueur des membres, l'appareil en celluloïd est encore maintenu (fig. 155) et le blessé marche avec des béquilles ; celles-ci sont supprimées peu à peu.

On peut ainsi, grâce à l'appareil en celluloïd, lé-

Fig. 155. — La même, vue de profil, montrant la fixation de l'étrier métallique sur le corset. La guêtre jambière est reliée à l'étrier métallique par une plaque qui coulisse le long de celui-ci, ce qui supprime toute pression sur la hanche.

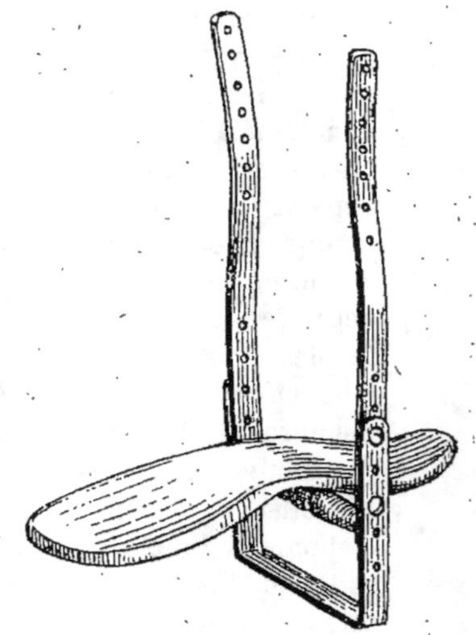

Fig. 154. — Semelle à ressort de Freyhoffer pour lutter contre l'équinisme du pied.

ger, peu coûteux, non encombrant, hâter considérablement l'époque du lever des réséqués de la hanche sans compromettre le résultat anatomique et fonctionnel.

Le corset en celluloïd doit être porté pendant très longtemps, 12 à 18 et même 24 mois, si l'on veut éviter les *déviations secondaires* du membre. En effet, sous l'action permanente et puissante des muscles adducteurs que ne contrebalancent plus les muscles abducteurs, pelvi-tro-chantériens, atrophiés et plus ou moins touchés par l'intervention,

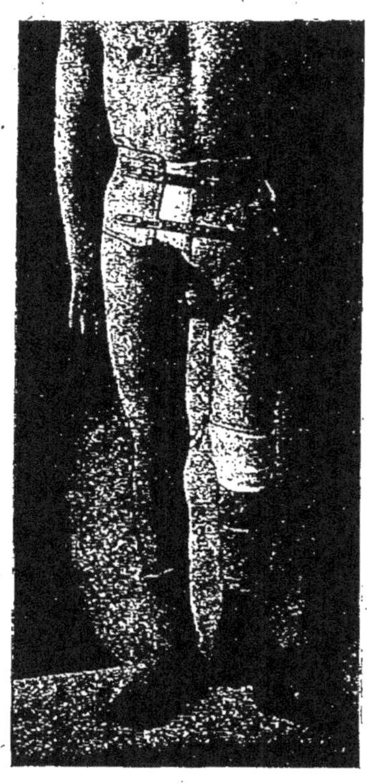

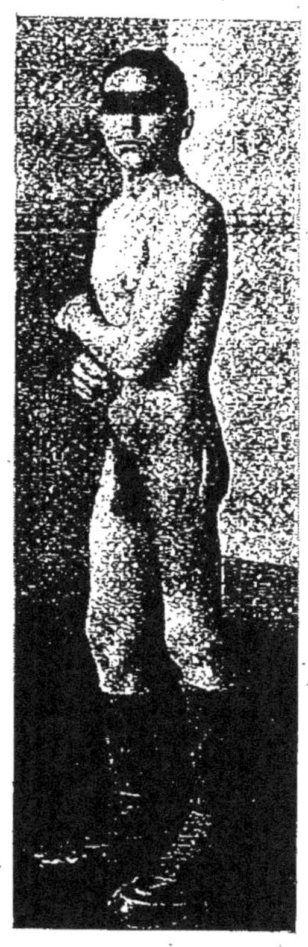

Fig. 155.   Fig. 156.

Fig. 155. — Résection sous-trochantérienne basse de la hanche gauche (18 cent.), (fig. 149 à 151) en « marche directe » avec corset de celluloïd. Le pied gauche est surélevé par une semelle de liège de 3 centimètres qui compense le raccourcissement.

Fig. 156. — Le blessé des figures 149, 150 et 151 sans son corset de celluloïd. Vue de profil montrant l'incision verticale externe de résection.

l'abduction tend constamment à disparaître, et à faire place à une attitude vicieuse en adduction.

Or, une adduction forte transforme un résultat excellent en un résultat défectueux, car elle oblige à une ascension du bassin pour rétablir le parallélisme des membres inférieurs et accroît le raccourcissement fonctionnel.

Tant que l'extrémité supérieure du fémur n'est pas solidement fixée au bassin par du tissu fibreux dense et résistant, ou par des adhérences osseuses, les déviations secondaires sont fatales, si le membre n'est pas maintenu en abduction par un appareil. Étant donné la lenteur relative de la consolidation dans les résections étendues, on doit imposer au blessé, pendant très longtemps, le port d'un corset moulé en celluloïd. Par suite de cette immobilisation prolongée de la hanche, la néarthrose à mobilité restreinte qui s'était primitivement établie, peut voir ses mouvements, en particulier celui de flexion de la cuisse sur le bassin et celui d'abduction, se restreindre légèrement, le fait a peu d'importance, car le membre est devenu plus fort, et partant plus utile.

Résultats. — Nous avons, personnellement, pratiqué 14 résections de la hanche, pour fractures par projectiles de guerre.

Sur ce nombre, nous comptons :

 5 résections trans-cervicales.
 3 résections basi-cervicales.
 2 résections trans-trochantériennes.
 6 résections sous-trochantériennes.

Parmi ces dernières, il en est 5 très basses, diaphysaires. La portion osseuse sacrifiée mesurait respectivement 18, 20, 18, 21 et 17 centimètres.

Sur ces 14 résections, 11 ont été des résections secondaires intra-fébriles.

Quatre d'entre elles ont été secondaires précoces, en raison de l'état des blessés à l'entrée ; elles se sont jugées par des résultats satisfaisants au point de vue fonctionnel, mais au prix de raccourcissements d'autant plus importants que la résection était plus étendue (voy. fig. 146 et 147).

Six résections ont été secondaires tardives. Les résections hautes, trans- et basi-cervicales et trans-trochantériennes se sont terminées par des néarthroses fibreuses, solides et indolentes, à mobilité restreinte, avec des raccourcissements minimes, de 3 à 5 centimètres. Après les résections basses, sous-trochantériennes diaphysaires, des régénérations osseuses se sont produites, qui, malgré l'étendue du sacrifice osseux primitif, qui atteignait 18 et 21 centimètres, ont permis de réduire le raccourcissement à 3 et 5 centimètres seulement, grâce à la reconstitution de colonnes osseuses de 15 et 16 centimètres de longueur.

CHAPITRE XI

TRAITEMENT ORTHOPÉDIQUE
DES RÉSECTIONS DU GENOU

La résection du genou comprend plusieurs variétés qu'il est important de préciser, au point de vue de la détermination des indications, et de l'appréciation des résultats obtenus. Trop souvent, les observations rapportées de résection articulaire restent vagues au point de vue de l'étendue du sacrifice osseux et, par suite, la comparaison des résultats fonctionnels éloignés, difficile.

La résection est *totale*, *typique*, lorsqu'elle porte à la fois sur les deux extrémités articulaires du fémur et du tibia. Elle se complète souvent par l'ablation concomitante de la rotule.

Lorsqu'elle n'intéresse qu'une seule des extrémités articulaires, elle est dite *semi-articulaire*. Là encore, des divisions s'imposent suivant le niveau de la section osseuse.

Sur le fémur, la résection est dite *intra-épiphysaire* lorsqu'elle reste en deçà du cartilage de conjugaison; *ultra-épiphysaire* lorsqu'elle siège au-delà de ce cartilage. Dans les résections ultra-épiphysaires, on distinguera les résections *intra-bulbaires* ou *trans-condyliennes*, qui portent sur l'extrémité renflée de l'os, et les résections *supra-bulbaires* ou *supra-condyliennes* ou encore *cylindro-diaphysaires*, suivant la terminologie d'Ollier, qui portent sur la portion cylindrique du fémur. Ces résections supra-condyliennes remontent plus ou moins haut sur la diaphyse fémorale; ce sont des résections épiphyso-diaphysaires.

Sur le tibia, les mêmes variétés se retrouvent : *résections intra-épiphysaires* et *ultra-épiphysaires*, celles-ci comprenant les résections *intra* ou *trans-tubérositaires* et *sous-tubérositaires*.

Comme pour le fémur, les résections sous-tubérositaires peuvent s'étendre plus ou moins loin sur la diaphyse.

Les résections *semi-articulaires* peuvent ne porter que sur une portion seulement de l'épiphyse intéressée : un condyle fémoral ou une tubérosité tibiale, par exemple; elles sont alors dites *semi-articulaires partielles.*

L'ablation totale de la rotule est une *résection partielle* du genou.

C'est surtout au genou que la pratique et les résultats de la chirurgie aseptique précoce ont permis de reculer les limites de la résection typique *primitive,* considérée jusqu'ici comme indiquée, dès que les extrémités articulaires se trouvaient lésées. On a pu pousser la conservation jusqu'à ses extrèmes limites, à la faveur d'opérations économiques : esquillotomies et curettages, avec régularisation des surfaces osseuses, réalisant de véritables résections semi-articulaires partielles, et ces résections partielles se sont montrées aussi favorables, quant à leur évolution, au niveau de l'épiphyse tibiale qu'au niveau de l'épiphyse fémorale, plus favorables peut-être même au niveau de l'épiphyse tibiale.

C'est ainsi que nous avons pu pratiquer, chez plusieurs blessés, l'ablation d'une bonne partie d'une tubérosité tibiale externe ou interne, avec son cartilage diarthrodial, ouvrant ainsi largement l'articulation, mettant à nu le condyle fémoral correspondant, et que nous avons vu ces lésions se réparer de façon très simple.

Chez le blessé dont nous donnons ici la radiographie et la photographie (fig. 157, 158 et 159), — blessé chez lequel nous avons enlevé une grande partie de la tubérosité tibiale interne et une petite partie de l'externe, la marche s'est faite au bout de cinq mois, directement sur la plante du pied, sans appareil orthopédique maintenant le genou, et sans qu'aucune déviation soit encore apparue après plusieurs mois de marche (fig. 159).

Que valent, au point de vue fonctionnel, orthopédique, les résections *semi-articulaires partielles,* c'est-à-dire l'ablation isolée d'un condyle fémoral ou d'une tubérosité tibiale?

Ollier les a condamnées et, pour lui, la résection typique s'imposait dès que la statique du membre se trouvait compromise, ce qui, *a priori,* est le cas dans cette variété de résec-

tions. La formule est toujours vraie. Les résections unicondy-
liennes exposent à des déviations ultérieures du membre en
valgus ou en varus et, par suite, à des résections orthopédiques
tardives, destinées à rétablir la statique du genou.

Il est, d'ailleurs, quelques considérations physiologiques qui

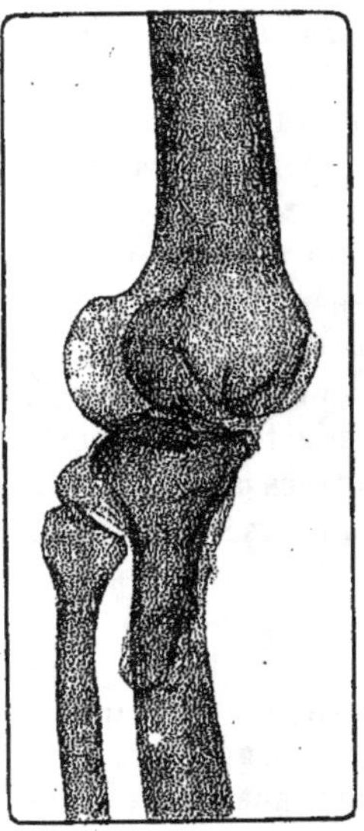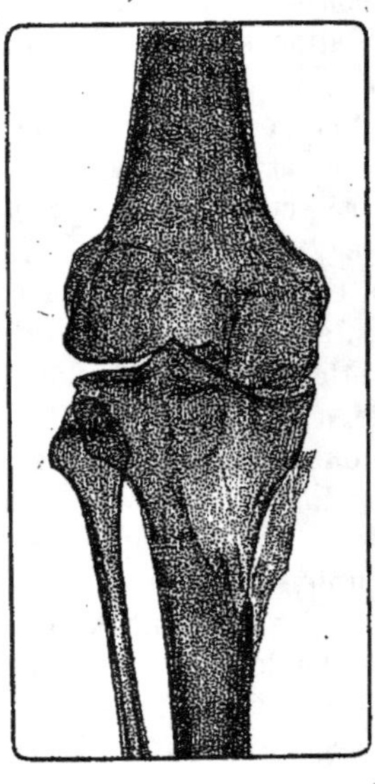

Fig. 158.   Fig. 157.

Fig. 157. — Résection semi-articulaire partielle du tibia. Ablation d'une grande
partie de la tubérosité interne du tibia. Vue de face après 4 mois ; le blessé marche sur son pied, pas de déviation appréciable du genou. On voit un léger écartement des surfaces articulaires externes.

Fig. 158. — La même, vue de profil. On voit que la portion postérieure conservée
du plateau tibial interne était fracturée et détachée par un trait sagittal.

doivent être présentes à l'esprit, quand il s'agit de poser l'indication d'une résection typique ou, au contraire, atypique du
genou.

Il est admis, d'une façon générale, que, la ligne d'axe du
fémur passant par le condyle interne du fémur, c'est la tubérosité tibiale interne qui supporte le maximum d'efforts.

Dans l'attitude debout, la surcharge porte sur la tubérosité
interne du tibia et, si l'articulation ne s'ouvre pas en dehors,

cela tient à la résistance des ligaments latéraux externes. Cette résistance ne fait, d'ailleurs, que reporter davantage le poids du corps sur la tubérosité tibiale interne.

En réalité, cette opinion est erronée. Si l'on met un fémur en place, on voit que son obliquité est telle, que la verticale passant par le centre de la tête aboutit à la face interne du condyle externe. Tout le massif du condyle interne est surajouté. Il joue deux rôles : il forme, d'une part, un arc-boutant qui empêche la flexion interne; d'autre part, toute sa masse est destinée à compenser l'éloignement de la tête fémorale du centre de gravité du corps.

De ces considérations il résulte que, au point de vue de la statique et de la dynamique ultérieures de l'articulation du genou, les résections uni-condyliennes externes totales, fémorales ou tibiales, exposent aux déviations les plus importantes. Les résections uni-condyliennes internes, fémorales ou tibiales sont acceptables lorsqu'on aura pu conserver une petite portion du condyle fémoral ou de la tubérosité tibiale internes, permettant à l'arc-boutant de s'étayer en partie.

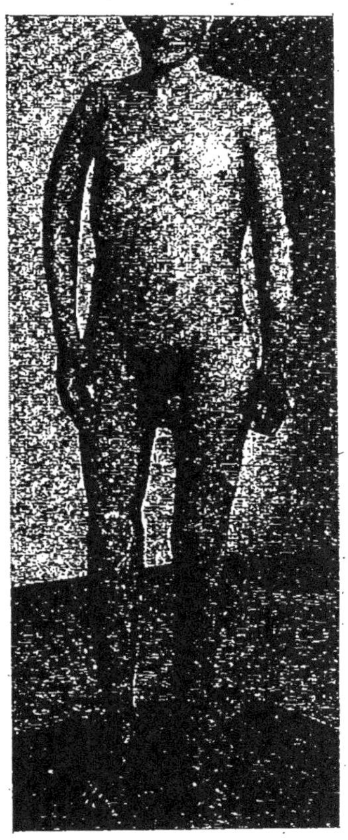

Fig. 159. — Le blessé des fig. 157 et 158 Ce blessé présente également une résection épiphyso-diaphysaire basse de l'épaule droite (voy. fig. 117).

Lorsque les lésions d'une des extrémités articulaires, au genou, indiquent la résection de cette extrémité, la résection doit toujours être *totale*.

On a essayé, surtout lorsque les lésions n'intéressaient qu'une extrémité osseuse et que la résection devait être très étendue sur cette extrémité, de respecter complètement l'extrémité articulaire opposée et de lui conserver son cartilage diarthrodial, voire même les ménisques inter-articulaires lorsqu'il s'agissait du tibia. L'expérience a confirmé la condamnation déjà portée par Ollier sur cette pratique, et toute résection semi-articulaire doit se compléter par l'ablation d'une mince tranche osseuse de l'extrémité articulaire opposée, de façon à enlever complètement le cartilage d'encroûtement et accoler des surfaces osseuses avivées. Le but que l'on poursuit dans la résection du genou est la soudure des extrémités osseuses, — nous verrons plus loin dans quelle proportion on peut l'obtenir, — la conservation du cartilage d'une des extrémités s'oppose à cette soudure.

Lorsqu'il s'agit de résections *primitives*, pour des lésions uniquement condyliennes, la conservation de la rotule est avantageuse. Sa soudure au squelette fémoro-tibial apporte un élément de solidité nouveau à la synostose recherchée. Il est, toutefois, indispensable d'abraser, par un trait de scie vertico-frontal, toute sa surface cartilagineuse, de façon à accoler au squelette fémoro-tibial une surface cruentée, susceptible de se souder avec lui.

Dès qu'il s'agit de résection *intra-febrile*, de *résection-drainage*, la résection typique s'impose et nous estimons, à la lumière de nos propres résultats, qu'il faut en appeler de la condamnation portée par plusieurs sur cette catégorie de résections.

Trop souvent, la résection est pratiquée trop tardivement, à un moment où c'est l'amputation qui se trouve indiquée, et on ne saurait imputer à charge à une méthode, les insuccès qui sont la conséquence d'indications mal posées.

Soins post-opératoires.

1º Période de désinfection et de drainage. — Dans un certain nombre de résections *primitives*, pratiquées de façon très précoce, à la période anté-fébrile, on peut chercher la réunion immédiate des extrémités osseuses, comme des parties molles. L'indication orthopédique à remplir se résume donc à l'immobilisation et à la contention parfaite des segments osseux mis d'emblée au contact.

Dans les résections intra-fébriles, il faut, au contraire, pendant la première période, — *période de désinfection et de drainage*, — écarter les extrémités osseuses au maximum, de façon à ouvrir largement la cavité produite par la résection, mettre au jour les surfaces infectées et toutes les anfractuosités de l'article[1] (fig. 160 et 161).

C'est seulement à cette condition que l'on obtiendra un drainage suffisant et qu'on pourra mettre un terme à l'infection. L'objection de la résorption septique intense au niveau des tranches osseuses avivées et de l'infection du tissu spongieux est uniquement théorique; la pratique est là pour démontrer, au con-

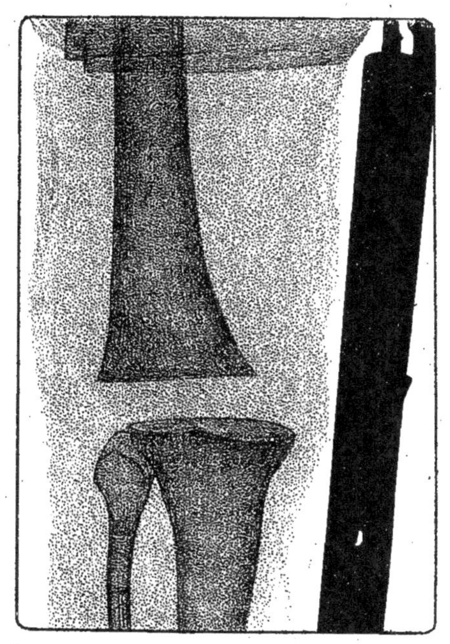

Fig. 160. — Résection secondaire précoce du genou. Écartement des surfaces pour le drainage.

traire, que, pour le genou comme pour toute articulation, lorsque la section osseuse a porté en tissu sain, on n'observe jamais d'ostéomyélite ayant pour point de départ cette section osseuse.

L'appareil devra donc, à cette période, s'opposer à l'action musculaire qui tend à rapprocher les surfaces. Dans les résections très étendues, cylindro-diaphysaires sur le fémur, la perte de substance est telle, que l'action musculaire seule ne saurait

---

1. Cette pratique a été conseillée dès 1893 (*Gaz. hebd. de Méd. et Chir.*), par Poncet et Lagoutte. Chaput y est revenu récemment; elle a été adoptée par Fullerton et par de nombreux chirurgiens français.

remettre les surfaces au contact et qu'il suffit, par conséquent, d'immobiliser les segments osseux, sans chercher à figer le résultat d'une traction.

L'extension continue permet d'obtenir cet écartement des surfaces osseuses. Elle est, toutefois, à rejeter ici, comme à la hanche, parce que l'immobilisation qu'elle réalise est insuffisante.

2° **Période de réparation anatomique.** — A la deuxième période, — *période de réparation anatomique*, — il faut, au contraire, rapprocher les surfaces osseuses jusqu'au contact, de façon à obtenir leur soudure.

Au genou, en effet, il n'y a pas de régénération osseuse à chercher. On sacrifie la longueur du membre à la solidité du pilon ; celle-ci est demandée à la soudure des extrémités osseuses réséquées.

Ce rapprochement doit se faire progressivement, *par étapes successives* ; il ne sera commencé qu'après une période d'apyrexie de 6 à 8 jours, à moins que la résection n'ait été très étendue, — 10 à 15 centimètres, — auquel cas on peut

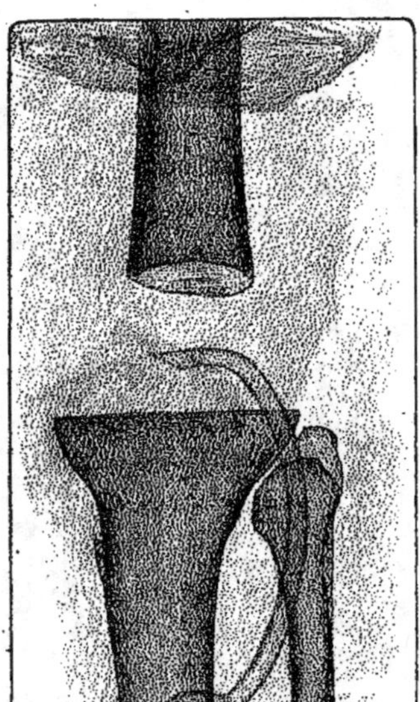

Fig. 161. — Écartement des surfaces osseuses dans une résection étendue du genou, résection cylindro-diaphysaire sur le fémur. On voit, entre les fragments, un drain permettant l'irrigation continue ou discontinue.

commencer le rapprochement avant que l'apyrexie ne soit complète ; l'amélioration de l'état général du blessé et le bon état de la plaie, rose et détergée, indiquent qu'on peut diminuer le bâillement articulaire. Le premier rapprochement ne doit pas dépasser 1 à 2 centimètres. Il est constant d'observer, le soir ou le lendemain du jour où l'on a procédé au rapprochement, une élévation de température qui ne dure pas. Après 8 jours d'apyrexie, on procède au deuxième rapprochement, puis, la semaine suivante, au troisième rapprochement, qui met les surfaces au contact. Il faut, en moyenne, 15 jours à 3 semaines pour arriver à ce contact (fig. 162).

Cette technique demande donc, pendant toute la durée de ces deux premières périodes, un appareil qui, tout en immobilisant parfaitement les deux segments du membre, permette d'écarter ou de rapprocher à volonté les surfaces osseuses et de pratiquer tous les pansements nécessaires.

C'est par l'emploi de l'appareil plâtré interrompu avec attelles métalliques extensibles, que nous arrivons à ce résultat[1].

Appareil d'immobilisation pour la résection du genou.

L'immobilisation effective du genou avec les appareils ordinaires, en particulier avec l'appareil plâtré, — qu'il s'agisse d'une arthrite ou d'une résection, — exige l'immobilisation des deux articulations sus et sous-jacentes : le cou-de-pied et la hanche. Le blessé est alors condamné au décubitus dorsal prolongé. Nous avons cherché, tout en réalisant une immobilisation parfaite du genou, à laisser la hanche libre et, par suite, à permettre la station assise. Nous y sommes parvenus avec l'appareil que nous décrivons ici (fig. 163).

Il comporte deux points d'appui : un supérieur, fémoral; un inférieur, jambier, auxquels on scelle les pattes des attelles métalliques extensibles passant en pont au-dessus du genou.

Le point d'appui fémoral est constitué par un collier plâtré de 15 centimètres de large, occupant la partie moyenne de la cuisse; le point d'appui inférieur, par une botte plâtrée engaînant le pied et la jambe, jusqu'au voisinage de la plaie. Collier et botte sont réunis par trois attelles métalliques à glissière, une antérieure et deux latérales.

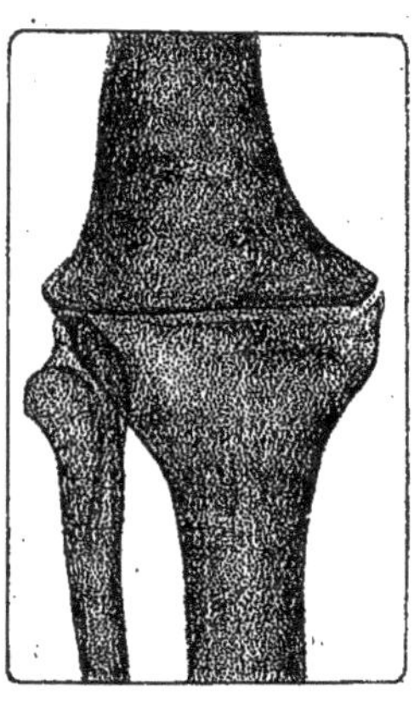

Fig. 162. — Résection du genou, rapprochement secondaire des surfaces osseuses et consolidation.

1. Dans un premier modèle, nous avons utilisé la vis pour réaliser l'écartement ou le rapprochement des surfaces réséquées; nous employons actuellement les attelles métalliques extensibles, plus simples à construire

Malgré les attelles, et par suite de l'action de la pesanteur, l'extrémité supérieure du tibia tend à plonger dans l'hiatus postérieur, si bien que les surfaces du fémur et du tibia ne se correspondent plus que partiellement. Pour empêcher cette chute, il est indispensable d'ajouter à l'appareil une attelle postérieure rigide, en bois, attelle articulée, de façon à per-

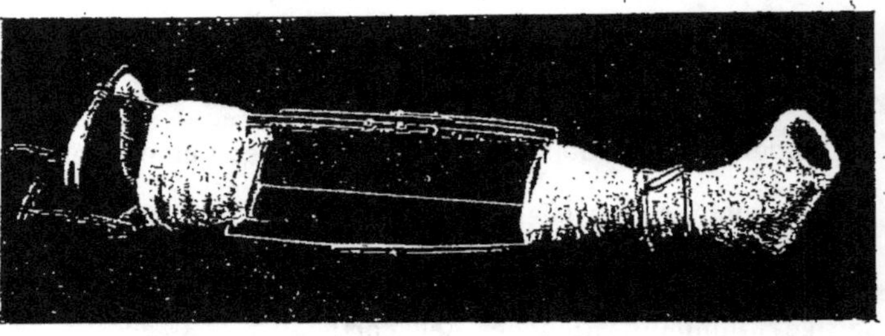

Fig. 165. — Appareil d'immobilisation pour résection du genou.

mettre les pansements nécessaires, tout en maintenant le membre en rectitude parfaite.

Réduit à lui seul, le collier plâtré fémoral est un point d'appui insuffisant, et cela, d'autant plus qu'il n'est possible de le mouler sur aucune saillie osseuse.

Pour remédier à cet inconvénient, nous complétons l'appareil en lui ajoutant l'arc métallique pelvien de l'appareil de cuisse de Delbet, c'est-à-dire que nous reportons le point d'appui supérieur sur l'ischion et la branche ischio-pubienne.

A cet arc pelvien, complètement fermé par un arc complémentaire et muni d'un point d'appui externe, sont fixées, en des points correspondant à l'emplacement des tiges réductrices de l'appareil de Delbet, trois lames de feuillard de 15 à 20 centimètres de long (voy. fig. 69, p. 100). Les extrémités inférieures de ces lames seront scellées au collier plâtré crural.

L'arc pelvien permet une immobilisation rigoureuse du membre et supprime le corset plâtré, qui joue très vite et condamne les blessés au décubitus dorsal.

Technique d'application. — L'appareil doit être appliqué dès que l'opération est terminée et construit sous anesthésie.

1er *temps : Construction du collier crural et de la botte*

plâtrés. — Le pansement est tout d'abord protégé par deux manchons de taffetas imperméable, manchons destinés à être rabattus par-dessus le collier et la botte plâtrées, une fois l'appareil terminé.

Trois aides sont nécessaires : l'un soutient le cou-de-pied et le pied, le second le genou, le troisième la cuisse. Le genou

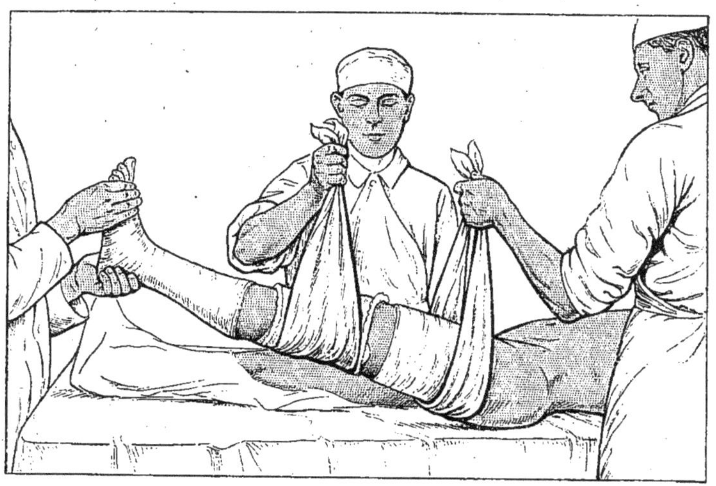

Fig. 164. — 1ᵉʳ temps. Construction de la botte et du collier fémoral plâtrés. Le membre est soutenu par deux écharpes, au niveau du genou et à la racine de la cuisse.

et la cuisse sont soutenus chacun au moyen d'une écharpe, la partie moyenne de la cuisse reste libre. L'opérateur enroule alors une bande plâtrée de $10\,\mathrm{m} \times 0{,}10$ sur la partie moyenne de la cuisse, et construit un collier fémoral d'environ 15 centimètres de large. Puis, il passe à la jambe et construit la botte plâtrée de la même façon (fig. 164). Il est avantageux de recouvrir les téguments, au préalable, de quelques tours d'une bande de crépon. Lorsque le collier et la botte sont terminés, le membre est reposé sur la table, le pied toujours maintenu par un aide. Pendant que le plâtre prend, on modèle les saillies malléolaires et talonnière et les dépressions sous-jacentes.

2ᵐᵉ *temps : Pose de l'attelle postérieure à charnière*. — Cette attelle est du modèle figuré (p. 126, fig. 92). Le membre étant

toujours soutenu comme précédemment, on applique l'attelle
à sa face postérieure, de telle façon que la lame métallique de
sa charnière corresponde au collier fémoral et l'articulation au
bord inférieur de ce collier. On scelle la lame métallique au
collier fémoral par quelques tours de bande plâtrée; pour

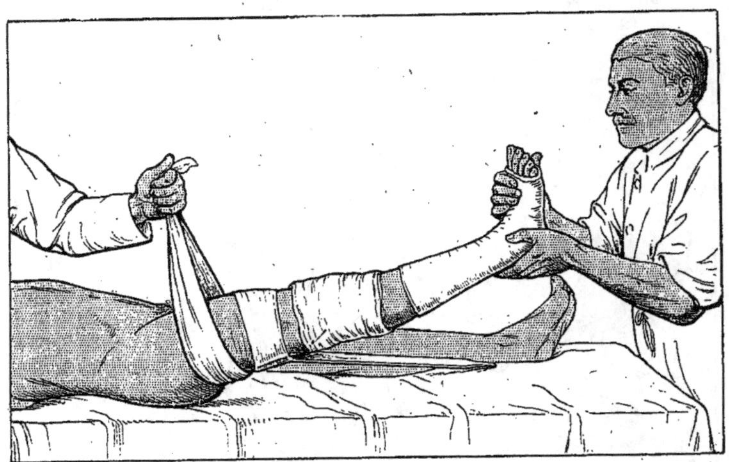

Fig. 165. — 2ᵐᵉ temps. Scellement de la charnière de l'attelle postérieure
au collier fémoral supérieur.

augmenter la solidité de ce scellement, on fait faire à la bande
quelques tours autour de la base de la lame.

Le membre est alors reposé sur la table et l'écharpe de
soutien du genou enlevée (fig. 165).

3ᵐᵉ *temps : Pose des attelles métalliques extensibles.* — Ce
temps ne doit être commencé que lorsque le plâtre du collier et
de la botte est pris.

Le membre reposant toujours sur la table, on présente les
3 attelles métalliques extensibles, dont on modèle les pattes de
telle façon qu'elles s'appliquent exactement sur le collier fémoral et la botte jambière. Un lac à boucle glissé sous le genou,
mais au-dessus de l'attelle postérieure qu'il laisse libre, et serré
autour des 3 attelles métalliques les maintient provisoirement
en place.

On soulève alors le membre, — ce qui est très facile, grâce à
l'appui que fournit l'attelle postérieure. On scelle au collier

fémoral l'extrémité supérieure des 3 attelles extensibles par quelques tours de bande plâtrée. On scelle ensuite l'extrémité inférieure des 3 attelles extensibles à la botte jambière, mais en ayant soin, pendant l'exécution de ce temps, d'abaisser l'extrémité inférieure de l'attelle postérieure, qui doit rester indépendante de la botte (fig. 166).

Pendant cette manœuvre, l'aide qui tient le pied doit veiller avec un grand soin à ce que l'axe du membre inférieur soit

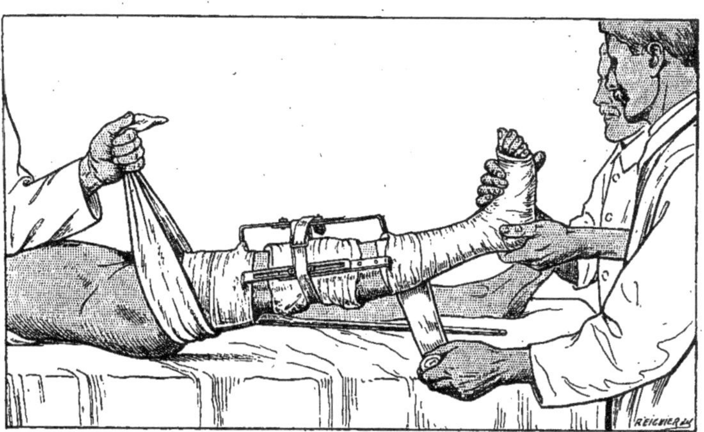

Fig. 166. — 3ᵐᵉ temps. Pose des attelles métalliques extensibles. L'attelle postérieure est abaissée lorsqu'on scelle les pattes distales des attelles métalliques.

rétabli. Nous rappelons que cet axe est représenté par une ligne droite réunissant l'épine iliaque A. S., le milieu du genou et le bord interne du gros orteil. Le pied doit être en rotation externe légère ; on a toujours tendance à le porter en rotation interne. On contrôlera, d'ailleurs, comme le conseillait Ollier, le rétablissement de cet axe, en vérifiant que le sommet du grand trochanter, le bord antérieur de la tête du péroné et la malléole externe se trouvent sur une même ligne droite. Le membre est ensuite reposé sur la table ; lorsque les colliers sont pris, on fixe l'extrémité inférieure de l'attelle postérieure à la botte jambière par quelques tours de bande de crépon.

4ᵐᵉ *temps : Pose du collier métallique pelvien.* — Ce temps ne doit être exécuté que lorsque les nouveaux colliers plâtrés sont secs. Le cercle pelvien étant ouvert, on le passe autour de la cuisse ; puis on le ferme et on bloque l'écrou terminal de la tige filetée. Un aide remonte l'arc pelvien interne, de façon à établir un bon contact sur l'ischion et la branche ischio-pubienne, et le maintient en place. La tige antérieure doit être, comme dans le Delbet, en dedans des vaisseaux fémoraux.

Les extrémités inférieures des 5 tiges du collier pelvien sont modelées à la pince, de façon à s'appliquer exactement sur le

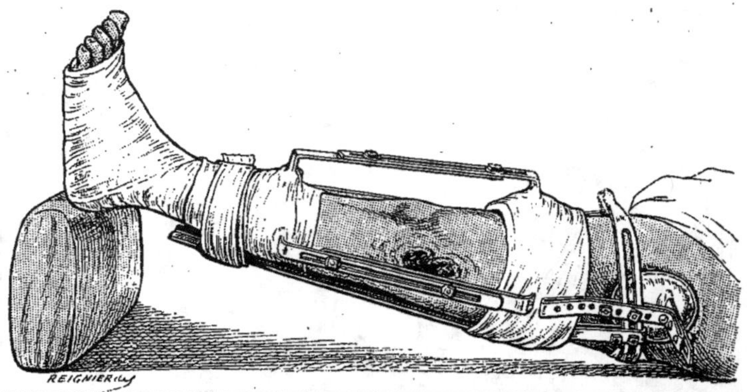

Fig. 167. — 4ᵐᵉ temps. Pose de l'arc pelvien. L'extrémité inférieure de l'attelle postérieure est fixée à la botte jambière par quelques tours de bande.

collier plâtré fémoral, et scellées à ce collier par une nouvelle bande plâtrée.

Le point d'appui externe est réglé de façon à venir s'appuyer dans la fosse iliaque externe, au-dessous de l'évasement de la crête iliaque.

L'appareil est terminé (fig. 167).

5ᵐᵉ *temps : Écartement des surfaces osseuses.* — Les colliers plâtrés étant bien secs, on desserre les écrous des attelles à glissière ; une traction sur le segment inférieur du membre écarte les surfaces osseuses ; les écrous sont alors bloqués, et les attelles immobilisées dans leur nouvelle position.

La même manœuvre, en sens inverse, permet de rapprocher les surfaces osseuses jusqu'au contact. Nous avons dit que c'est la courbe thermique qui indiquera à quel moment on doit procéder à ce rapprochement.

Pendant toute la période d'immobilisation, il faut veiller à la position du fémur. Le fémur a, en effet, une tendance constante à se porter en flexion légère, abduction et rotation externe, et la correspondance exacte des surfaces osseuses se trouve ainsi détruite. L'abduction est surtout importante dans les résections hautes, cylindro-diaphysaires, car l'appui fémoral se portant très en dehors, sur la marge de la tubérosité tibiale externe, expose à une déviation du genou en genu varum. Cette déviation du fémur a peu de tendance à se produire avec l'appareil que nous avons décrit, et nous ne l'avons, personnellement, jamais constatée chez nos opérés.

3° **Période de réparation fonctionnelle, et de consolidation.** — La consolidation est lente dans une résection du genou, car les surfaces condyliennes ne possèdent, comme éléments d'ossification, que la moelle de leur tissu spongieux. C'est pourquoi il est indispensable de conserver soigneusement, pendant la résection, les ligaments latéraux, la capsule articulaire posté-

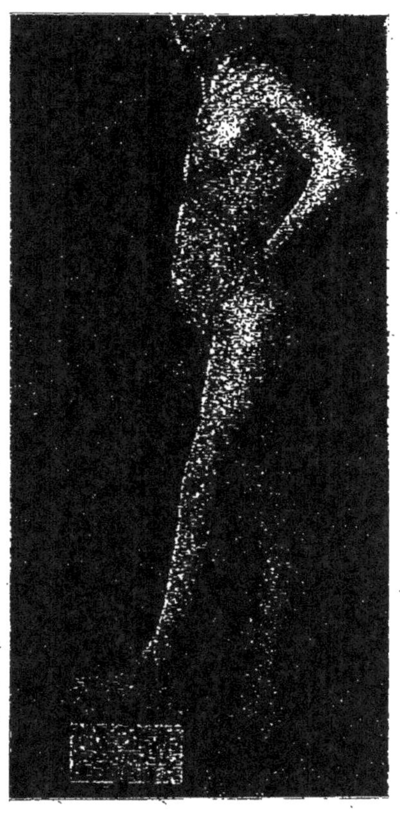

Fig. 168. — Résultat d'une résection étendue du genou (cylindro-diaphysaire sur le fémur). Consolidation obtenue en 2 mois. Raccourcissement 11 centimètres.

rieure et tout le périoste du fémur et du tibia jusqu'au niveau de la résection, ces éléments constituant de puissants organes de soutien pour favoriser la synostose. Cette consolidation osseuse demande de nombreux mois. voire même plusieurs années, et, lorsqu'au bout de 1 à 2 mois, la plaie opératoire est cicatrisée, il n'existe encore, entre les surfaces osseuses et à leur périphérie, qu'un cal fibreux, plus ou moins parsemé de néo-productions osseuses d'origine périostique. La consolidation est encore beaucoup plus lente lorsque, la résection ayant été très étendue sur l'un des deux os, le fémur par exemple, un étroit cylindre fémoral répond à la surface de la métaphyse tibiale (fig. 168).

Dans ces résections fémorales hautes, cylindro-diaphysaires, le contact des extrémités osseuses est très difficile à obtenir, en raison de l'épaisseur des parties molles intermédiaires, et il n'est pas rare de voir persister, malgré tous les efforts, un certain intervalle entre les surfaces. Cet écart expose à la pseudarthrose, si le manchon périostique fémoral conservé n'est pas susceptible de fusionner les deux extrémités par l'intermédiaire de la virole osseuse qu'il régénérera.

La consolidation manque assez souvent, après une résection du genou, dans 50 pour 100 des cas (Nové-Josserand et Tuffier), et il n'est pas rare de voir persister, plusieurs mois après l'intervention, quelques petits mouvements de flexion et d'extension entre les surfaces réséquées, voire même, dans certains cas, des mouvements de latéralité, témoignant de l'existence d'une pseudarthrose fibreuse plus ou moins lâche. Or, la persistance d'une certaine mobilité du genou après une résection est un résultat défectueux, car elle expose à la *flexion secondaire* progressive.

Dès que le cal fibro-osseux périphérique est suffisamment résistant, l'articulation indolente, il y a avantage à faire marcher les réséqués du genou, car, outre la satisfaction que procure au blessé la possibilité de se lever, la marche hâte la consolidation de la résection. Il est habituel de voir des réséqués qui, après 2 mois d'immobilisation, présentaient encore une mobilité anormale du genou, faire une ankylose serrée, — quoique certainement encore fibreuse, — après quelques semaines de marche.

Nous faisons lever et marcher de très bonne heure nos réséqués du genou, même avant complète cicatrisation de leur plaie, au bout de 30 à 45 jours en moyenne. A cette période, l'appui plantaire n'est pas possible, l'articulation est encore douloureuse; aussi nous distinguons 2 périodes dans la marche, chez nos opérés :

1° Une période de marche en *pied suspendu*;

2° Une période de marche *directe*.

Le bénéfice de la marche en pied suspendu, au point de vue de l'augmentation de rapidité de la consolidation, est à peu près nul, aussi, dès que la cicatrisation est complète et l'articulation indolente, nous passons à la marche directe.

Pendant toute cette période de consolidation, le genou doit être toujours soigneusement maintenu en rectitude par un appareil contentif. Les muscles fléchisseurs, de beaucoup les plus puissants, tendent, en effet, en permanence, à fléchir le genou, et cette action se fait sentir aussi longtemps que la synostose tibio-fémorale n'est pas complète, — ce qui, avons-nous dit, demande souvent plusieurs années.

1° *Période de marche en « pied suspendu. »* —L'appareil doit :

— rétablir l'égalité de longueur des deux membres inférieurs, ce que l'on obtiendra au moyen d'un étrier métallique à la Reclus ;

— reporter les pressions au-dessus du genou, ce qui sera réalisé par un arc métallique pelvien prenant point d'appui sur l'ischion et, accessoirement, sur la branche ischio-pubienne ;

— maintenir le genou et le pied en rectitude, ce à quoi suffira une gouttière plâtrée.

APPAREIL DE MARCHE EN PIED SUSPENDU. TECHNIQUE D'APPLICATION. — 1er *temps : Application d'une gouttière plâtrée d'Hergott ou d'attelles de Maisonneuve.* — Le pansement du genou étant aussi réduit que possible, on l'entoure d'un taffetas imperméable, puis on applique sur le membre une gouttière plâtrée d'Hergott, ou des attelles de Maisonneuve, allant des orteils à l'union des tiers supérieur et moyen de la cuisse.

Une bande de toile modèle cette gouttière sur le membre inférieur. L'extrémité supérieure de la gouttière est fixée par quelques circulaires plâtrés faisant collier.

Pendant la dessication du plâtre, on veillera à la rectitude du membre et à la bonne position du pied, qui doit être à angle droit sur la jambe.

2me *temps : Pose du collier métallique pelvien.* — Elle se fait comme pour l'appareil de contention. (Voy. page 225). Les extrémités inférieures des tiges du collier pelvien sont modelées, de façon à s'appliquer exactement sur le collier plâtré fémoral, et scellées à ce collier par une nouvelle bande plâtrée.

Le point d'appui externe est fixé en bonne place.

5me *temps : Pose de l'étrier métallique.* — Le raccourcissement du membre a été préalablement mesuré par comparaison avec le membre sain, et un long étrier de feuillard de 15 à 20 millimètres de large sur 2 millimètres d'épaisseur, confectionné de telle façon, qu'en venant prendre appui en haut, sur le collier fémoral, il rétablisse l'égalité de longueur des deux membres, moins 2 centimètres, pour éviter au blessé de faucher en marchant.

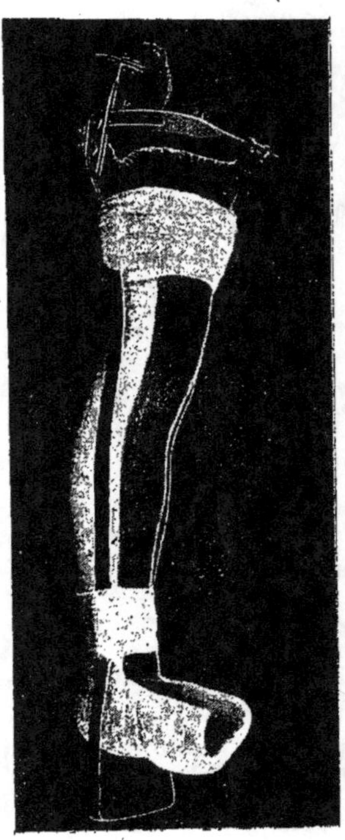

Fig. 169. — Appareil de marche en « pied suspendu » pour résection du genou.

Cet étrier est mis en place, modelé sur la gouttière d'Ilergott. Son extrémité supérieure est fixée au collier fémoral par une bande plâtrée. Une bande plâtrée, également enroulée en collier, le maintient au-dessus des malléoles. Il faut avoir soin, pour ce dernier collier, de bien vaseliner le feuillard, de façon qu'il n'y ait point d'adhérence entre lui et la bande plâtrée, et que le poids du corps soit transmis directement de l'arc pelvien au sol par l'étrier métallique (fig. 169).

La marche n'est permise que 24 ou 48 heures après terminaison de l'appareil, lorsque la dessiccation est complète.

Cet appareil est laissé pendant 3 à 4 semaines, jusqu'à cicatrisation des plaies et indolence complète de l'articulation, soit, en tout, 2 mois et demi à 3 mois. On passe alors à la marche directe.

2° *Période de marche « directe ».* — L'égalité de longueur des membres est rétablie en faisant porter au blessé un soulier orthopédique à semelle surélevée. Une semelle de liège doublée de cuir permet de diminuer le poids de cette chaussure.

Lorsqu'on désire masquer la difformité, on peut utiliser la marche en fonction digitigrade, sur le talon antérieur et les orteils ; on diminue ainsi le raccourcissement fonctionnel. Une semelle de liège obliquement taillée, de façon à compenser le raccourcissement par sa partie talonnière, est placée dans l'intérieur de la chaussure, et maintient le pied en équinisme.

Pendant toute la période de marche directe, et jusqu'à consolidation complète, c'est-à-dire pendant 8 à 12 mois, il est indispensable de faire porter à l'opéré un tuteur, de façon à éviter les déviations secondaires en flexion. Ce tuteur sera constitué par

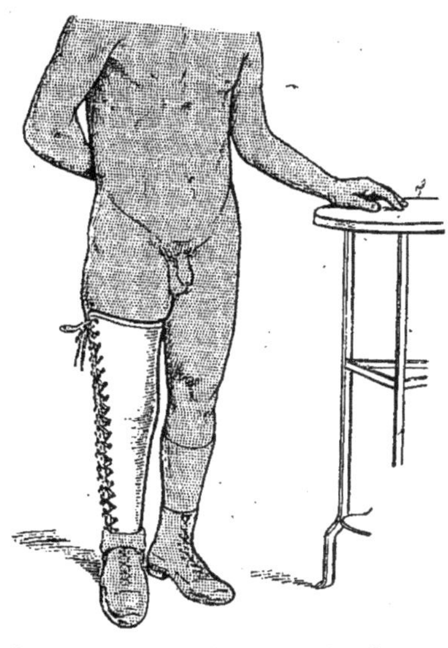

Fig. 170. — Marche directe après résection du genou. Une semelle de liège compense le raccourcissement ; une guêtre de celluloïd sert de tuteur et s'oppose à la flexion.

une guêtre en celluloïd, moulée sur le membre, allant du tiers inférieur de la cuisse à la région supra-malléolaire, guêtre amovible, se laçant à la face externe du membre et pouvant être enlevée quotidiennement, pour permettre les massages, frictions, etc., qui favoriseront la trophicité musculaire et cutanée (fig. 170).

Résultats. — Nous avons pratiqué, à l'heure actuelle, 40 résections du genou. Sur ce chiffre, 9 ont été primitives, antéfébriles, dont une suivie de réunion immédiate des surfaces osseuses ; 26 ont été secondaires précoces, intra-fébriles, 5 secondaires tardives. Toutes nos résections ont été des résections typiques. Sur ce nombre nous comptons 11 résections supracondyliennes dont 4 fémorales hautes, c'est-à-dire cylindro-diaphysaires

La consolidation a été obtenue d'emblée dans 10 cas. Dans 14 cas, la consolidation a été incomplète, et l'articulation présentait une légère mobilité antéro-postérieure. Cette mobilité a d'ailleurs disparu complètement après quelques semaines de marche directe. La plupart des résections fémorales hautes se sont terminées par pseudarthrose fibreuse et ont nécessité des réinterventions.

Les moyennes de consolidation ont été de 4 mois, avec des extrêmes de 3 et 5 mois. Nous avons pu faire marcher certains opérés au bout de 4 semaines en pied suspendu, et de 8 semaines en marche directe.

CHAPITRE XII

TRAITEMENT ORTHOPÉDIQUE
DES RÉSECTIONS TIBIO-TARSIENNES

Considérations générales.

La résection tibio-tarsienne comprend, soit l'ablation simultanée des extrémités inférieures du tibia et du péroné, d'une part, et de l'astragale de l'autre, — c'est la *résection tibio-tarsienne totale* ; soit la résection isolée des extrémités tibiale et péronière, — c'est la *résection semi-articulaire supérieure* ; soit l'ablation isolée de l'astragale, — c'est la résection *semi-articulaire inférieure*. Cette dernière s'accompagne très souvent de résection partielle, économique, des os du médio-tarse, en particulier du scaphoïde et du cuboïde.

A l'articulation tibio-tarsienne est dévolue une fonction physiologique capitale : l'équilibre de la jambe sur le pied. Toute altération des parties constituantes de cette articulation modifiera cet équilibre ; un des soucis du chirurgien, après toute résection tibio-tarsienne, sera donc son rétablissement.

L'astragale, à lui seul, constitue le système de transmission des forces du levier de la jambe au pied. Loin d'être la clef de voûte du pied, l'astragale se trouve, au contraire, en superstructure sur l'arche postérieure de la voûte plantaire. L'exagération de cette voûte après l'astragalectomie, alors qu'on devrait observer son affaissement, démontre ce fait de façon péremptoire.

L'équilibre latéral de la jambe sur le pied, et, par suite, l'équilibre de la voûte plantaire a pour condition fondamentale le déjettement en dehors, par rapport au centre de figure de la poulie astragalienne, du centre des pressions transmises de la jambe à la voûte plantaire.

Or, l'intégrité de la pince malléolaire est une condition nécessaire, pour la correspondance des centres de pression du plateau tibial inférieur et de la poulie astragalienne. Dès que la mortaise tibio-péronière est altérée, en particulier dès que la malléole externe est supprimée, cette correspondance disparaît; le point d'appui se trouve reporté, sur la poulie astragalienne, en dedans du point normal, la pesée se fait sur l'arc interne de la voûte, qui s'éverse en dedans; il en résulte un *pied plat valgus par éversement*[1].

Ces considérations physiologiques expliquent l'importance primordiale que, depuis Ollier, on attache à la conservation des malléoles — importance qui avait amené cet auteur à formuler la règle suivante : « *Au point de vue orthopédique, il est de beaucoup préférable d'enlever l'astragale en conservant les malléoles, que de sacrifier les malléoles pour conserver l'astragale* ».

La nécessité de la conservation des malléoles étant posée en principe, ce ne sera que la main forcée, par suite de leurs lésions, — broiement, nécrose, — que l'on sera conduit à les réséquer. Et, dans ces cas, on devra chercher, par une rigoureuse conservation du périoste lors de leur résection, et par le choix du moment de l'intervention, à se mettre dans les meilleures conditions pour obtenir la reconstitution, au

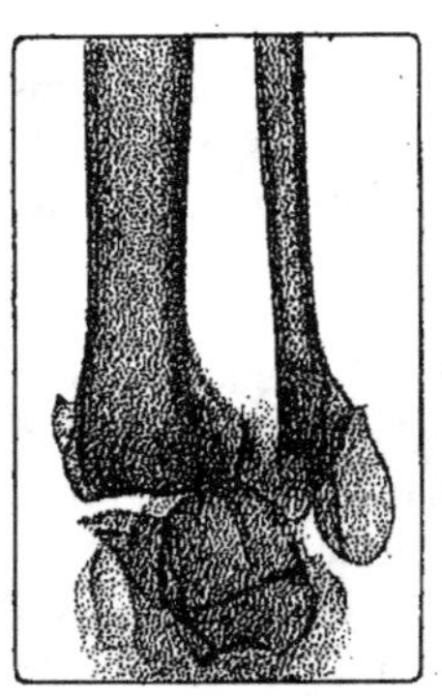 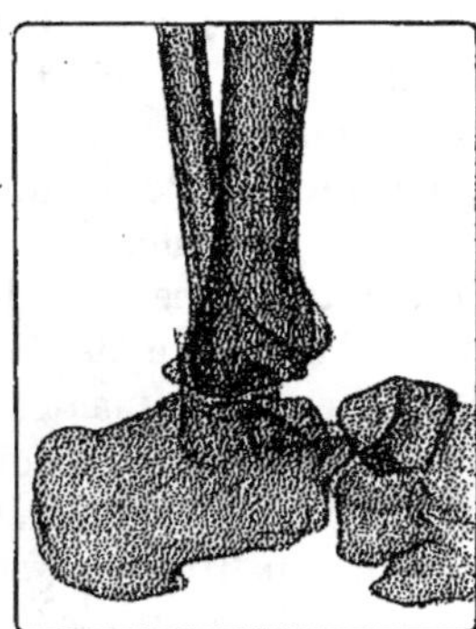

Fig. 171. — Résultat d'une résection secondaire tibio-tarsienne totale, mais avec conservation de la malléole externe, après 10 mois. Raccourcissement 6 centimètres. Néarthrose solide à mobilité très restreinte (5 à 10 degrés de flexion). Marche facile avec semelle surélevée. Vue de face.

Fig. 172. — La même, vue de profil.

moins partielle, des deux appendices malléolaires, voire même, comme le conseillait Ollier, aider à cette reconstitution par une résection modelante du pilon tibial.

1. On trouvera ces notions physiologiques fondamentales plus complètement exposées dans le *Traité de chirurgie* de Le Dentu et P. Delbet, t. IV *bis*. Fractures, membre inférieur, par J. Tanton, Paris. J.-B. Baillière et fils, 1916

Des deux malléoles, l'externe est la plus importante; on s'attachera donc, de façon toute particulière, à sa conservation (fig. 171 et 172).

Les règles générales que nous avons formulées précédemment, à propos des résections, ont également ici toute leur valeur.

La résection *primitive* a des indications précises, quant à l'astragale. La fracture comminutive de cet os impose son extirpation immédiate : le déblaiement de la loge astragalienne est le premier temps de l'intervention d'exploration et de désinfection de l'articulation tibio-tarsienne. La résection tibio-péronière inférieure primitive nous paraît, au contraire, un pis-aller, auquel on ne s'adressera qu'au cas d'absolue nécessité, et elle sera aussi économique que possible.

Dans les résections *secondaires*, résections de drainage, c'est l'astragalectomie qui est le temps essentiel ; elle seule permet le drainage de l'articulation tibio-tarsienne.

L'astragale doit être enlevé en premier lieu ; on pratiquera ensuite, sur le squelette jambier, les interventions nécessaires ; résection partielle ou typique plus ou moins étendue, suivant les cas. Alors que la résection anté-fébrile doit être économique, semi-articulaire si possible, la résection secondaire sera large, totale, dès qu'il existe des lésions du squelette tibio-péronier.

Soins post-opératoires.

1° **Période de désinfection et de drainage**. — La cavité que l'ablation de l'astragale laisse après elle diminue immédiatement de moitié, par suite de l'action musculaire. Le col de la grande apophyse du calcaneum se présente à l'entrée de la mortaise tibio-péronière ; la marge tibiale postérieure prend contact avec le bord postérieur et supérieur du thalamus.

Cette fermeture partielle de la loge astragalienne peut être, dans certains cas, — à notre avis exceptionnels si le drainage en X d'Ollier a été bien fait, — un inconvénient ; elle favorise, dans les infections graves, la production de fusées purulentes dans les gaines des muscles postérieurs, en particulier dans celle du fléchisseur propre du gros orteil, presque toujours ouverte lors de la désinsertion du ligament postérieur. Il peut donc y avoir intérêt, dans quelques cas, à étaler plus largement la loge astragalienne. On y parviendra en s'adressant à l'extension continue. La lame métallique d'un étrier de Chutro est passée, par les deux incisions latérales, au-devant de la grande apophyse calcanéenne, ses deux extrémités fixées à l'étrier, auquel vient s'attacher une cordelette qui se réfléchit sur une poulie et porte un poids à son extrémité distale. Un tube de caoutchouc peut remplacer la lame du Chutro.

La durée de cette période d'écartement sera, ici comme pour toute résection articulaire, déterminée par la courbe thermique.

2° Période de réparation anatomique. — Comme la loge carpienne du poignet, la loge astragalienne ne peut être comblée que par du tissu fibreux, — l'astragale ne possédant que très peu de périoste, — auquel s'ajouteront quelques grains osseux provenant du périoste du col.

Si la résection a porté également sur le squelette jambier, la période de réparation anatomique se trouvera considérablement allongée, mais la régénération osseuse par le périoste conservé interviendra plus largement dans le processus de réparation.

Le point principal, sur lequel doit porter toute l'attention du chirurgien jusqu'à cicatrisation complète de la plaie, est la position du pied par rapport à la jambe.

Deux écueils sont à craindre, après l'astragalectomie ou la résection tibio-tarsienne : d'une part, des *déplacements antéro-postérieurs*, — subluxation du pied en avant ou en arrière, — d'autre part, des *déviations latérales*, — déviations du pied en varus ou en valgus.

Les *déplacements antéro-postérieurs* sont des phénomènes passifs, des « attitudes de gouttière » dues à des fautes thérapeutiques. La subluxation antérieure du pied, de beaucoup la plus fréquente, tient à l'appui du pied sur la saillie talonnière,

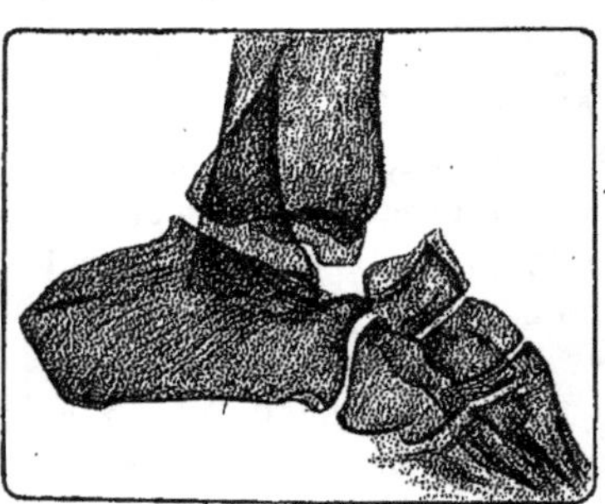

Fig. 173. — Astragalectomie. Conservation des aplombs du pied.

dans sa gouttière. Alors que, lorsque les aplombs du pied sont maintenus, la crête postérieure du thalamus répond à la marge tibiale postérieure (fig. 173), cette crête répond à la voûte tibiale lorsqu'existe une subluxation antérieure du pied (fig. 174). Ce déplacement, d'une part, diminue la flexion du pied sur la jambe, — la crête thalamique venant buter contre la marge tibiale postérieure, — d'autre part, reporte le maximum des pressions transmises par le tibia sur la partie postéro-supérieure du thalamus et favorise la déviation du pied en talus. Cette déviation en talus est encore augmentée par la flexion dorsale excessive, qui accompagne généralement la subluxation antérieure du pied.

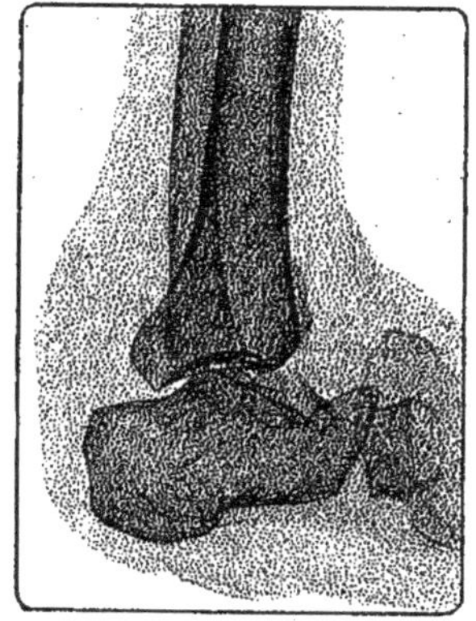

Fig. 174. — Subluxation antérieure du pied après astragalectomie. La crête postérieure du thalamus répond à la voûte tibiale.

La subluxation postérieure du pied tient à son porte-à-faux dans la gouttière, son propre poids l'entraînant en arrière. Elle s'accompagne généralement d'un certain degré d'équinisme, conséquence de la rétraction du tendon d'Achille.

Ces attitudes vicieuses sont rapidement impossibles à corriger. Alors que l'équinisme est relativement facile à pallier et compatible avec une bonne fonction, le talus, au contraire, gêne considérablement la marche.

Les *déviations latérales* résultent de l'action musculaire.

Par suite de la rétraction des muscles dont les tendons passent derrière la malléole interne, le pied tend, s'il n'est pas maintenu, à se dévier en varus, surtout si la malléole péronière a été conservée. Si les deux malléoles ont été supprimées, la déviation se fait en valgus, pour les raisons que nous avons données.

Cette tendance aux déviations latérales du pied persiste longtemps, — jusqu'à ce que la cavité laissée par l'ablation de l'astragale soit comblée par du tissu fibreux dense et résistant, — beaucoup plus longtemps encore lorsque les malléoles ont été sacrifiées, — puisque leur rôle de tuteurs latéraux se trouve supprimé, — ou lorsque la résection a également porté sur le squelette tibio-péronier. Ces déviations latérales du pied à la

suite de la résection des malléoles ou du squelette tibio-péronier, rappellent celles de la main après les résections carpo-
anti-brachiales, en particulier après l'ablation de la malléole
radiale.

En outre, les orteils tendent à se fléchir et à se mettre en
griffe, le gros orteil en particulier, par suite de la rétraction
de son tendon, dont la gaine est généralement ouverte pendant
l'intervention.

Il faudra veiller soigneusement à cette chute du gros orteil,
car elle constitue une infirmité très pénible et gêne considérablement la marche.

Appareil d'immobilisation après résection tibio-tarsienne.

L'appareil doit remplir deux conditions :

1º Maintenir le pied à angle droit et dans l'aplomb de la surface tibiale ;

2º Permettre le pansement facile des plaies et de la cavité
réalisée par l'ablation de l'astragale.

La *gouttière* ordinaire, en zinc ou en aluminium, est un mauvais procédé d'immobilisation, parce que l'immobilisation n'est
pas permanente et surtout, parce qu'elle expose à la subluxation
du pied en avant ou en arrière et aux déviations latérales.

La *botte plâtrée circulaire* n'est acceptable que lorsque, opé-
rant dans certaines conditions, on peut, à l'exemple d'Ollier,
ne faire que des pansements rarissimes, au bout de 40 ou
50 jours par exemple. C'est le cas des astragalectomies pratiquées à la période anté-fébrile. La plaie guérit sous un seul
pansement et, à l'ablation de la gouttière, le pied est solide et
fixe.

L'*attelle de Bœckel* modifiée, que nous avons décrite précédemment, est de beaucoup préférable, car elle fixe bien le pied
dans la position qui lui a été donnée ; mais la contention qu'elle
réalise n'est cependant pas toujours suffisante, surtout à l'occasion des pansements.

Nous nous sommes arrêtés, actuellement, à un appareil plâtré
interrompu avec anses métalliques, qui, tout en immobilisant
très bien le pied en bonne attitude, découvre complètement les
plaies opératoires.

Il se compose essentiellement d'une attelle postérieure en

tarlatane plâtrée « *attelle de position* », dont on retranche une ou les deux portions malléolaires, suivant qu'il y a une ou deux plaies opératoires, et que l'on renforce par des anses métalliques incorporées au plâtre.

C'est l'attelle postérieure qui, par ses portions rétro-malléolaire et podalique, maintient l'aplomb du pied par rapport au pilon tibial, et sa fixité.

Technique d'application. — *1ᵉʳ temps : Pose de l'attelle plâtrée postérieure.* — Cette attelle, assez longue pour aller de la jarretière aux orteils, est taillée dans une pièce de tarlatane de 16 épaisseurs. Elle embrasse, dans sa partie supra-malléolaire, les 2/5 de la circonférence de la jambe, et remonte jusqu'à la jarretière. Au niveau de la région malléolaire, elle est rétrécie, de telle sorte que ses bords affleurent la face externe des malléoles ; dans sa portion talonnière elle recouvre complètement la tubérosité calcanéenne et ses faces latérales, s'élargit au niveau de l'avant-pied, de façon à se refermer en avant sur les métatarsiens. La fig. 175 en donne le schéma.

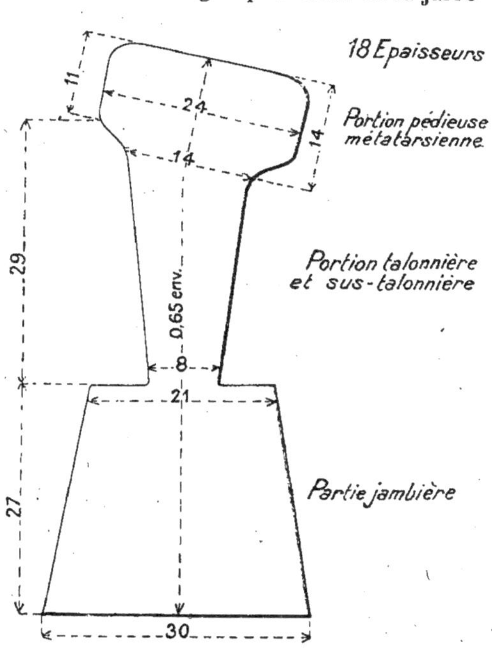

Fig. 175. — Schéma de l'attelle de position pour résection tibio-tarsienne.

Le pansement étant protégé par un taffetas imperméable, l'attelle de position, imbibée de bouillie plâtrée, est appliquée à la face postérieure de la jambe et du pied, puis moulée sur le membre par une bande enroulée en spirale, des orteils au génou.

On laisse alors le plâtre prendre. C'est pendant ce temps que le chirurgien doit veiller attentivement à mettre le pied en position exacte, à angle droit sur la jambe, la crête tibiale correspondant au deuxième orteil, le membre inférieur reposant sur le plan de la table par le mollet et le talon.

2ᵉ *temps : Pose de l'étrier métallique.* — Pendant la dessiccation du plâtre, on construit, avec du feuillard de 15 millimètres de large et 2 millimètres d'épaisseur, un étrier que l'on modèle sur les parties latérales de la portion jambière de la gouttière plâtrée. A partir de la région supra-malléolaire, les branches latérales de l'étrier se recourbent en anse, de façon à embrasser toute la portion intéressée ; les anses se terminent par une portion transversale plane qui les réunit, et correspond à la semelle plâtrée plantaire (fig. 176).

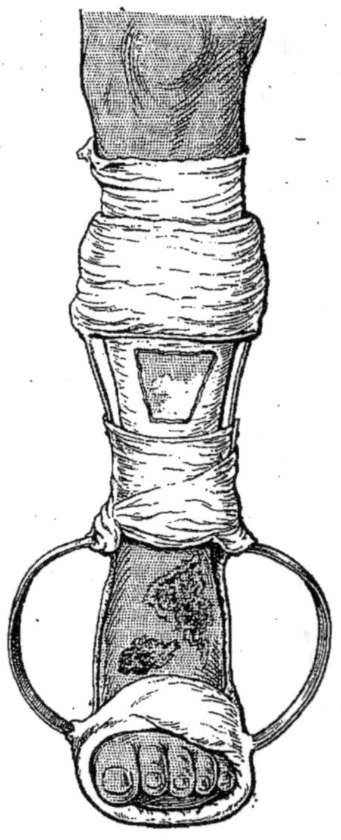

Fig. 176. — Appareil d'immobilisation pour résection tibio-tarsienne. Vue de face.

Les branches latérales de l'étrier sont fixées à la gouttière jambière par deux colliers plâtrés, l'un supérieur, l'autre inférieur, faits avec quelques tours de bande ; la portion transversale est scellée à la semelle plantaire par une bande plâtrée que l'on passe autour d'elle en huit de chiffre, d'un bord à l'autre de la semelle seulement (voy. fig. 102, p. 140).

Ce même appareil peut servir d'appareil de marche.

Très souvent, l'existence de plaies à la face postérieure du membre empêche l'application de l'attelle plâtrée postérieure, nous utilisons alors l'appareil suivant :

Appareil d'immobilisation pour résection tibio-tarsienne avec plaies de la face postérieure de la jambe.

Il se compose :

1° D'un étrier métallique, qui, comme dans l'appareil précédent, prend point d'appui, d'une part, par ses extrémités supérieures, sur une botte plâtrée jambière; d'autre part, par sa partie transversale inférieure, qui répond à la semelle plantaire, sur un manchon plâtré pédieux allant de la racine des orteils à la base des premier et cinquième métatarsiens.

2° D'une attelle métallique supérieure — *attelle de suspension* — passant en pont au-dessus du pied, et prenant également son point d'appui supérieur

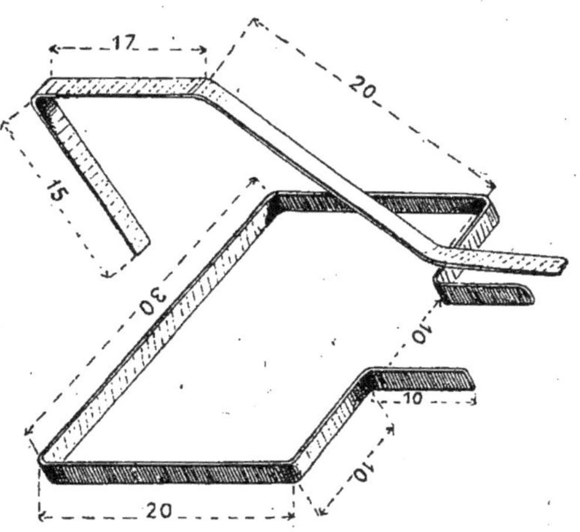

Fig. 177. — Attelles métalliques pour appareillage d'une résection tibio-tarsienne avec plaies de la partie postérieure de la jambe.

sur la gouttière jambière, son point d'appui inférieur sur la face plantaire du manchon plâtré pédieux (fig. 177).

Technique d'application. — 1er *temps : Construction de la botte plâtrée jambière.* — Les téguments sont préalablement recouverts de quelques tours d'une bande de crépon, puis la botte construite.

2e *temps : Construction du manchon plâtre pédieux.* — C'est le temps délicat, car les points d'appui sont peu saillants. Nous construisons le manchon à même la peau, de façon à le mouler plus facilement. Son ouverture inférieure est obliquement coupée de haut en bas et d'avant en arrière, de façon à dégager largement les extrémités inférieures des incisions. On moulera soigneusement les saillies de la tête des premier et cinquième métatarsiens et celles de leurs bases.

3e *temps : Application des attelles métalliques.* — L'étrier est placé horizontalement, de façon que la partie médiane de sa portion transverse inférieure réponde à la plante, et confié à un aide. L'attelle de suspension est également mise en place et confiée à un aide. Les pattes supérieures de ces attelles sont scellées à la gouttière jambière, par une bande plâtrée, puis, les portions plantaires également scellées au manchon plâtré

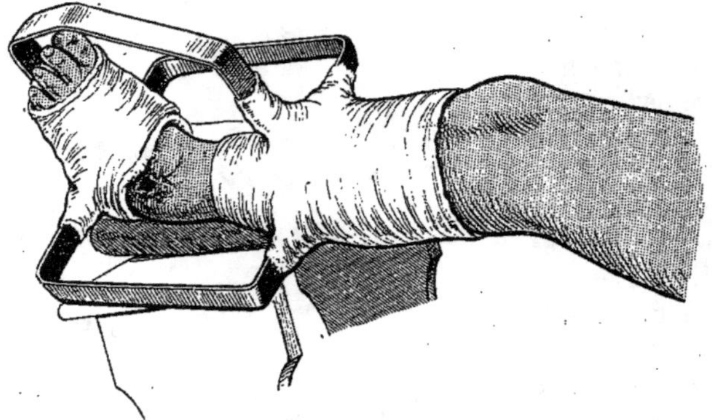

Fig. 178. — Appareillage d'une résection tibio-tarsienne avec plaies de la partie postérieure de la jambe.

pédieux par quelques tours de bande plâtrée. Pendant ces manœuvres, l'aplomb du pied sur la jambe doit être soigneusement maintenu.

Lorsque le plâtre est bien sec, le membre inférieur du blessé peut être soulevé par l'attelle métallique supérieure sans que cette manœuvre réveille aucune douleur. (fig. 178).

Lorsqu'il existe une plaie latérale concomitante de la jambe, il est facile d'allonger une des branches latérales de l'étrier, de façon à laisser cette nouvelle plaie à découvert.

3º **Période de réparation fonctionnelle.** — Il y a avantage à faire marcher un réséqué de l'astragale d'assez bonne heure, car le poids du corps favorise l'emboîtement du calcanéum dans la mortaise tibio-péronière. Quelques-uns de nos opérés ont marché au bout de 2 mois et demi à 3 mois ; la moyenne est 4 mois. La marche peut être reprise dès que la pression sur la plante ne provoque plus de douleurs : il faut, toutefois, surveiller de très près l'attitude du pied, car, si la solidité du bloc fibreux est insuffisante, la marche favorise l'apparition de déviations secondaires en varus et en équinisme, par suite de l'action prédominante des muscles extenseurs. Nous avons l'habitude de faire marcher nos blessés avec l'appareil que nous avons décrit en premier lieu, jusqu'à ce que la cicatrisation soit complète. La reprise de la marche doit être retardée, dans les résections tibio-tarsiennes totales, jusqu'à consolidation parfaite, les déviations secondaires y étant encore plus faciles.

Il est utile, à la suite d'une astragalectomie, de rechercher une néarthrose mobile, car quelques degrés de flexion du pied sur la jambe (de 5° à 10°) sont indispensables pour la marche, et il est généralement possible de l'obtenir. Les manœuvres de mobilisation passive ne doivent, cependant, être commencées que très tard, après le troisième mois en moyenne, car les deux conditions primordiales, à la recherche desquelles on doit surtout s'attacher sont, avant tout, la *solidité* et la *bonne attitude*. Une trop grande mobilité du cou-de-pied enlève au pied sa solidité ; l'opéré est obligé de regarder comment il pose son pied et la moindre inégalité du sol fait tourner celui-ci en dedans ou en dehors ; mieux vaut une bonne ankylose.

Dès que l'on a sacrifié les malléoles, *a fortiori*, après les résections tibio-astragaliennes, il est préférable, comme au poignet après les résections carpo-antibrachiales, de rechercher l'ankylose, car il faut craindre une insuffisante fixité du pied et la persistance d'une mobilité latérale, qui obligerait le blessé à porter indéfiniment une chaussure avec tuteurs latéraux.

Lorsque la résection tibio-péronière a été étendue, le membre notablement raccourci, il peut être avantageux de rechercher l'ankylose en équinisme : cette position du pied diminue la claudication et rend la marche moins fatigante.

Résultats. — Nous avons pratiqué personnellement 10 résections tibio-tarsiennes.

Sur ce chiffre, 2 seulement ont été primitives, les 8 autres secondaires.

Sur ces 8 résections secondaires, nous comptons :

5 astragalectomies simples ;

1 astragalectomie avec résection sous-périostée de la malléole externe ;

1 astragalectomie avec résection sous-périostée de la malléole interne et curettage du tibia.

2 astragalectomies avec scaphoïdectomie et cunéiforme ctomie incomplètes.

1 résection tibio-tarsienne totale, avec ablation de 4 centimètres du squelette tibio-péronier, mais avec conservation de la malléole externe (voy. fig. 171 et 172). Dans cette dernière intervention, nous avons pratiqué, dans un 1er temps, une astragalectomie secondaire précoce, puis, 12 jours après, la résection sous-périostée tibio-péronière.

Nous n'avons jamais été obligé, dans nos astragalectomies, de séparer les surfaces articulaires par traction sur le pied.

Sur nos 10 opérés, nous comptons 9 néarthroses mobiles et indolentes et une ankylose fibreuse incomplète en bonne position avec fonction excellente : c'est la résection tibio-astragalienne.

CHAPITRE XIII

PROTHÈSE PROVISOIRE POUR AMPUTÉS DE CUISSE ET DE JAMBE

*Pilon pouvant s'appliquer avant la cicatrisation complète
du moignon, et s'adaptant à tous les blessés.*

L'expérience a montré les inconvénients qu'il y avait à faire
marcher les amputés du membre infé-
rieur avec des béquilles, et Depage y a
récemment insisté. « Les béquilles,
dit-il, modifient la statique du corps,
maintiennent le moignon dans l'immo-
bilité et déterminent souvent des paré-
sies du bras par compression du plexus
brachial. La béquille est, pour les amputés, un mauvais appareil, auquel on
peut substituer avec avantage le pilon
provisoire, que l'on peut confectionner
à l'aide de matériaux divers. »

On pourrait ajouter à ce plaidoyer
en faveur de la prothèse provisoire précoce, chez les amputés du membre inférieur, un argument d'ordre pécu-
niaire : à savoir le coût élevé de l'hospitalisation prolongée des amputés,
jusqu'à leur appareillage définitif. Or,
c'est là une dépense dont il serait facile
de faire l'économie, par la généralisation
de l'emploi de la prothèse provisoire.

La plupart des appareils provisoires
actuels sont *moulés* sur chaque moignon
et construits en plâtre, carton, copeaux
de bois ou fibre.

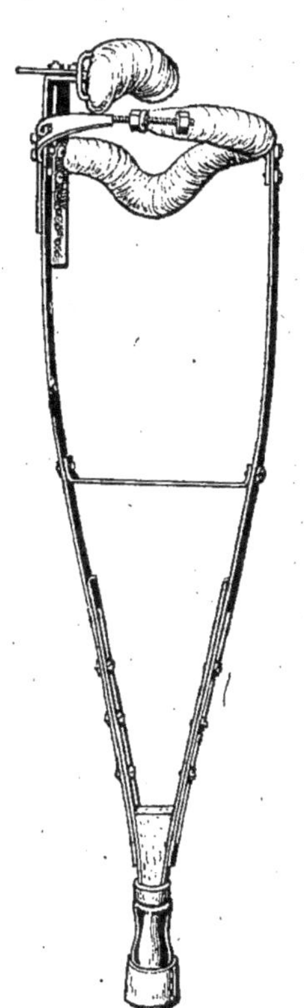

Fig. 179. — Pilon provisoire
pour amputés de cuisse.

Ce mode d'appareillage consistant à
faire marcher, dès le début, le blessé
sur un pilon, dont l'appui est moulé sur
un moignon non cicatrisé et qui n'a pas encore acquis sa forme

définitive, ne paraît pas être sans inconvénients. Le Professeur Broca en signale les dangers dans son livre des « *Séquelles ostéo-articulaires* » :

« Les frottements du moignon dans le cône correspondant de l'appareil prothétique ne tardent pas, écrit-il, à réveiller l'infection et à provoquer nouveaux abcès et nouvelles fistules. J'ai vu de

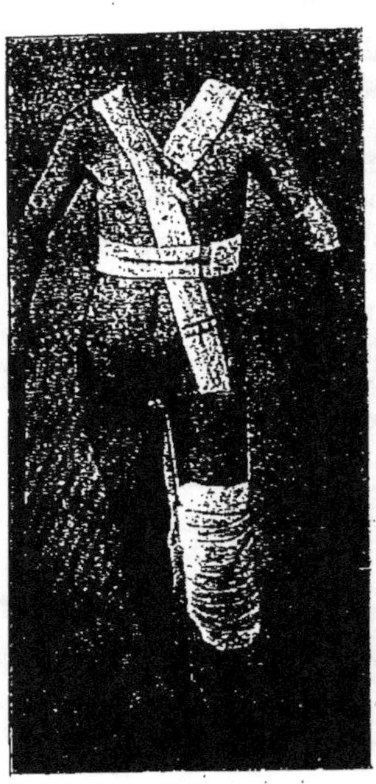

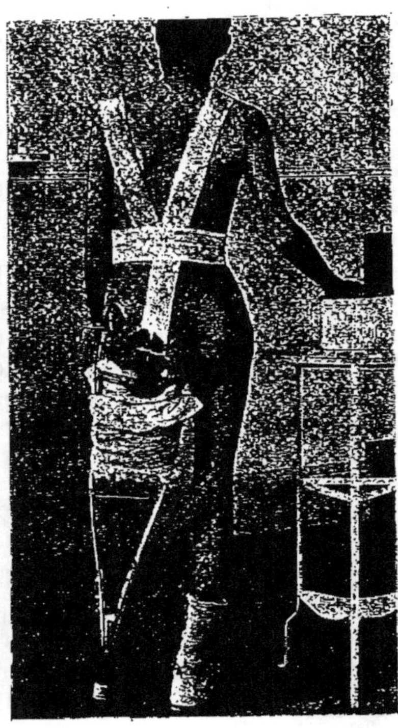

Fig. 180.   Fig. 181.

Fig. 180. — Le même appareil pour amputés de jambe. Vue de face.

Fig. 181. — Le même appareil. Vue de dos.

nombreux amputés qui, appareillés trop tôt, ont dû subir une nouvelle opération chirurgicale complémentaire. »

D'autre part, ces appareils moulés sur chaque malade ne peuvent servir qu'au même sujet et ont besoin d'être renouvelés au fur et à mesure des modifications subies par le moignon.

L'appareil que nous décrivons ici s'applique, au contraire, à *tous les sujets* et ne *prend aucun point d'appui sur le moignon*.

Ces deux avantages sont dus à l'emploi de l'arc métallique qui constitue le point d'appui pelvien, dans l'appareil de cuisse du Professeur Delbet, arc que l'expérience nous a montré susceptible de s'adapter constamment à tous les sujets adultes.

Cet arc est fermé par un arc complémentaire externe, qui s'articule avec lui en arrière et porte le point d'appui externe. Ce dernier peut, grâce à un jeu de glissières, être déplacé en hauteur, en épaisseur et en profondeur, de façon à être appliqué dans la fosse iliaque externe, immédiatement au-dessus du grand trochanter, et ce, quelle que soit la circonférence de la racine du membre.

Sur ce cercle métallique sont branchées, parallèlement à l'axe du membre, 2 lames de feuillard de 28 millimètres de large sur 2 milli-mètres d'épaisseur et de

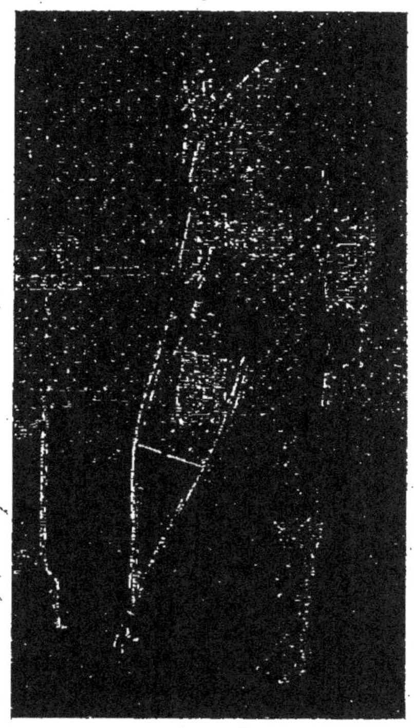

Fig. 182. — L'appareil en place, montrant l'application de l'extension continue sur le moignon crural.

65 centimètres de longueur. Leur extrémité supérieure peut être reportée en avant ou en arrière, sur l'appui pelvien.

Chacune de ces lames se termine par une glissière de 15 cen-timètres de long, sur laquelle peut coulisser une lame du même feuillard, longue de 22 centimètres. Grâce à ce dispositif, l'appareil peut subir un allongement de 12 centimètres, ce qui lui permet de s'adapter à toutes les tailles.

Ces deux lames sont enfin solidarisées par un coin dans

une rondelle de bois, armée ou non de caoutchouc (fig. 179).

L'appareil est fixé au corps par des bretelles de toile, ajustées par des boucles, à l'avant et à l'arrière du cercle pelvien (fig. 180).

Le poids total est de 2 kgs, 100 grammes; le prix de revient est de 4 francs environ, main d'œuvre non comprise.

Mode d'application. — *a*) Le malade étant couché :

Ouvrir l'arc pelvien, placer le moignon dans l'appareil, de façon que la partie antérieure de l'arc de Delbet soit à un travers de doigt en dedans des vaisseaux fémoraux. Fermer l'arc.

Ajuster le point d'appui externe, de façon qu'il porte au-dessus du grand trochanter et qu'il applique bien, sans trop serrer, l'arc pelvien de Delbet; le bloquer de façon définitive.

b) Mettre le malade debout.

Débloquer en haut les deux branches latérales; les faire coulisser en avant ou en arrière, de façon que l'arc pelvien prenne surtout point d'appui sur l'ischion. Les bloquer de façon définitive.

Allonger ou raccourcir les lames à leur extrémité inférieure, suivant la taille du sujet.

Solidariser le moignon et les deux attelles latérales par quelques tours de bande (fig. 180 et 181).

Cet appareil, entre autres avantages, permet en outre de faire, avec des bandes de leucoplaste et un tube de caoutchouc, de l'extension continue sur le moignon, en cas de brièveté des lambeaux ainsi que le montre la figure 182.

TABLE DES MATIÈRES

CHAPITRE IX

CHAPITRE X

CHAPITRE XI

CHAPITRE XII

CHAPITRE XIII

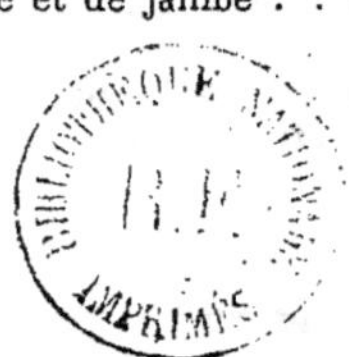

79 433. — PARIS, IMPRIMERIE LAHURE
9, rue de Fleurus, 9.

MASSON ET CIE, ÉDITEURS

LIBRAIRES DE L'ACADÉMIE DE MÉDECINE
120, BOULEVARD SAINT-GERMAIN, PARIS

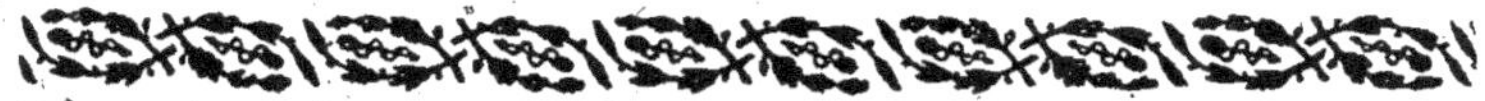

⬚ COLLECTION HORIZON ⬚
PRÉCIS DE MÉDECINE ET
DE CHIRURGIE DE GUERRE

Les Traités de Médecine et de Chirurgie d'avant guerre conservent encore toute leur valeur, mais ne contiennent pas les notions acquises au cours des récents événements. — Cette *COLLECTION* réunit dans des monographies courtes et pratiques tout ce que la guerre a apporté de connaissances nouvelles. Ces petits *PRÉCIS* sont signés par quelques-uns des spécialistes à qui sont principalement dus les progrès de la Médecine et de la Chirurgie de Guerre.

CHACUN DES VOLUMES DE CETTE COLLECTION EST MIS

EN VENTE AU PRIX DE 4 FRANCS

Volumes parus (juin 1917) :

La Fièvre typhoïde et les Fièvres paratyphoïdes. (*Symptomatologie. Etiologie. Prophylaxie*), — par H. VINCENT, Médecin-Inspecteur de l'Armée, Membre de l'Académie de Médecine, et L. MURATET, Chef des Travaux à la Faculté de Médecine de Bordeaux (2e *édition*).

Les Dysenteries. Le Choléra. Le Typhus exanthématique. (*Symptomatologie. Etiologie. Prophylaxie*), — par H. VINCENT, Médecin-Inspecteur de l'Armée et L. MURATET.

Le Paludisme macédonien. — *Caractères cliniques et hématologiques.* — *Principes de thérapeutique*, — par les Drs P. ARMAND-DELILLE, P. ABRAMI, HENRI LEMAIRE, G. PAISSEAU, Préface du Pr LAVERAN (1 *planche en couleurs*).

Ch. BOUCHARD
Professeur honoraire de pathologie générale
à la Faculté de Paris.
Membre de l'Académie des Sciences
et de l'Académie de Médecine.

G.-H. ROGER
Professeur de pathologie expérimental
à la Faculté de Paris.
Membre de l'Académie de Médecine,
Médecin de l'Hôtel-Dieu.

Nouveau Traité de
Pathologie générale

Quatre volumes grand in-8, avec nombreuses figures dans le texte, reliés toile.

Volumes parus :

Tome I. — 1 *vol. gr. in-8 de* 909 *pages, relié toile* . . . . . . **22** fr.

Collaborateurs du Tome I : Ch. ACHARD, J. BERGONIÉ, P.-J. CADIOT et H. ROGER, P. COURMONT, M. DUVAL et P. MULON, A. IMBERT, J.-P. LANGLOIS, P. LE GENDRE, F. LEJARS, P. LENOIR, Th. NOGIER, H. ROGER, P. VUILLEMIN.

Matières contenues dans ce volume : *Introductions. — Pathologie comparée de l'homme et des animaux. — Notions de Pathologie végétale. — Étiologie et pathogénie. — Pathogénie générale de l'Embryon; Tératogénie. — L'Hérédité et la Pathologie générale. — Immunités et prédispositions morbides. — De l'Anaphylaxie. — Les Agents mécaniques. — Influence du travail professionnel sur l'organisme. — Les Variations de Pression extérieure. — Actions pathogènes des Agents Physiques. — La lumière. — Les Agents chimiques; Les Caustiques.*

Tome II. — 1 *vol. gr. in-8, de* 1174 *pages,* 204 *fig. Relié toile.* **28** fr.

Collaborateurs du Tome II : Fernand BEZANÇON, E. BODIN Jules COURMONT, Jules GUIART, A. ROCHAIX, G.-H. ROGER, Pierre TEISSIER

Matières contenues dans ce volume : *Les Intoxications et les Auto-intoxications. — Parasitisme et Infection : Étiologie générale. — Les Bactéries. — Les Champignons parasites de l'Homme. — Biologie et rôle pathogène des Parasites animaux. — La Maladie Infectieuse; Étude pathogénique.*

L'ouvrage sera complet en 4 volumes. On acceptera des souscriptions jusqu'à l'apparition du tome III, au prix de 105 francs.

MASSON ET C¹ᵉ, ÉDITEURS

Journal
de RADIOLOGIE
et d'ÉLECTROLOGIE
REVUE MÉDICALE MENSUELLE

PUBLIÉE PAR

**A. AUBOURG, BÉCLÈRE, J. BELOT, L. DELHERM,
H. GUILLEMINOT, G. HARET, R. JAUGEAS,
A. LAQUERRIERE, R. LEDOUX-LEBARD, A. ZIMMERN**

PARIS : **25** fr. — FRANCE : **26** fr. — ÉTRANGER : **28** fr.

*Les abonnements valent pour 2 années (1916-1917), la Revue paraissant
provisoirement tous les deux mois.*

ANNALES
DE
MÉDECINE
RECUEIL MENSUEL
DE
MÉMOIRES ORIGINAUX
ET REVUES CRITIQUES

publié par

**L. BERNARD, F. BEZANÇON, G. GUILLAIN, M. LABBÉ,
E. RIST, G. ROUSSY**

ABONNEMENT ANNUEL : FRANCE ET COLONIES. **20** fr.—ÉTRANGER. **23** fr.

*Les abonnements valent pour 2 années (1916-1917), la Revue paraissant
provisoirement tous les deux mois.*

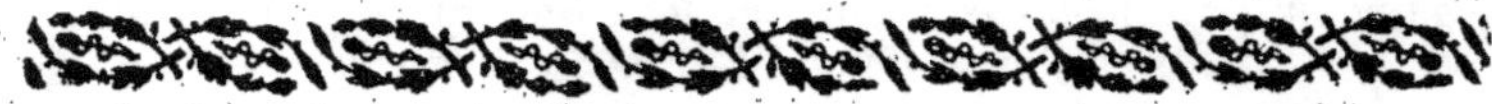

80 122. — IMP. LAHURE.